Atlas of
Distal Radius Fractures

▲

桡骨远端骨折
手术图谱

编著 • Francisco del Piñal

主译 • 谭军

上海科学技术出版社

图书在版编目（CIP）数据

桡骨远端骨折手术图谱 ／（西）弗朗西斯科・德尔皮
纳尔著 ；谭军主译. -- 上海 ：上海科学技术出版社，
2020.6
　　ISBN 978-7-5478-4901-9

Ⅰ．①桡… Ⅱ．①弗… ②谭… Ⅲ．①桡骨－骨折－
外科手术－图谱 Ⅳ．①R683.41-64

中国版本图书馆CIP数据核字(2020)第065333号

Copyright 2018 of the original English language edition by Thieme Medical
Publishers, Inc., New York, USA
Original title:
Atlas of Distal Radius Fractures by Francisco del Piñal

Illustrated by Max Crespi

上海市版权局著作权合同登记号 图字：09-2019-379 号

封面图片由译者提供

桡骨远端骨折手术图谱
　　编著　Francisco del Piñal
　　主译　谭军

上海世纪出版（集团）有限公司
上海科学技术出版社　出版、发行
(上海钦州南路 71 号　邮政编码 200235　www.sstp.cn)
浙江新华印刷技术有限公司印刷
开本 889×1194　开本 1/16　印张 23.5
字数：400 千
2020 年 6 月第 1 版　2020 年 6 月第 1 次印刷
ISBN 978-7-5478-4901-9/R·2072
定价：248.00 元

本书如有缺页、错装或坏损等严重质量问题，请向承印厂联系调换

内容提要

本书编写方式新颖且亮点突出，完全通过图解的形式（700余幅图），分步展示桡骨远端骨折治疗的新理念、手术入路选择、关节镜技术、复杂的累及关节面骨折的处理、复杂的干骺端骨折处理、合并韧带损伤或尺骨骨折/损伤的处理等内容，没有冗杂的文字叙述，却做到了字字珠玑，非常适合业余时间少却又迫切想学习手术技术的骨科医师。另外，本书作为一本专业性很强的手术技术类著作，其叙述方式也独具匠心。原著作者作为欧洲腕关节镜协会（EWAS）前任秘书长，采用了第一人称的叙述方式，将"术前考虑、术中所想、术后观察"在图下的说明文字中娓娓道来，像一位大师在给自己的学生传授知识那样，将治疗桡骨远端骨折的丰富经验、技能要点融汇其中，因而值得不同年资骨科医师反复揣摩学习，提升手术操作水平。

献 辞

致我的父亲，他是一名内科医生，在生病之前，曾一直鄙视外科医生。遗憾的是，阿尔茨海默病让他不能欣赏到这本著作了。

感谢 Estíbaliz 给我这个独特的机会，可以在一生中有两种不同的活法。

感谢我的孩子们，Lucía、Guillermo、Miguel、Juan、Paquito 和 Elisa，让我一直保持思维敏捷，并且永不言老。

译者名单

主　译　谭　军

参译人员（按姓氏笔画排序）

仓海斌　武警江苏省总队医院

叶　明　江苏省人民医院

孙玉成　南通大学附属医院

宋达疆　湖南省肿瘤医院

陈　靖　南通大学附属医院

陈情忠　南通大学附属医院

周　翔　江阴市人民医院

祝　斌　宁波市第六医院

秦宏玖　皖南医学院第一附属医院

章少华　江苏省人民医院

谭　军　南通大学附属医院

中文版前言

　　近年来，桡骨远端骨折治疗的基础理论及技术有了较大程度的发展，尤其是手术内植物及关节镜微创技术的应用及不断创新，大大提高了手术疗效，使越来越多的患者从中受益。《桡骨远端骨折手术图谱》的原著作者 Francisco del Piñal 教授是西班牙马德里合桑坦德大学手与整形外科研究所所长，被认为是世界上最好的手外科医师之一，是前任欧洲腕关节镜协会（EWAS）秘书长，《手外科杂志》（欧洲版）的副主编，他在关节镜手术技术领域的贡献得到国际同行专家的一致认可。《桡骨远端骨折手术图谱》列举了桡骨远端骨折多种常见及复杂的类型，给予了个性化的治疗方案，其内容包括手术时机、手术技巧、复位操作、固定方式、可能出现的问题及处理等。本书最大的优势在于用大量高质量的插图，清晰直观地描述了手术步骤；当面对具体患者时，能更有效地帮助读者解决手术中经常遇到的但有时却又是疑难的问题，对选择恰当的手术方案和提高手术技术都很有益处。

　　本书无论对刚入门的骨科住院医师，还是对已经工作多年、经验丰富的骨科专家，都有较大益处，是手术治疗桡骨远端骨折较好的参考书。

谭　军

英文版序一

通过病例展示，以经验胜过教条，Francisco del Piñal 的这本图谱为桡骨远端骨折这个极富挑战性的损伤治疗提供了丰富、完整的资料，实用但不学究，有见解但不武断。这部作品涵盖了将近 700 幅图片，这些具有启发性的绘图、照片以及专业制作的插图，每一幅图都会引起我们的共鸣。如果每一幅图相当于 1 000 个单词，那么其涵盖的信息则非常丰富。Paco Piñal 医生对关节镜棒的操作进行了巧妙调整，降低了损伤的复杂程度，按照书本上讲述的骨折分型，将手术技巧和原则无缝安插到常见病例及复杂病例中。读者应认真学习这些新技术，将来遇到类似严重粉碎性骨折的病例时则可以熟练地解决问题。

任何曾经撰写过教科书的人都知道，写书是一项艰巨的任务，而且常常不求回报。Paco Piñal 是外科界的大师，也是一位会鼓舞人心的老师，他将数十年的实践、耐心和技巧转化为最新的作品，肯定会启发全球的外科医生推动该技术发展，并使患者获益。我很荣幸地为这部极富特色的专著作序，我也知道它必将提高这种复杂损伤的治疗水平。

Scott W. Wolfe, MD

Editor in Chief: Green's Operative Hand Surgery

Professor of Orthopaedic Surgery

Weill Medical College of Cornell University

Emeritus Chief, Hand and Upper Extremity Surgery

Attending Orthopaedic Surgeon

Hospital for Special Surgery

New York, New York

英文版序二

Piñal 医生撰写的这部精美的图谱，提供了有关他处理腕关节不同方式骨折的详尽而全面的信息。其技术和治疗方法极具个性和创新性，需要掌握开放、经皮以及关节镜等多项技术。

该图谱涵盖了临床实践中尺桡骨远端各种可能的骨折类型，涉及关节面及伴随软组织损伤的情况，每个章节内容讲解清楚，包括手术时机、手术入路、器械、手术技巧、复位操作、临时固定及确切的内固定方式等，还阐述了各种技巧、要点提示、可能的陷阱以及解决问题的方法。此外，还包括了软组织损伤、腕关节韧带和尺桡关节远端损伤的处理，所附图片很好地记录了关节镜辅助复位和软组织损伤修复的过程。

我坚信这本关于如何利用开放或者关节镜技术处理桡骨远端骨折的杰作，将很快在全球外科界普及，成为重要的参考书。

最后，我祝贺并感谢 Paco 撰写这部出色的著作，该书将帮助许多外科医生在处理这种极富挑战性的骨折时能够获得解剖复位，极大地改善患者的术后功能。

Diego L. Fernandez, Prof. Dr. Med.
Bern, Switzerland

英文版序三

每隔一段时间，我们都会很幸运地遇见一个拥有独特思想、技艺及创新性的人才，大大增加了我们的知识，提升患者的治疗效果。Francisco del Piñal 医生就是这类人才中的杰出代表，他编制的这本图谱精美绝伦。

Piñal 医生是一位技艺精湛、高超的外科大夫，拥有独特的腕关节镜技术，并将其应用于桡骨远端骨折相关的急性损伤和重建工作。读者即使是随便浏览本书，也能对 Piñal 医生的理念、技术及手术效果有深刻的领悟。

Paco Piñal 始终喜欢对传统的思维与手术方法进行挑战，他精心制作了这本图谱，其中提出了很多治疗桡骨远端骨折的新方法，是一本对桡骨远端骨折感兴趣的外科医生很好的参考书。

作为如此杰出医生及思想先驱者的同事和同学，我感到十分荣幸，我大力推荐这本图谱给那些对腕关节及桡骨远端骨折感兴趣的医生。

Jesse B. Jupiter, MD
Hansjoerg Wyss/AO Professor
Harvard Medical School
Boston, Massachusetts

英文版前言

对新生事物有抗拒心理是人之常情。

——匿名

这又是一本关于桡骨远端骨折的书吗？

不，这本书并没有全面地介绍桡骨远端骨折，这是一本充分介绍手术技巧的图谱，按步骤讲解如何处理最复杂的桡骨远端骨折。我出版这本图谱是为了分享我在手术中的一些技巧和方法，希望所有患者都能获得良好的疗效。我看到很多人在实施教科书上的术式时很纠结，我认为需要有一本真正介绍手术技术的书。撰写这本图谱还有一个目的，就是使临床医生能认识到关节镜能更好地辅助治疗桡骨远端骨折。

当我第一次有编写这本图谱的想法时，我告诉了我最好的朋友 Marc Garcia-Elias，他鼓励我去完成，并认为我是他认识的唯一有足够经验来完成这项工作的外科医生。事后看来，我不知道是否应该感谢他给我的这条建议！

我没想到这会花费如此巨大的心血：积累病例、关节镜录像、撰写文字、挑选照片、绘图、对 Max Crespi 的精良作品进行微调以达到我想要的效果，最后把所有这些内容整合在一起形成一本完整的书。这使我筋疲力尽。然而，这也是一次独特的经历：在分析每个不够完善的病例时，我也学到了很多，使我下次再处理这类骨折时能够做得更好。总之，感谢 Marc 说服我撰写了这部著作。

本书由一系列章节组成，分为以下几个部分。第 1~3 章介绍了桡骨远端骨折和腕关节镜检查的一般原则。第 4~12 章讨论了特定类型骨折的不同特征，这些特征可能会影响手术疗效，或者这些特征可以用某种特定的技术来处理。第 13~16 章分别介绍了如何处理不同类型的"爆裂型骨折"。最后一部分介绍了桡骨远端骨折后有严重并发症的病例，对这部分患者来说，还存在着希望。在最后的第 22 章，我提出了一些关于桡骨远端骨折治疗现状以及未来努力方向的思考。

在这本书中，我展示了我所知道的所有处理复杂问题的手术技巧，也分享了桡骨远端骨折处理过程中结合（干性）腕关节镜检查的技巧。我认为采用关节镜是治疗复杂桡骨远端骨折的一个重要进步。不要再犹豫是否需要使用关节镜了。我暂时没有考虑过采用腕关节镜辅助治疗的早期临床病例与现在的病例相比是否会表现出差异。在整个职业生涯中，我刚开始也会对一些新的、有替代性的、合乎情理的治疗方法都有着强烈的排斥，但结果却使我备受打击。最终证明这些方法都获得了成功，现在我已将其融会贯通，且优先选择合理的治疗方式。切开关节囊直视下解剖复位关节面骨折块合理吗？同样地，关节镜也不能改善严重的关节外骨折。因此，在进行关节镜检查之前，必须对桡骨远端骨折的各种治疗方式有充分的了解。

最后，我想申明的是，这本图谱中所介绍的方法并不是唯一的。但是，我用这些方法使我治疗的患者获得了稳定的、优良的疗效。我写这本书主要希望其他医生能更容易地改善所治患者的疗效。这本图谱不会让我"改变世界"，但是我衷心希望我们能改变治疗桡骨远端骨折的方式。

Paco Piñal, MD, Dr. Med

Hand and Microvascular Surgeon

Private Practice

Madrid and Santander, Spain

致　谢

我一直认为这个致谢会有些问题，因为有些人可能会被提及，但很多会被遗漏。我有很多朋友，但是我不可能记住他们所有人的名字，因此，如果你认为你应该包括在内，但是没有出现，请接受我诚挚的道歉。

在致谢部分，我故意不提及我的家人，由于出版这本书，让我很长一段时间不能陪伴他们，对此我将铭记于心。

我特别感谢才华横溢的 Massimiliano Crespi，如果没有他提供的图片，这本书将毫无价值，对于我的草图不断修改，他表现出极大的耐心，而且没有任何抱怨。

我应该感谢在我所陈述的病例中给予我帮助的同事，包括 Eduardo Moraleda, Jaime Rúas 和马德里的 Alexis Studer，我还应该感谢我的朋友放射科医生 Luis Cerezal，他在我想放弃的时候给了我支持，同时也感谢他们具有建设性的批评。

我写这本书时遇到的问题之一就是英语不好。Rob Jenkins 是我的老师，他在威尔士出生，20 多年前，他就试图让我学习英语，但没有成功，他说："如果你每周学习一个小时，你的英语就会很完美"。他曾经听着我说的每一句话，试图找出主要的错误。本书所有章节都被学者们反复检查，这些学者来自世界各地，并且母语为英语，从而把这本书变成了一个用词正确的英语读物，这些学者包括 Jim Clune（美国耶鲁大学）、Michelle Spiteri（英国牛津大学）、Nick Smith（澳大利亚悉尼）、Rory Maher（澳大利亚墨尔本）、Tony Hazel（美国路易斯维尔）和 Dave Graham（澳大利亚布里斯班）。

我要感谢 300 多位学者和研究员，多年来他们一直和我一起奋斗。在这里，我尤其要感谢那些曾公开质疑我的人，他们质疑我所有的非标准程序，他们触碰了我的底线。我曾想问他们中的一些人："我只是想确认一个问题，你是来这里教授知识的还是来学习的？"有些学者提出不同的意见并且坚持己见，他们让我重新思考我的想法，从而让我以一种更能被其他人接受的方式来展现我不成熟的想法，再次感谢你们！

我要感谢我的老师们，包括 Ian Taylor（墨尔本）、Harold Kleinert、Luis Scheker 和 Louisville 团队，以及当时（20 世纪 80 年代中期）梅奥诊所颅面整形外科主任、睿智的外科医生 Ian Jackson，我亏欠他们很多。诚然，Ian Jackson 没有教过我任何与这本书有关的东西，但他开阔了我的视野，让我认识到手术的美妙之处，甚至让我在最复杂的情况下也能寻求完美。

我还要感谢 Sue Hodgson，他从一开始就对这个项目充满信心。Owen Zurhellen 和他的团队耐心地检查这本书的每一个单词，从而使这本书现在成为瑰宝。

最后，我想强调的是，在本书图 22.17 中的世界各地知名外科医生们，他们是我最好的朋友，直接或间接地影响了我的想法，我应该对他们表示最深切的感谢。这本书也属于他们。

Paco Piñal

Madrid

May 2018

目　录

第 *1* 章　一些初始的想法和现实情况 *001*

第 *2* 章　相关入路和治疗方法的适应证、禁忌证 *016*

第 *3* 章　关节镜：一些需要去做和一些无须去做的事 *046*

第 *4* 章　Die-punch 骨折 *068*

第 *5* 章　前部塌陷骨块的处理 *081*

第 *6* 章　小骨块的处理 *093*

第 *7* 章　掌侧剪切骨折 *105*

第 *8* 章　游离的骨软骨骨块 *122*

第 *9* 章　边缘骨折 *133*

第 *10* 章　韧带损伤 *148*

第 *11* 章　干骺端粉碎性骨折 *179*

第 *12* 章　尺骨骨折 *199*

第 *13* 章　爆裂型骨折的处理：病例一 *229*

第 *14* 章　爆裂型骨折的处理：病例二 *241*

第 *15* 章　爆裂型骨折的处理：病例三 *251*

第 *16* 章　桡骨远端关节外骨折畸形愈合：关节镜技巧和策略 *262*

第 *17* 章　关节内畸形：基本概念 271

第 *18* 章　关节内畸形：干骺端骨折块嵌顿 286

第 *19* 章　关节内畸形：复杂病例 298

第 *20* 章　关节内和关节外骨折畸形愈合 311

第 *21* 章　关节内骨折畸形愈合：一例棘手的病例 323

第 *22* 章　钢板并非万能 343

参考文献 353

专业术语英汉对照 355

第 1 章

一些初始的想法和现实情况

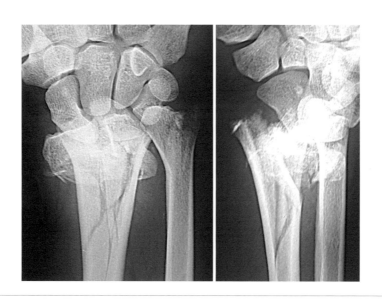

图 1.1　在本书中，我将省略掉对桡骨远端骨折的一些介绍，例如它是最常见的骨折之一等，因为这对患者的手术几乎没有帮助。另外，我也不打算讨论适应证（在很多方面有差异性，如不同国家的临床实践以及不同的患者）。这本书主要侧重手术方面的介绍，目的是在遇到如图所示的复杂桡骨远端骨折时，如何能让每个患者都能获得良好的疗效。因此，需要掌握相关的经典知识和新型的腕关节镜技术，有时甚至需要使用显微技术。这张 X 线片显示的是一名 18 岁男孩第一次参加工作时从二楼脚手架上摔下导致的复杂桡骨远端骨折。

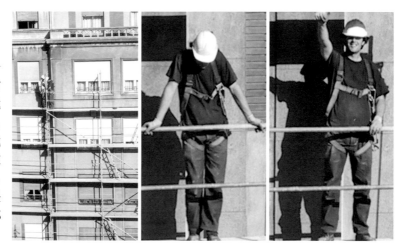

图 1.2　就像在我以前工作的小镇，我经常遇到诊治过的患者（疗效好的或差的），我知道这个男孩恢复得很好。大约 10 年后，我在他对面的一栋楼里看到他在工作。我大喊"你没学过吗？你应该把安全带系在脚手架上"，他笑着回答，"知道你在附近，我不害怕。"（简直无药可救！）他现在是这家公司的老板，我确信他会让每个人都遵守安全措施。

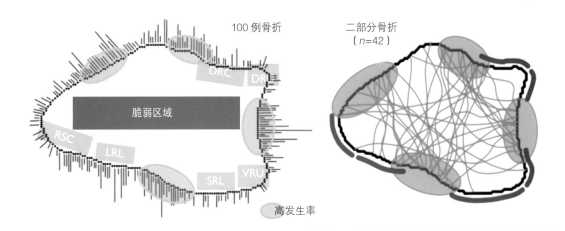

图 1.3　在这本图谱中我也不会讨论任何常用的分型方法，如 Melone、Diego Fernandez、Universal、AO 或者最近的 Bain 分型，Bain 发现没有韧带附着的区域容易发生骨折。不讨论的原因是即使是简单的骨折（两部分骨折），也有多种骨折形态，也需要通过不同的路径和方法来处理（如图所示）。因此，尽管它们属于同一个"组"，但在制订术前的治疗方案时，因为不能参考彼此间的有用的特点，所以毫无帮助（就像将梨和苹果分为一组）。但我的确认为所有分型都很有用，我都认真学习了，也建议大家用心记住它们，因为每个分型图中都含有大量的信息以及该领域专家的经验，它们极大地帮助我理解了骨折形态和移位方式（由 Dr. Gregory Bain 提供）。

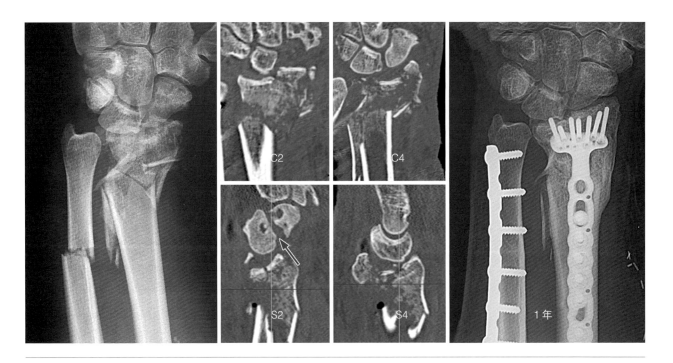

图 1.4　因此，尽管我已经掌握了所有的分型方法，但在临床中还要依靠好的 X 线片和 CT 图像。从 X 线片上我可以大致了解骨折的情况，而在 CT 图像上可以获得更多的细节。我从影像资料中收集了有关骨折形态的信息，根据我的经验，我意识到如果有以下 5 种情况中的任何一种，都会使治疗更加困难，如果处理不当，预后会很糟糕。这 5 种情况为：①累及关节的多部分骨折；②关节面边缘骨折；③干骺端粉碎骨折；④游离骨软骨碎片；⑤最后但同样重要的，合并尺骨头骨折。每种情况后续都有专门的章节进行讨论，都会给手术带来一定的困难，当几种情况同时存在时难度会更大，但是我们仍然可以让患者获得良好的疗效。在本病例中，患者不仅有粉碎性骨折，还伴有软组织缺损。

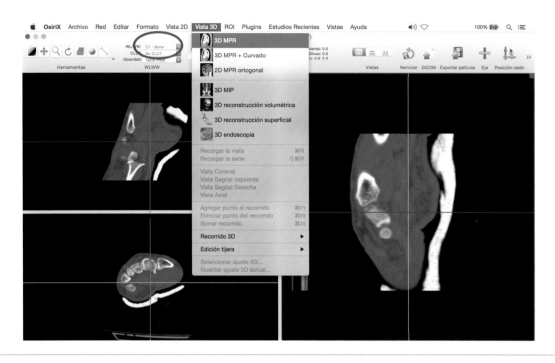

图 1.5　如果对骨折累及的关节面情况不清楚的话首先应选择 CT 扫描。一些人认为 CT 扫描毫无价值，我认为原始 CT 扫描图像确实作用不大，然而，后期适当"处理过的" CT 扫描图像中的信息是任何其他检查都无法超越的，这对治疗是非常有价值的。为了阐明这一观点，我将在 OsiriX 软件中展示如何处理 DICOM 图像，网上可免费下载该程序。

必须有原始的 DICOM 图像，每项研究大约需要 300~400 层原始的 DICOM 图像，通常提供的是软组织窗。

在菜单中，更改图像选择为"骨骼"（红色圆圈的标签），然后选择 3D MPR。这将提供 3 个不同平面的轴和视图（由 OsiriX，Bernex，Switzerland 提供）。

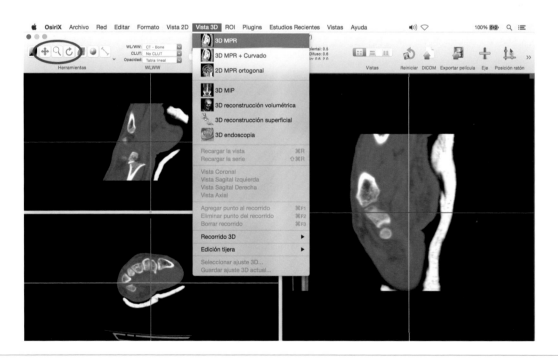

图 1.6　使用上图中圈出的标签，旋转图像使其与解剖位置对齐，旋转轴线，然后根据需要放大（由 OsiriX，Bernex，Switzerland 提供）。

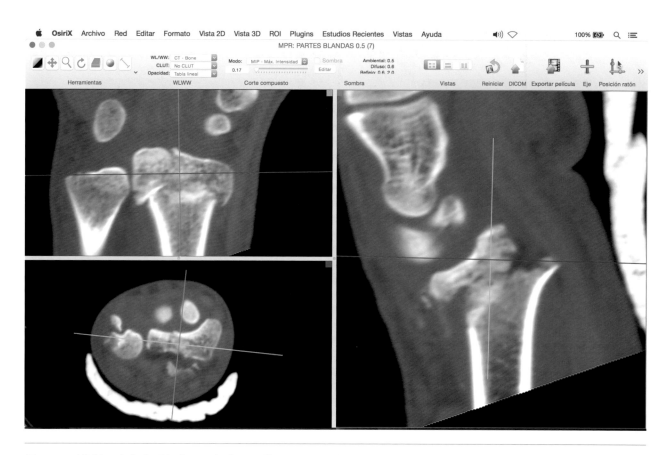

图 1.7　可获得一定角度时冠状面、矢状面和横切面图像，但这还远远不够（由 OsiriX，Bernex，Switzerland 提供）。

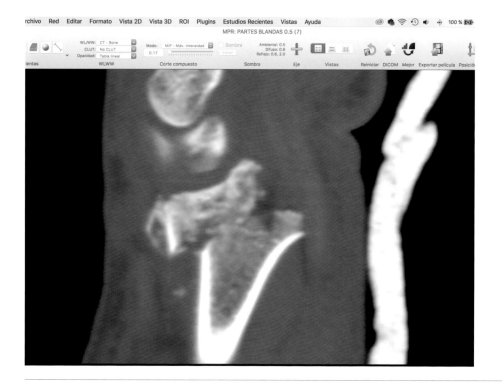

图 1.8　为更好地理解骨折形态，可双击某个截面获得该平面的全屏尺寸（在本例中为矢状面），通过滚动图像，将得到该平面的所有分层图像。在冠状面和横切面中可进行同样的操作。

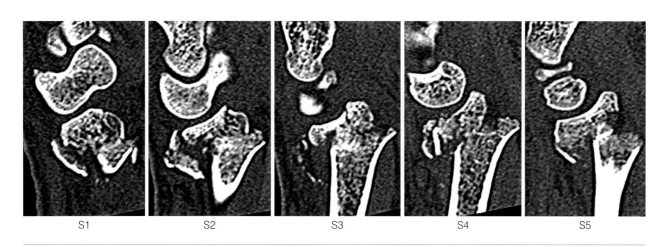

图 1.9　我至少研究 5 层矢状面图像，按照惯例，从桡侧到尺侧将它们命名为 S1~S5。S1，靠近茎突；S2，舟状窝的中间；S3，舟状窝与月骨窝间的嵴；S4，月骨窝中间；S5，位于月骨窝的尺侧边界。

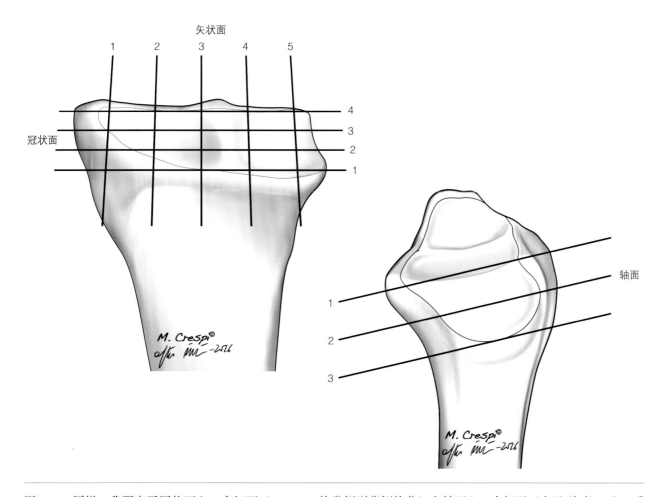

图 1.10　同样，我研究了冠状面上 4 个切面（C1~C4，从掌侧到背侧均分）和轴面上 3 个切面（由远到近）。这一系列图像能对骨折形态进行全面的评估，有助于定位台阶和（或）错位碎片。然而，为获得更多的信息还需要对原始 CT 扫描图像进行更多的处理。

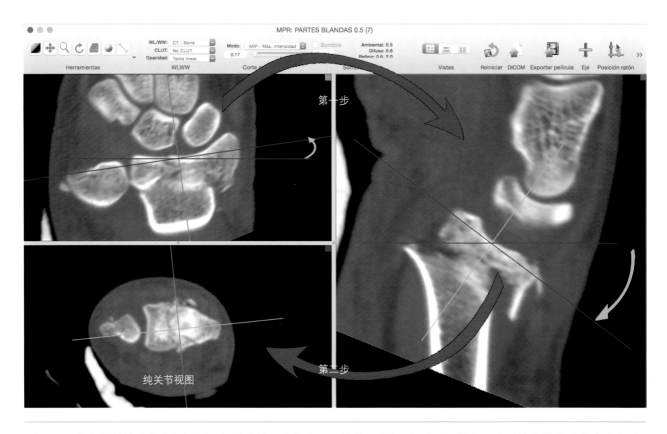

图 1.11 从我所说的纯关节视图可以提炼出第一个信息，即关节面的概观（如鸟瞰图），这对关节镜检查非常有帮助。首先在冠状面上倾斜旋转轴，然后是在矢状面中，接着在轴向角度上将会出现关节面的概观。

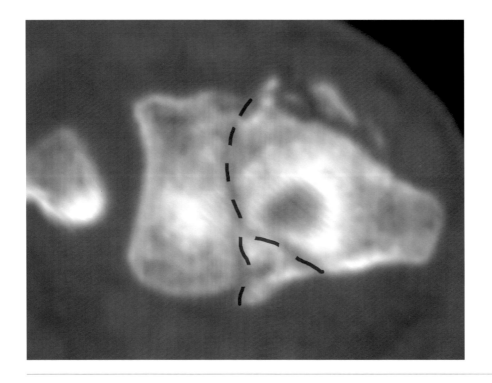

图 1.12 双击该关节面视图，图像将会被放大，可以研究准确的关节面骨折形态。

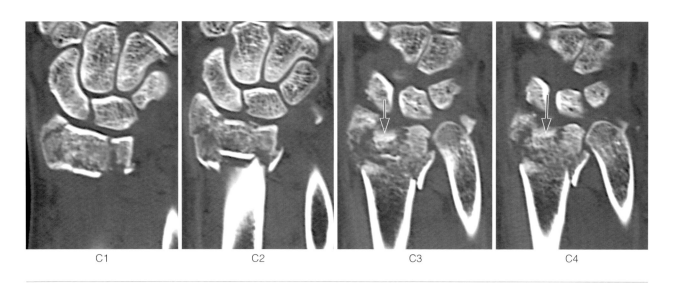

C1　　　　　　　　C2　　　　　　　　C3　　　　　　　　C4

图 1.13　在骨折移位明显或有游离骨软骨碎片的情况下，从单一的关节视角难以收集所有信息，但是可以研究分析每个片段。这张图是一例伴有游离骨软骨碎片的多碎片骨折（箭头所指，参见第 15 章）。

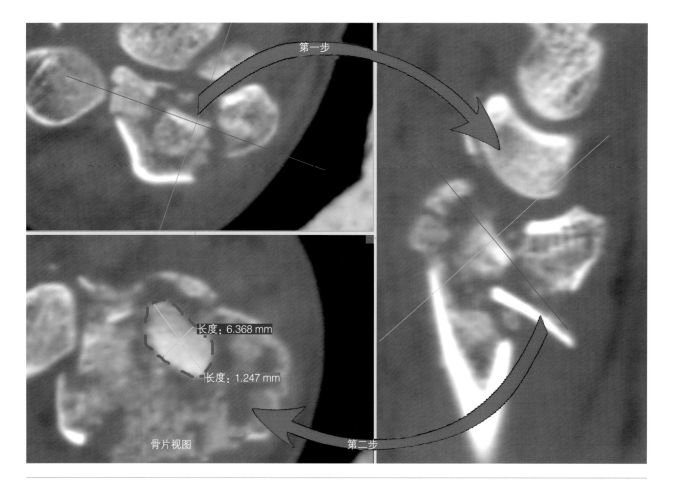

图 1.14　将旋转轴的中心置于想要研究的区域上，并将其斜移到碎骨块上，可以得到所谓的骨片视图。这个程序自带测量工具，可以精确测量骨片的大小。

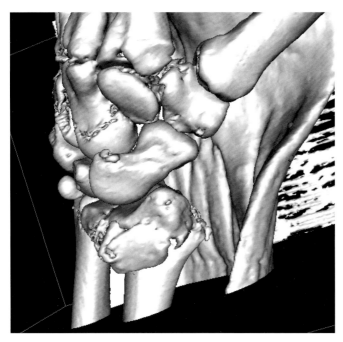

图 1.15 虽然影像科医师或非专业人士对三维重建图像技术都非常青睐，但我不得不说这对医生来说用处很小。重建的图像不能准确提供有关碎骨块的信息，而且由于软件的精确度不高，重建时常常将实际上分离的碎骨块合并在一起。

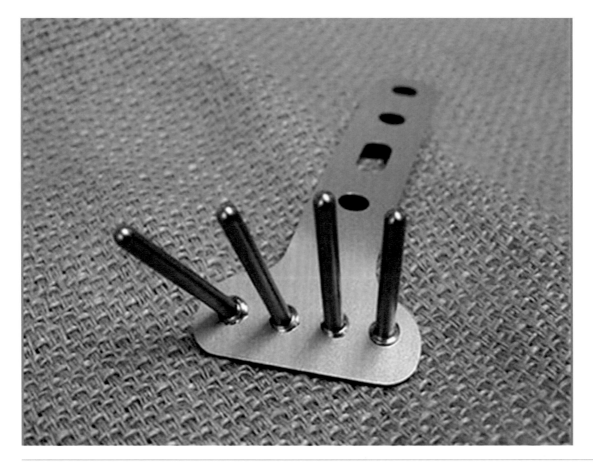

图 1.16 关于桡骨远端骨折的固定，我目前使用掌侧角固定钢板治疗大多数骨折。Jorge Orbay 因设计了第一个固定钢板享有盛誉，其远端螺钉与桡骨远端半径的曲率相适应（图中为原始的 DVR 板）。我应该和我的好朋友 Jorge 有一些共同的 DNA，因为我们两家在几个世纪前相距大概 100 km，但事实上没有。

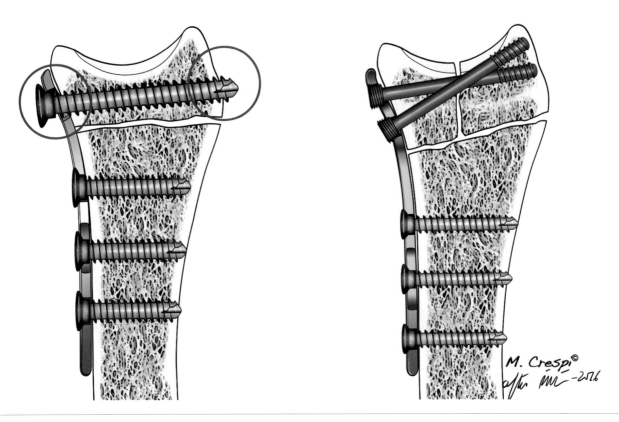

图 1.17 在传统的钢板固定理念中，螺钉对远端皮质（圆形标注的）的把握力是钢板固定刚度的关键，锁定钢板的设计理念与传统的不同，它通过形成一个内部框架来支撑软骨下钢板。远排螺钉在中央提供支撑，而近端螺钉在背部的作用更大。螺钉不需要对背侧皮质有把握力，但应缩短 2 mm，以避免对肌腱造成激惹。

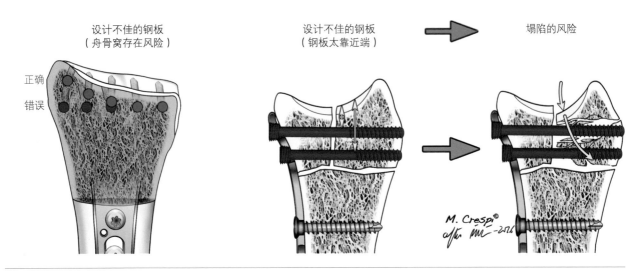

图 1.18 我不想花太多时间讨论钢板，但对文献中没有明确表达的意思以及钢板类型对结果的影响，我想做一些讨论。自从第一块钢板上市以来，很多类型的钢板都是基于同样的原理设计。尽管所有钢板都是锁定的，但它们不完全相同（我很难学会这一点）。有些设计在前面与桡骨的倾斜角不匹配，在月骨窝上提供了很好的支撑，但是螺钉太近，无法支撑舟状窝（左）。有些品牌的钢板，不仅是远排螺钉，近排螺钉离理想位置都太远，对固定强度的贡献很小（中间）。术后骨块的塌陷不太可能发生于单纯性骨折（任何钢板都能起到作用），而多发生于粉碎性骨折或骨松质碎裂的骨折（右）。如果钢板太靠近近端，没有一块钢板能提供支撑。

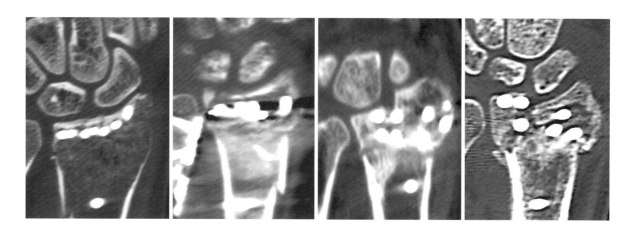

图 1.19　我选择了一些患者内固定术后的 CT 冠状面图像。可以很容易看到有些钢板在舟骨窝处的远排螺钉太靠近软骨下骨，产生很小的支撑作用。同样，有些近排螺钉太靠近近端，无法以任何方式支撑关节面。因此，尽管专业人士告诉我们，钢板固定后允许腕关节立即开始活动，但残酷的现实是，尽管最初固定良好，但关节面仍可能发生塌陷，正如最右侧的情况一样（在第 22 章中进行讨论）。

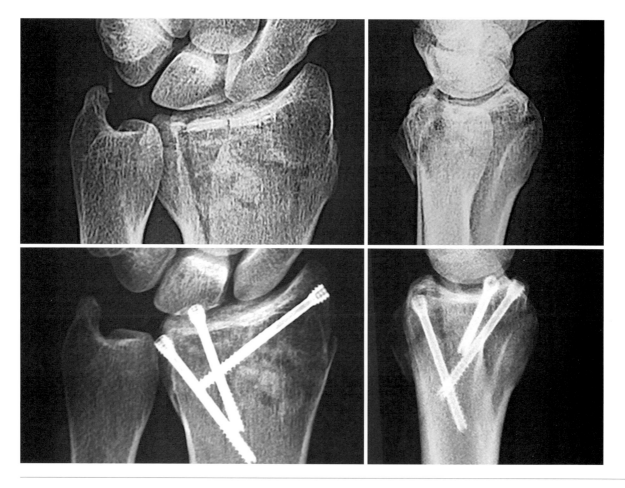

图 1.20　有很多方法来固定桡骨远端，其中最普遍的是外固定支架结合克氏针。但这种方法的弊端在于它与关节镜不能很好地结合使用：在使用外固定支架和克氏针后，关节镜很难操作。此外，钢板的问题（如晚期肌腱断裂）随着随访时间延长，也会逐渐显露出来，我们可能需要转为克氏针固定，因为该方法不需要取出内植物。一个折中的办法是使用空心螺钉（在第 23 章中讨论）。

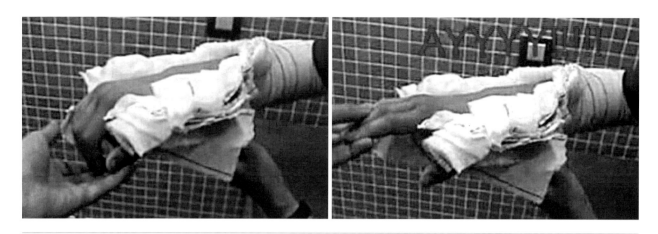

图 1.21 另一个非常重要的注意事项是，术前不要忽视询问患者疼痛和刺痛。如果患者主诉过度的疼痛，应怀疑有筋膜间室综合征。需对前臂进行触诊，做手指被动伸直试验，如有可能，测量间室压力。对怀疑有筋膜间室综合征的患者需行切开减压。如有筋膜间室综合征，在进行手指被动伸直试验时患者因疼痛剧烈很少让你一直伸直他的手指。

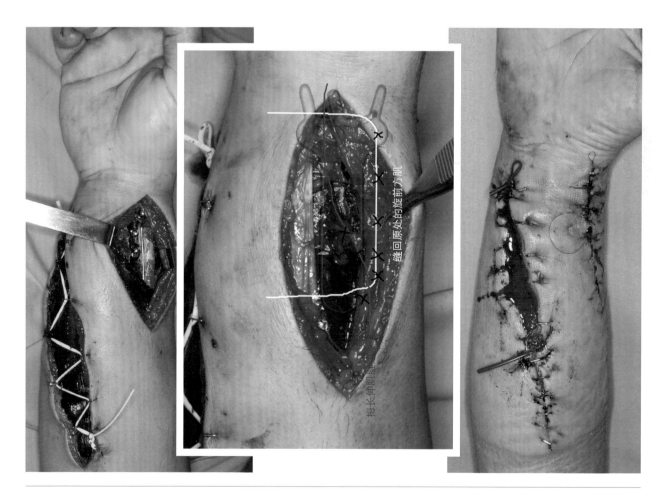

图 1.22 我认为同时行切开减压和骨折内固定不会有什么问题，技巧是同时对旋前方肌和拇长屈肌腱进行双层缝合，同时在尺侧做切口松解前臂掌侧的筋膜间室，该切口用血管环带减张缝合，在换药时通过牵拉血管环带逐渐闭合伤口。

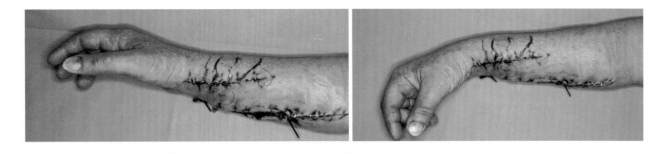

图 1.23   我鼓励患者术后尽可能进行活动，在肿胀消退后（一般 10~14 天）闭合尺侧伤口。

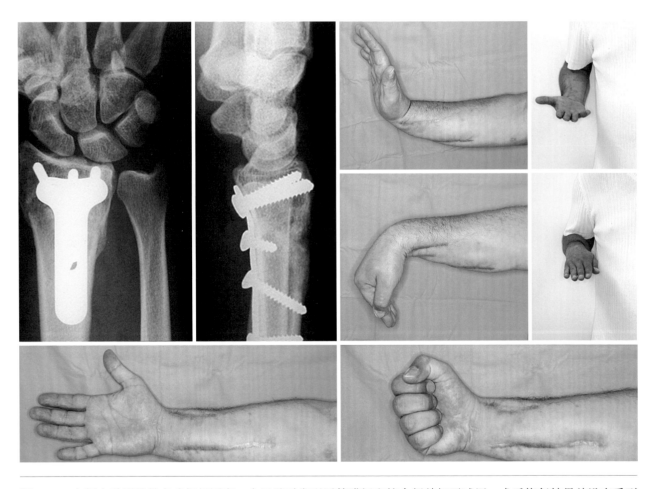

图 1.24   本例中采用的是老式钢板固定。由于及时发现了筋膜间室综合征并切开减压，术后恢复结果并没有受到影响。

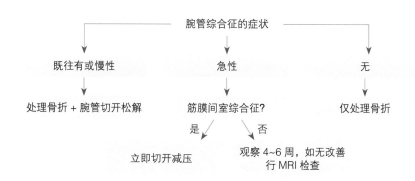

图 1.25　我会系统询问患者在夜间是否有正中神经支配区域的麻木或刺痛，如果患者有这些症状，即使是过去有，我建议术中切开腕管，因为这些既往症状提示腕管在某一阶段被卡压。如果不切开腕管，创伤和手术引起的肿胀会使患者在术后经历一段痛苦的过程，从而在康复过程中依从性差。相反，如果患者既往没有麻木症状，骨折后才出现，这很可能是由于神经牵拉造成的，我会等待 4~6 周，如无改善可行 MRI 进一步检查。在任何一个病例中，如果患者创伤或术后即刻出现剧烈的疼痛，伴或不伴麻木，都应排除是否发生筋膜间室综合征。

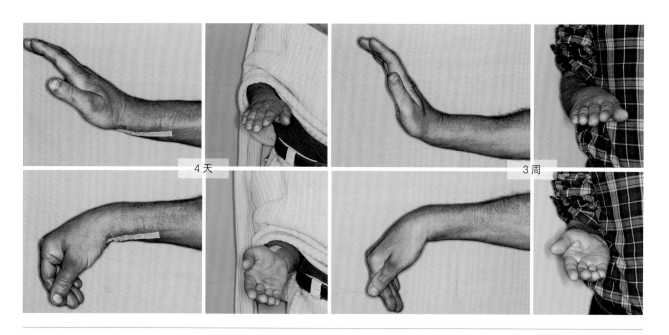

图 1.26　最后，在本书的第 1 章中再介绍一些关于术后康复的内容。我治疗的所有患者在术后 2~4 天进行自主锻炼。我建议他们每天做数次主动和辅助的锻炼，在锻炼间隙佩戴保护性支具并抬高患肢。在下次预约时（2~3 天后），应有不低于上图左侧的腕关节活动范围。需要经常督促一些依从性差的患者。如果在 3 周时患腕不能活动到大约正常范围的 50% 时（如右侧第 4 图所示），我会让患者进行正规的理疗。

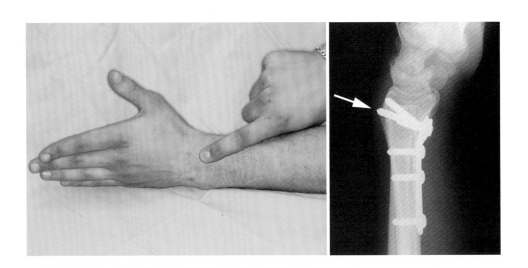

图 1.27　我通常在术后 1 年时不再对患者进行随访，但我建议他们再继续保持锻炼 1 年。因为完全恢复需要 2 年。我建议患者若手指活动时感觉到有摩擦感时再来就诊，随着组织的再吸收，之前不突出皮质的螺钉可能会突出刺激伸肌腱。

　　这个是在锁定钢板上市之前治疗的患者，所以螺钉必须超过背侧皮质才有把持力。6 个月时，他主诉最近出现拇指疼痛（他的示指所指处是最明显的压痛点）。这张侧位片显示可疑的凸出的螺钉（箭头）。

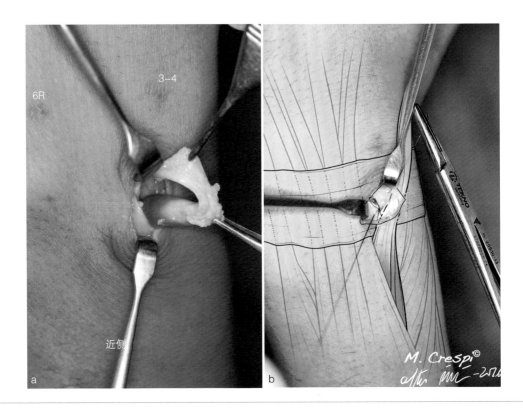

图 1.28　a. 我们立即在该患者腕背侧 Lister 结节处做一小的横切口，对第 3 伸肌间室进行减压，防止拇长伸肌腱断裂。b. 将拇长伸肌腱拉出放置于皮下，缝合伸肌支持带，防止肌腱再回到间室内。我们没有取出钢板，患者最后完全恢复。

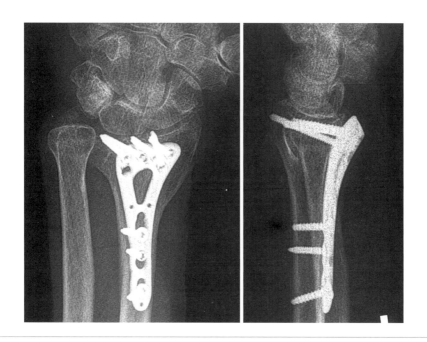

图 1.29　同样地，如果患者主诉手指屈曲活动时有摩擦感，那么很可能是屈肌腱损伤了，建议进行手术探查。曾有一位 68 岁的女性患者在门诊时主诉手指活动时腕关节远端有摩擦感，她在 2 年前因桡骨远端骨折进行了钢板内固定治疗。期间进行了两次手术，一次是拇指扳机指松解，结果没有任何改善，3 个月后由于她无法主动屈曲拇指指间关节进行了第二次手术，术中发现拇长屈肌腱在掌指关节平面断裂了。

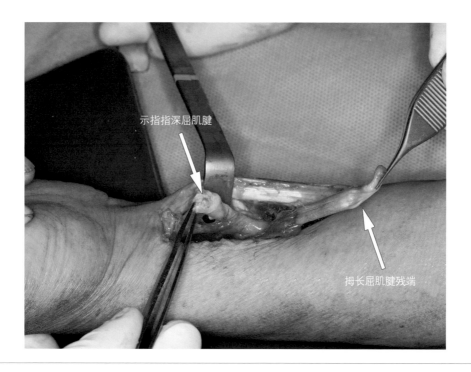

示指指深屈肌腱

拇长屈肌腱残端

图 1.30　我们没有意识到这个患者的拇长屈肌腱与钢板由于摩擦出现损伤（误认为是拇指扳机指），以致后来漏诊了肌腱的断裂。拇长屈肌腱断裂后 6 个月，肌腱近端回缩，无法行端端缝合，需要进行肌腱移植重建拇指的部分屈曲功能。但是我主张进行这次手术的原因却是患者屈曲手指过程中感到示指有摩擦感，术中取出了钢板，防止示指指深屈肌腱断裂，在先前的 X 线片上可以看到钢板被放置得太靠近远端，增加了侵犯关节面和肌腱断裂的风险。

第 2 章

相关入路和治疗方法的适应证、禁忌证

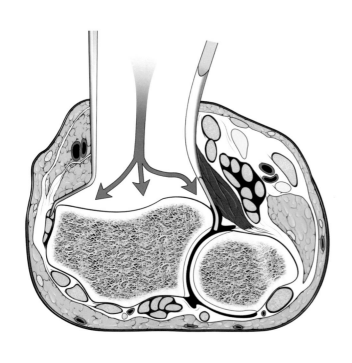

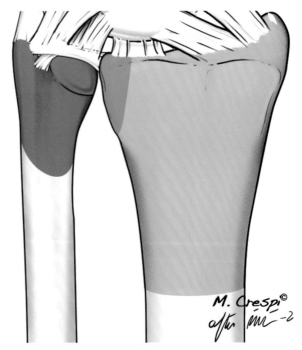

图 2.1　应尽早安排手术，大多数桡骨远端骨折的病例我都采用桡侧腕屈肌（FCR）桡侧切口，即 Henry 入路，尽管还有很多其他入路，但该入路是最安全快捷的，除了桡骨掌尺侧小部分不能很好暴露（橙色），其余绝大部分掌侧面（绿色）都能很好暴露，该切口不适合暴露尺骨头（红色）。

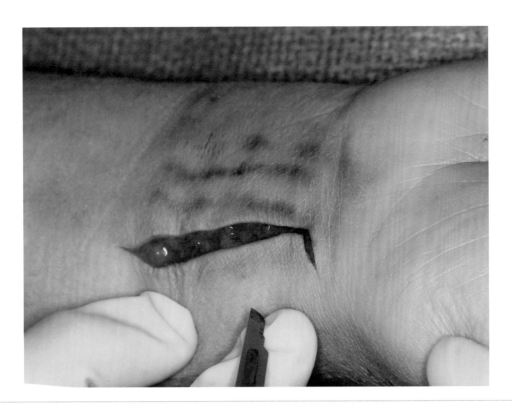

图 2.2　建议自 FCR 与桡动脉间做皮肤切口，在经过腕近侧横纹时折向桡侧，以免直切口造成的线性瘢痕增生和疼痛。

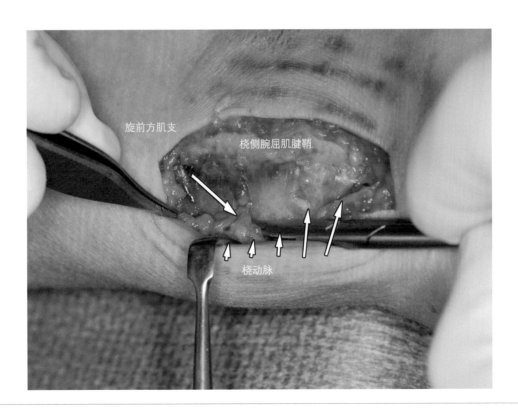

图 2.3　我一般不破坏 FCR 腱鞘以免造成术后的粘连。用手术刀进行锐性解剖相对容易，结扎桡动脉的分支，包括远端的腕横支，桡动脉掌浅支不需要结扎止血，不要忘记结扎桡动脉深面发向旋前方肌的分支，这些分支较粗大，容易形成血肿。

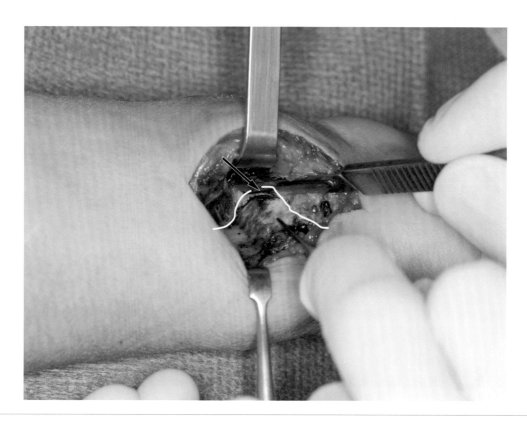

图 2.4　将旋前方肌向尺侧剥离，肱桡肌保持原位，远端剥离至腕掌侧韧带边缘，尽可能暴露桡骨的掌侧面，图中所示为桡骨的掌侧轮廓，箭头所指为桡骨的尺侧边缘。

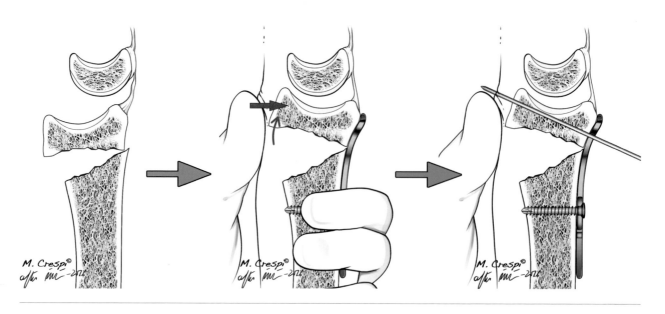

图 2.5　如果干骺端轻微移位，手术较简单直接。骨折初步复位后，置入钢板，在钢板柄部椭圆形孔内打入一枚螺钉，然后向掌侧推挤远端骨块，纠正骨块的背倾，同时使钢板和掌侧骨皮质更服帖。然后，在钢板远端辅助孔内打入克氏针，右图所示掌侧皮质连续性已恢复。

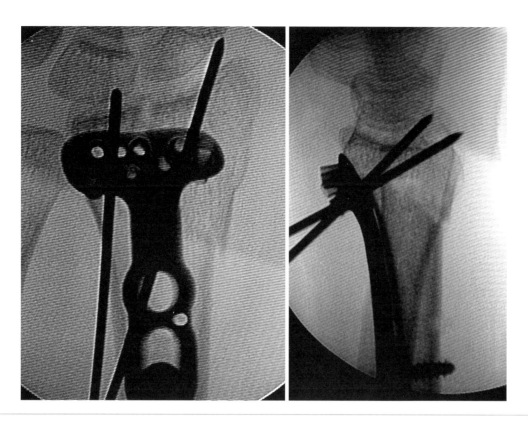

图 2.6　术中透视观察复位的情况，如复位满意，打入剩余的螺钉，然后牵引手指准备行关节镜检查。

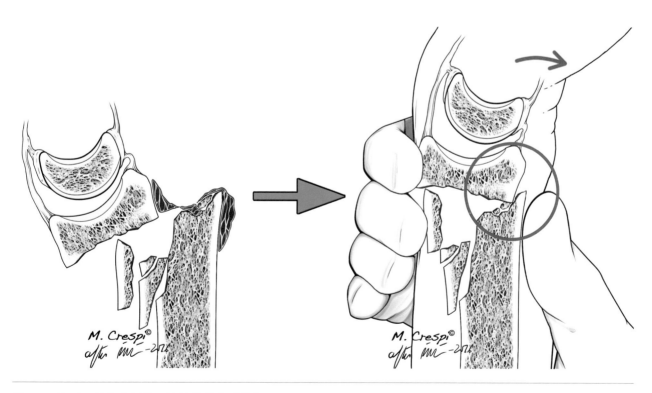

图 2.7　然而，很多病例的远端骨块分离移位都很明显，由于有碎骨块或软组织嵌压，术中并不容易复位。在进行关节面复位前必须先确保以下 3 点：①掌侧皮质对合良好（图 2.8）；②恢复尺侧柱（图 2.14）；③控制尺桡侧移位（图 2.16）。

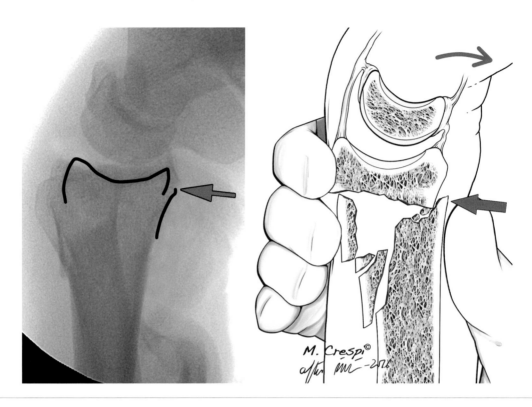

图 2.8　无论何种复位，掌侧皮质良好的对合都是第一步，否则钢板放置后，就很难再进行掌侧皮质的复位（视野阻挡不能直视下复位）。有时软组织和碎骨块常影响远端干骺端掌侧的对合，直接牵拉难以复位，有一个复位技巧推荐："鞋拔子"技术（该病例将在图 2.10~ 图 2.13 中讨论）。

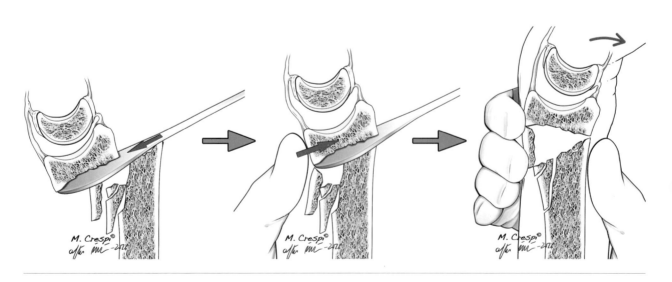

图 2.9　用刀片或稍宽的工具来撬拨掌侧远端骨皮质以获得良好的对合。

（1）插入骨撬直至背侧。

（2）嘱助手牵拉手指，同时术者在背侧向掌侧推挤远端骨块，直至边缘略超过近端皮质。

（3）抽出骨撬以使掌侧皮质更好对合。然后，如图 2.7 所介绍的放置钢板，维持复位下打入克氏针。

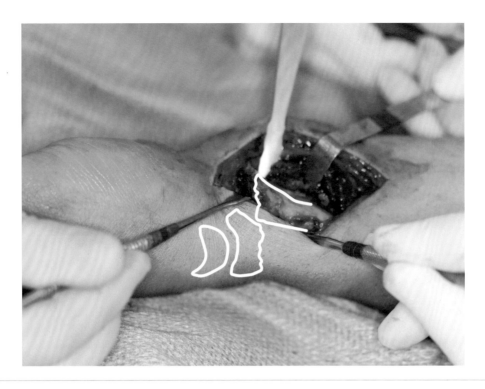

图 2.10　注意这个患者远端骨块的移位程度，图中所示移位的骨块轮廓。

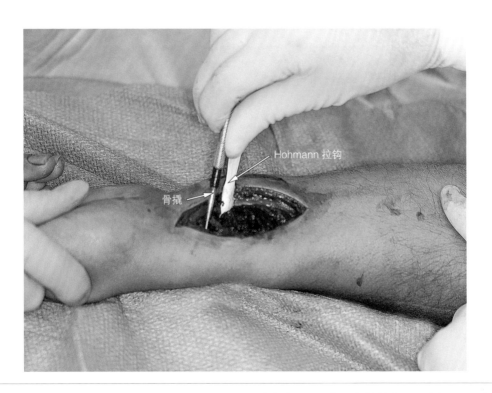

图 2.11　术者正在用骨撬撬拨嵌插的骨块，牵拉后术者向掌侧推挤远端骨块使其位于骨撬上（注意这里使用了 Hohmann 拉钩，这将在图 2.17 中讨论）。

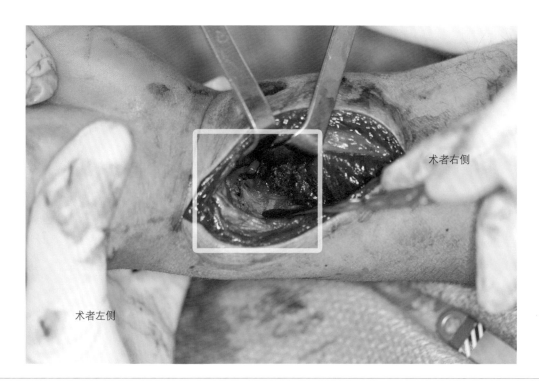

图 2.12 掌侧皮质已很好复位（图 2.13），术者用拇指或其他工具向背侧挤压近端骨块，同时另一只手将腕关节向掌侧推做抵抗，防止复位的丢失。

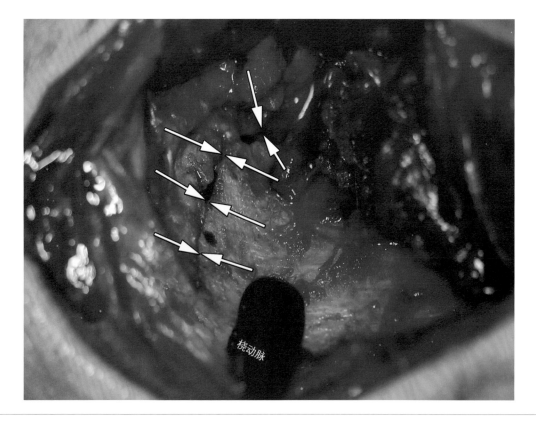

图 2.13 当放置钢板向背侧推挤时要注意维持掌侧皮质对合以避免复位丢失。

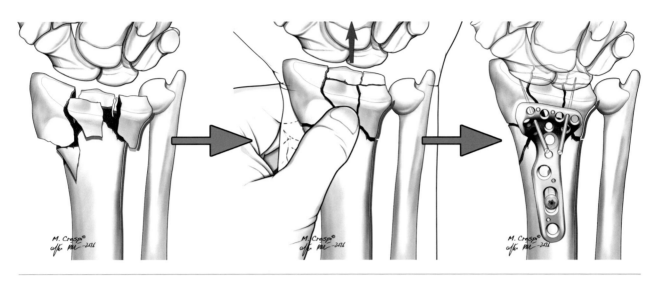

图 2.14　当掌侧皮质复位良好后，接下来就是复位桡骨尺侧的力线，这一步极其重要，我把这个尺侧骨块称为"基石"，基于这一点来恢复桡骨的解剖结构。

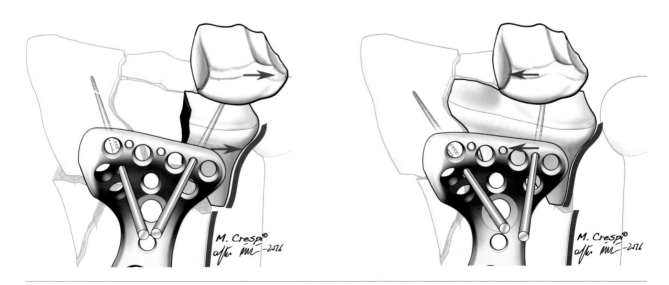

图 2.15　必须精确地复位尺侧的碎骨块，将其放置在解剖位置花费的一切时间都是值得的。在典型的关节面粉碎性骨折中，尺侧碎片倾向于向尺侧和掌侧移位。相反地，在较简单的关节内或关节外骨折中，该碎块向桡侧移位。该骨块复位不良不仅会影响其余骨块的复位，而且也会对桡尺骨远端关节的稳定性起关键作用。

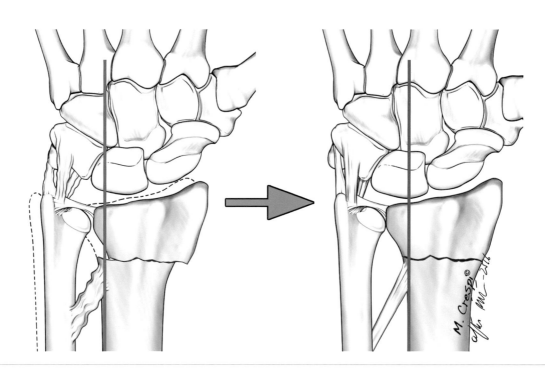

图 2.16　多年来，远端骨块向桡侧移位一直被认为是次要问题，关注的主要重点是恢复桡骨高度和掌倾角。不过这已经引起当前一些学者的兴趣，比如 Orbay、Moritomo、Wolfe 和 Ross 强调骨块向桡侧移位会对下尺桡关节（DRUJ）的稳定性造成影响。

　　学术期刊喜欢发表统计学严谨和一级证据等级的文献，但他们忽视了临床经验的重要性，这些经验会极大地提高我们的诊疗水平。

　　相反，一级证据等级的文章存在很多问题，最主要的问题是为了使临床研究有很高的 Power 值，因此需要大量的病例，而这些病例大多来自不同的医院，手术医生的水平参差不齐，关注重点也不一致，在我看来这些混合了多个不同医院病例的研究结果可信度较低。

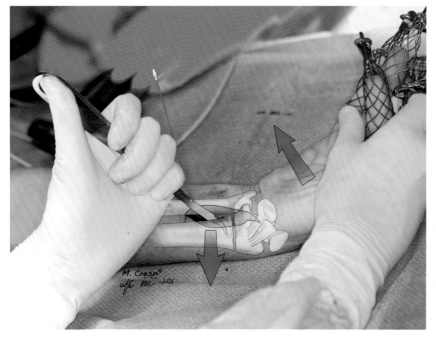

图 2.17　远端骨块向桡侧移位一直被忽视，直到近来 Viegas 团队（Rapley 等，2008）建议使用 Army-Navy 类型的工具插入复位移位骨块，多年来我一直采用 Hohmann 牵开器作为撬拨工具来阻止干部向尺侧移位，当远端骨块已经固定后，我也用骨钳来旋转骨块矫正复位（图 2.29）。

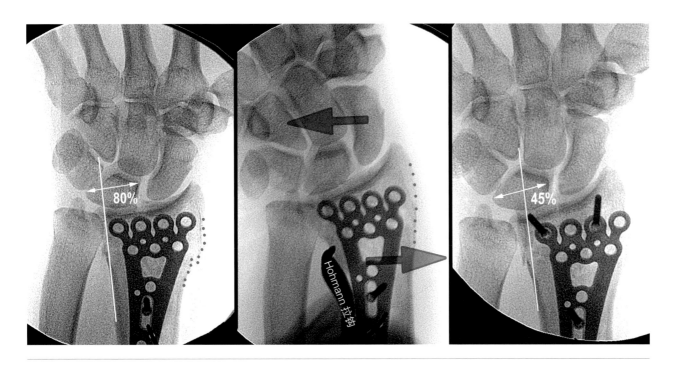

图 2.18 术者必须积极仔细判断是否有桡侧移位，术中很容易遗漏。通过观察桡骨茎突处的轮廓线和穿过月骨的 ROSS 线可判断是否有移位。紧贴桡骨干尺侧做一穿过月骨的切线，即为 ROSS 线，如已复位，则有约 50% 的月骨在线的尺侧，否则即表示有移位（Rose 等，2014）。

该图是一例远端骨块向桡侧移位的病例，术中采用 Hohmann 拉钩撬拨及通过月骨的作用复位，在中间的图中，术者正将腕关节向尺侧推挤以对抗撬拨的作用力。

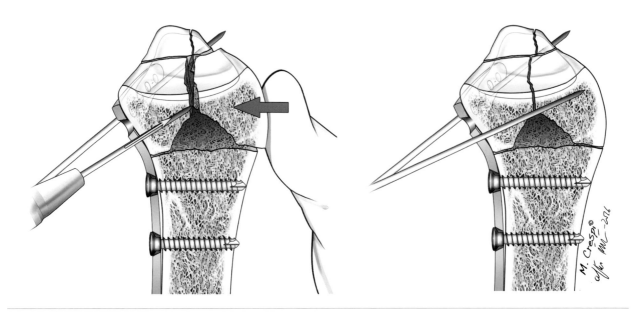

图 2.19 一旦干骺端复位满意后，然后采用标准程序复位关节面骨块。利用钢板上的辅助孔打入克氏针以维持骨块复位后的稳定性，术中透视如复位满意后，在钢板干部打入另一枚螺钉以避免关节镜检查时手指牵拉引起骨块的再移位。先用克氏针做关节面骨块的临时固定，暂不用螺钉，因为如关节镜检查后需调整复位，螺钉的反复取出和打入将会影响复位的稳定性。

在我们进一步讨论关节镜检查（这将在下一章中详细讨论，贯穿整本书）和闭合伤口前（图 2.48），让我们举一些实例再来强调一下上述内容中讨论的手术技巧。

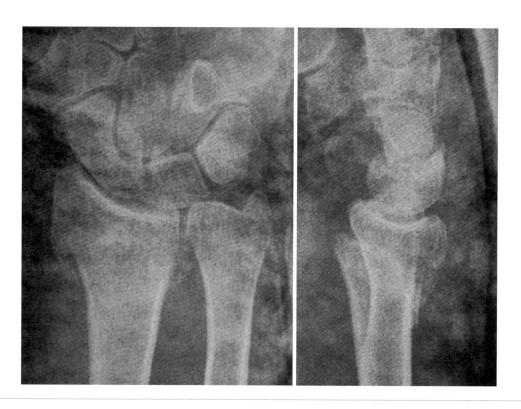

图 2.20 这是一位 62 岁男性踢足球时受伤导致了简单的桡骨远端骨折，在其他医院尝试了数次手法复位失败，无法恢复掌侧皮质的对合。

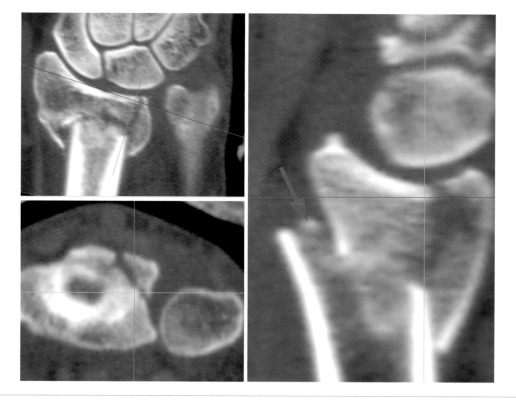

图 2.21 从 CT 图像上可以看出不容易复位的原因：掌侧皮质有扦插，同时软组织和碎骨块阻挡无法满意复位，该病例需要使用撬拨技术。

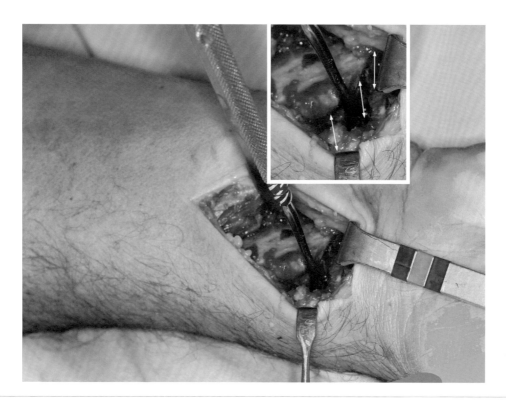

图 2.22 注意干骺端骨折部位处超过 1 cm 的阶梯（小箭头所示）。撬拨的骨撬正插到背侧皮质。

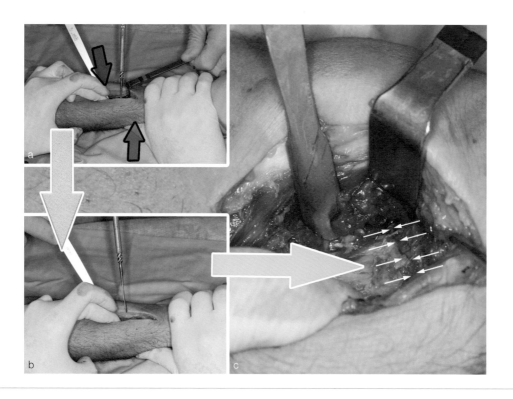

图 2.23 a. 术者用右手拇指向掌侧推挤远端骨块，左手在近端向反方向用力作对抗；b. 一旦撬拨至与近端骨皮质齐平时，助手抽出撬拨工具；c. 复位干骺端，断端嵌合（注意 Hohmann 牵开器一直向桡侧推挤桡骨干部以防远端骨块向桡侧移位）。

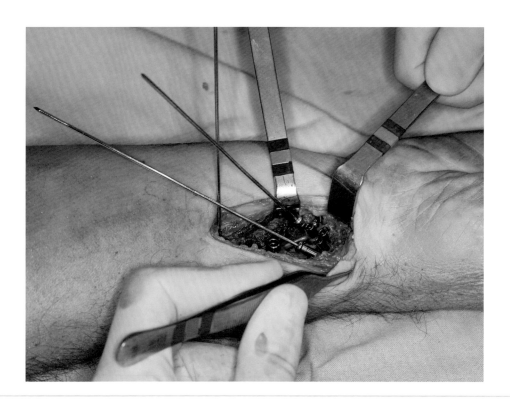

图 2.24　在维持复位下，放置钢板，在钢板中间椭圆孔打入一枚螺钉，此举可以使术者根据需要向远近端滑动钢板约 0.5 cm，远端用 2 枚克氏针做临时固定。在打入螺钉前必须保证钢板放置的位置准确。

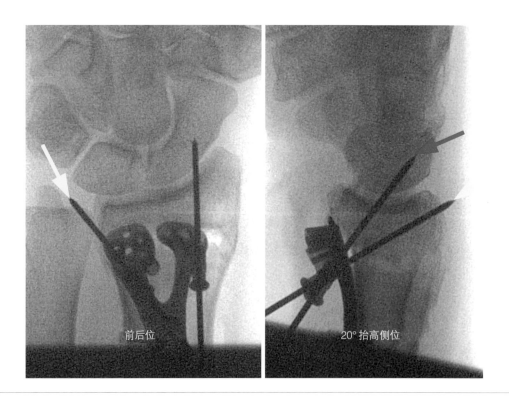

图 2.25　虽然我建议使用小切口，但由于视野不清会使钢板放置位置不当，如上图所示。幸好我们可以再做调整。在图中可看到，钢板放置太靠近尺侧和近端，结果导致尺侧的克氏针穿入乙状切迹（黄箭头），桡侧的克氏针可能穿入舟状窝（红箭头）。钢板位置不当时一定要调整，只有放置合适时才能发挥出钢板的最佳作用。

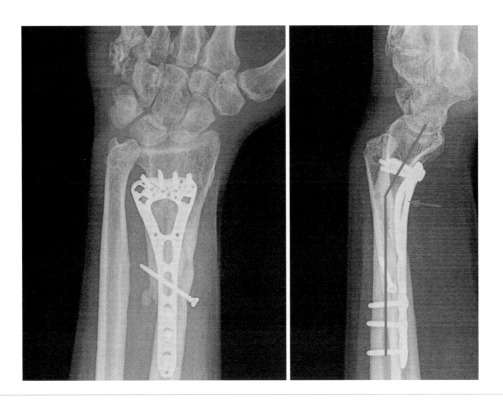

图 2.26　这是一个极端的病例，钢板放置得太靠近近端，桡骨远端过度的掌倾导致继发的尺骨背侧脱位。

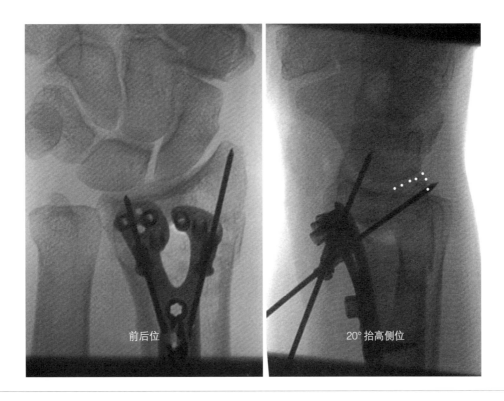

图 2.27　通过松动滑动孔的螺钉使钢板向远端移动，调整钢板到现在这个正确的位置。将钢板准确放置在干骺端，这非常重要，但文献没有很好强调这一点，这样可以使钢板激惹肌腱的风险降至最低。

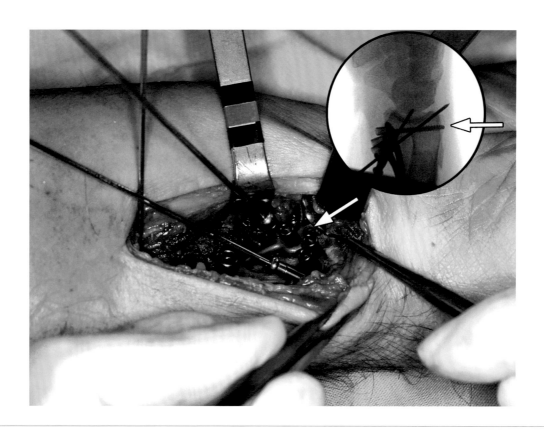

图 2.28　可以使用一枚非锁定螺钉穿过背侧皮质后拧入，这样可以使远端骨块与钢板更服帖，在所有螺钉都固定好后再换成锁定螺钉。这个方法在整本书中都有讨论，尤其是在第 11 章（箭头所指为非锁定螺钉）。

　　然后将手放在牵引位置，检查关节。由于复位满意，一些锁定螺钉可以在关节镜辅助下打入，其余的螺钉可以待手平放在桌子上时再拧入。

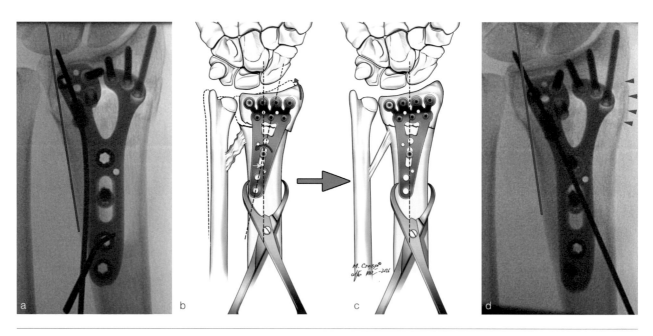

图 2.29　a. 我注意到远端骨块仍有点向桡侧移位，如 ROSS 线所示；b、c. 这个可以通过将一枚螺钉作为支点进行旋转纠正（另一个诀窍）；d. 可以看到 ROSS 线与月骨的位置关系以及桡骨茎突轮廓线都有改善（红线）。

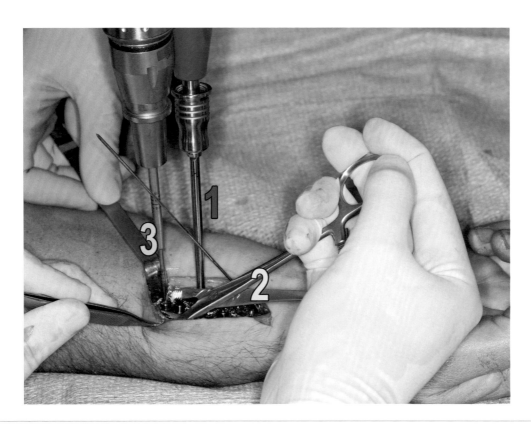

图 2.30 同样的患者可以使用图中所示的方法纠正桡侧移位：①松动滑动孔的螺钉；②用骨钳夹住钢板近端和远端，使近端向桡侧移动，远端向尺侧移动，以此来纠正桡侧移位；③助手在钢板近端钻孔拧入螺钉。

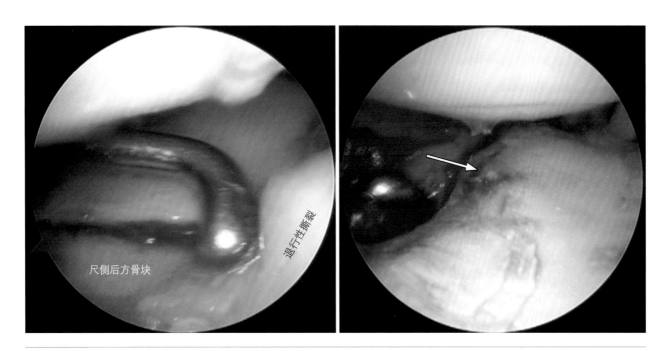

图 2.31 再次牵引手指，在镜下检查关节腔。对于关节外骨折的患者我也行关节镜仔细检查以防止螺钉打入关节腔，如患者长期卧床或年龄大于 80 岁（除非我有点担心），我一般不做关节镜检查。在这个患者中我们可以看到关节面复位良好，三角纤维软骨复合体（TFCC）有点退变性撕裂，舟月韧带形态正常。箭头所指的是图 2.25 中所述的克氏针穿出的部位。

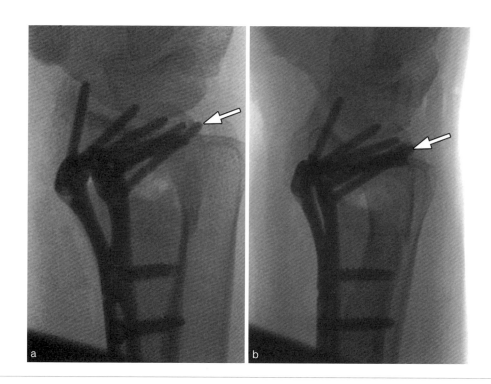

图 2.32　我喜欢采用 4 个透视体位来检查螺钉是否过长：正位、旋后 30° 位（检查茎突处螺钉）、侧位，以及旋前 30° 位（检查背尺侧螺钉）。在这个病例中一枚螺钉过长（a），更换为短的螺钉（b）。

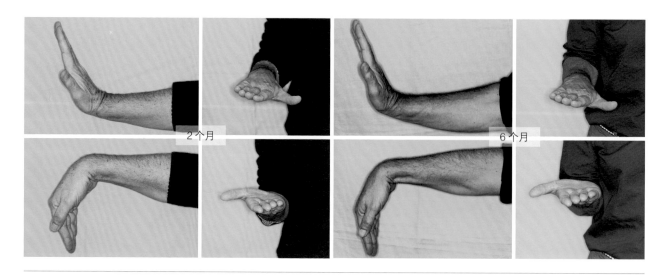

图 2.33　术后立即开始康复锻炼，4 个月后允许患者进行以前的体育活动。

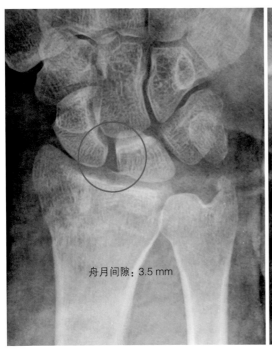
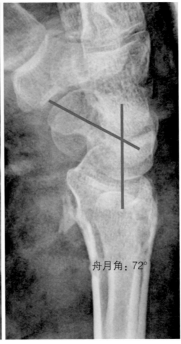

舟月间隙：3.5 mm

舟月角：72°

图 2.34　在大多数病例中，我都使用撬拨技术，这个技巧也可以用在乙状切迹的复位中。如图所示的是一例 20 岁患者桡骨远端骨折后 14 天就诊的 X 线片。初次就诊时的医生怀疑有舟月分离，建议患者行骨折切开复位钢板内固定和背侧舟月韧带修复术，患者拒绝该方案，寻求我的意见，我告诉患者我可以在关节镜下进行韧带修复（第 10 章），但仍需要在掌侧切开复位钢板内固定以纠正背倾角，复位乙状切迹和恢复桡骨高度。

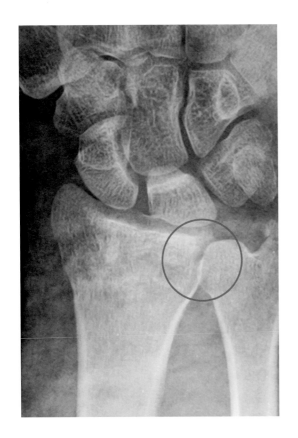
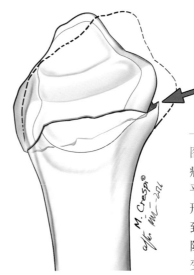

图 2.35　这个关节外骨折的病例非常有趣，乙状切迹不平整，远端骨块呈现旋后畸形。由于存在一个没有预料到的尺侧骨刺（红色箭头）阻止干骺端的复位，使复位变得更加复杂。

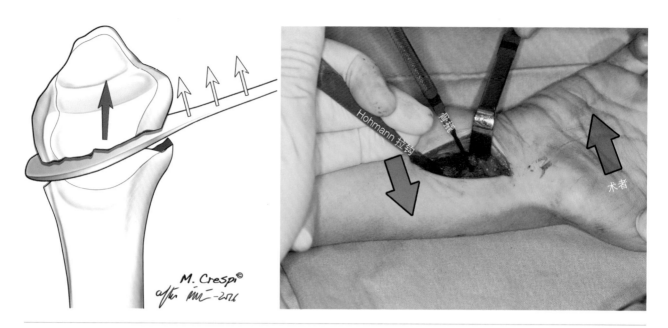

图 2.36　再次使用了撬拨技术，将撬拨工具插入尺侧骨刺处，先将远端骨块向远端撬拨，然后再像之前所述的方法向掌侧撬拨使干骺端复位。注意 Hohmann 拉钩需在桡骨干处提供一个反作用力以防止近端骨块向尺侧移位。

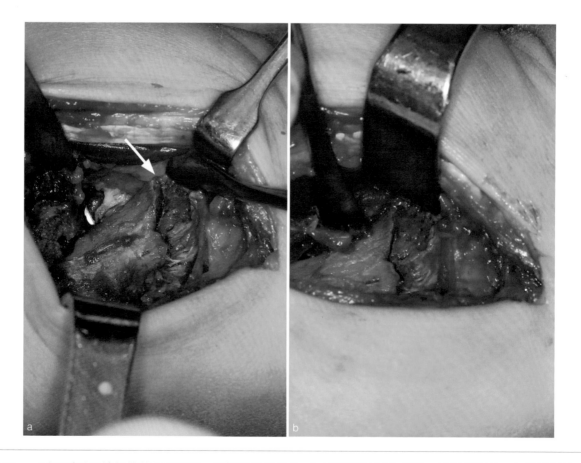

图 2.37　a. 可以看见远端骨块前方有骨刺，整体处于旋前位；b. 干骺端已复位理想，骨折线平整，包括骨刺处。正如图 2.8 所述，如果掌侧骨皮质对位后不能互相嵌合，那么在放置钢板时很可能会出现复位丢失，而且钢板放置后无法再看清骨折线，我在临床看见的继发性桡骨短缩的病例可能就存在这个问题。

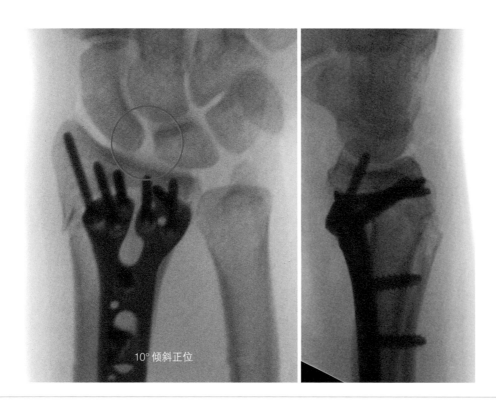

图 2.38 桡骨远端复位内固定后，术中透视不能判断舟月分离情况，我一般对年轻患者常规进行关节镜检查，尤其是怀疑有螺钉进入关节腔或有韧带损伤的患者。

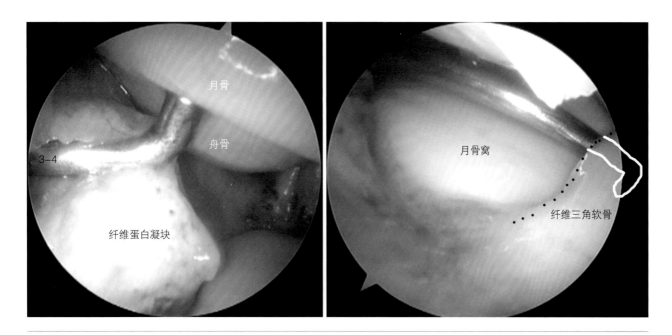

图 2.39 关节镜下检查发现舟月韧带完整，TFCC 1A 型撕裂（镜头位于 6R 入路，探针位于撕裂处下方），未做任何处理。

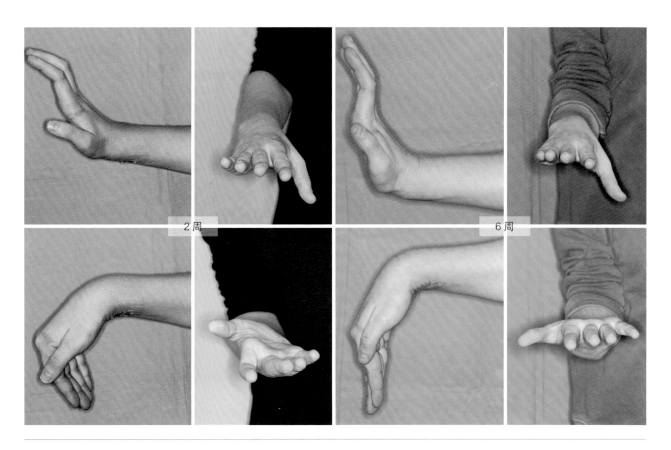

2 周   6 周

图 2.40　2 周时患者几乎可以进行完全旋前和旋后运动，6 周时腕关节活动度恢复正常。这个患者是一名摄影师，很快就出院了，没有耽误工作，这也证明了不需要对尺侧撕裂进行过度治疗。

　　同样，对于无症状的慢性韧带损伤患者也不需要治疗，因为患者仅仅是偶尔疼痛，治疗后有可能会变得更糟。只需要治疗急性损伤的患者，使他们尽快回到正常工作状态。

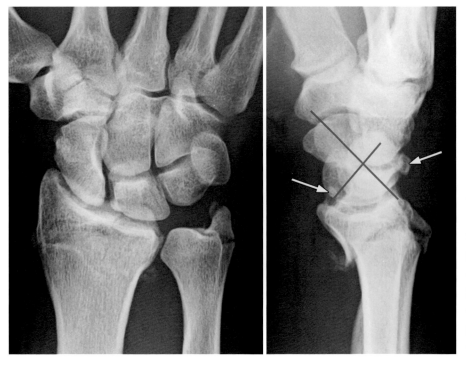

图 2.41　这是一位 44 岁的建筑工人，桡骨远端骨折后 5 天摄片检查，但是患者主诉没有任何疼痛。从 X 线片上可以看到异常的舟月角和腕骨的游离体（箭头所示）。由于桡骨远端掌边缘未满意对位，因此这个复位是不稳定的。

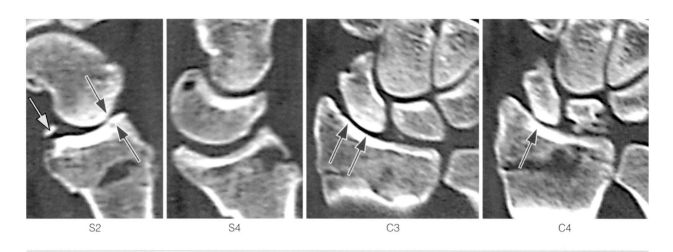

图 2.42　术前 CT 图像上可清晰见到关节间隙变窄（红箭头）、游离体（黄箭头）、月骨背倾（SLAC Ⅱ期）。对类似病例，我建议手术治疗，防止石膏固定后腕关节僵硬，而且该患者掌侧皮质没有咬合好，不适合石膏固定。

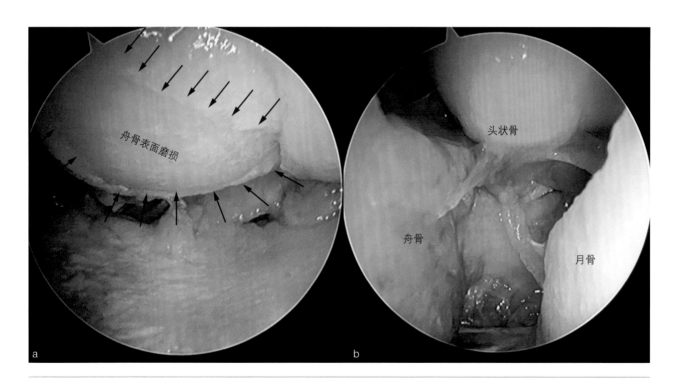

图 2.43　正如术前所预料的，关节镜下检查发现舟骨近端和桡骨远端背侧关节面磨损（a）。继续在舟月间向远端探查，看见了箭头形状的头状骨（b）。所有这些发现都证实了这是进展期的舟月骨进行性塌陷（SLAC），不能行舟月韧带重建手术。

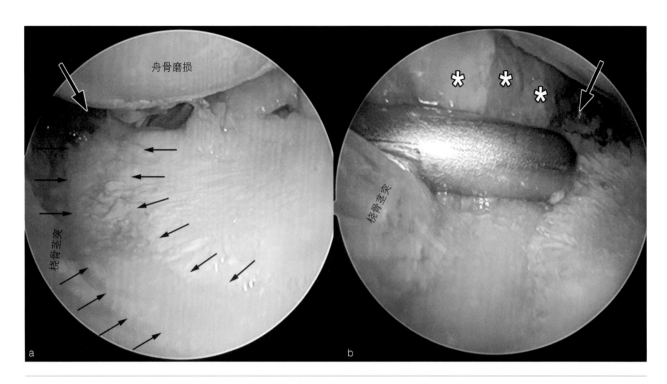

图 2.44 小箭头所圈定的是桡骨远端背侧磨损关节面（a），除了进行关节腔冲洗和背侧关节囊滑膜（b 图中的星号）清理外，没有实施任何其他措施，两幅图中大的箭头指的是茎突的尖部。

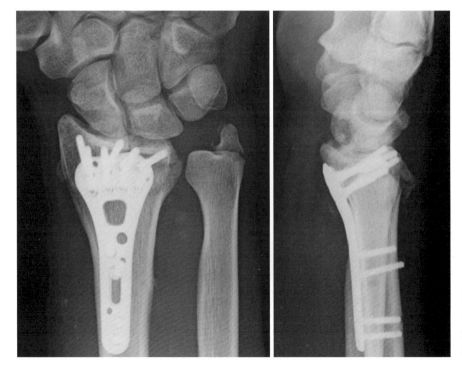

图 2.45 对桡骨远端骨折进行了复位内固定，术后即开始康复锻炼。术后 X 线片可见舟月关系没有任何改变。

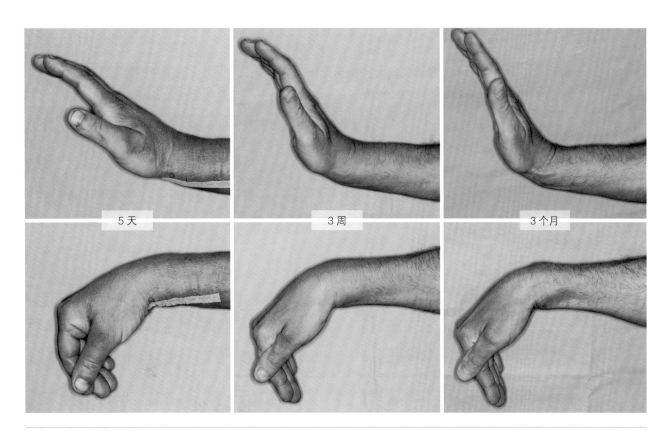

图 2.46　该骨折属关节外骨折类型，术后恢复很好。患者在出院后 3 个月时开始从事原先的重体力劳动。

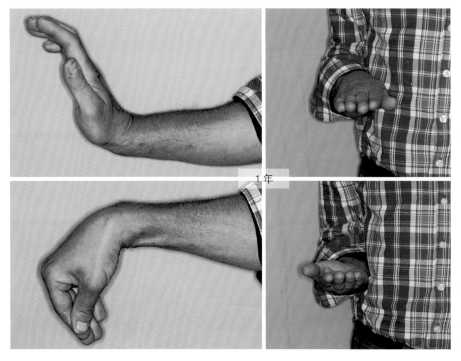

图 2.47　术后 1 年再看见该患者时，他主诉腕关节没有任何疼痛和受限，这些例子再一次证明了"做得多，疗效并不一定就好"。亲爱的读者，在讨论完关节外骨折的复位和内固定后，下一步就是进行腕关节镜操作检查（在第 3 章会介绍）。当我们闭合伤口时，将结束临床病例部分的讨论。我希望这种旁白形式的介绍和讨论没有让你搞混。

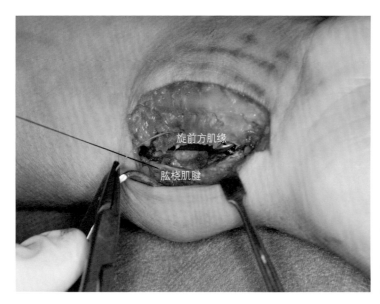

图 2.48 我一般会缝合旋前方肌来覆盖钢板，但很多时候肌肉破烂难以缝合，前臂旋前、把旋前方肌缝在肱桡肌腱上可以有所帮助。

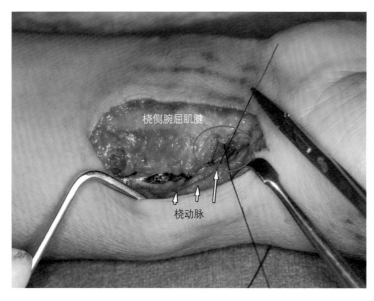

图 2.49 有时患者会抱怨前臂远端有空虚感，为改善这种情况，我一般会在 FCR 深面将一层组织与桡动脉外膜组织缝合。

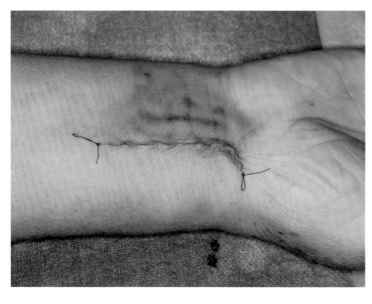

图 2.50 最后进行皮下内缝合，术后 24~72 小时开始腕关节的活动。

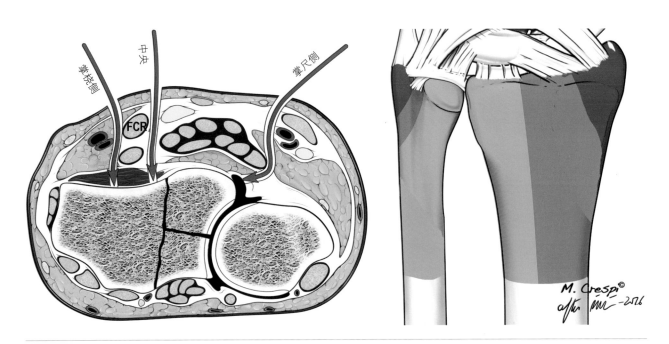

图 2.51　除了标准的掌桡侧入路，还有其他一些掌侧入路，我用得较多的是掌尺侧入路，自 FCU 稍桡侧做切口，自血管神经束和指屈肌腱间进入。

　　掌尺侧入路提供了一个不太一样的手术视野，可以清楚暴露尺骨和桡骨尺侧（绿色区域），如果向远端延长切开腕管（扩大掌尺侧入路），还能暴露橘色区域，但红色区域是无法看见的。

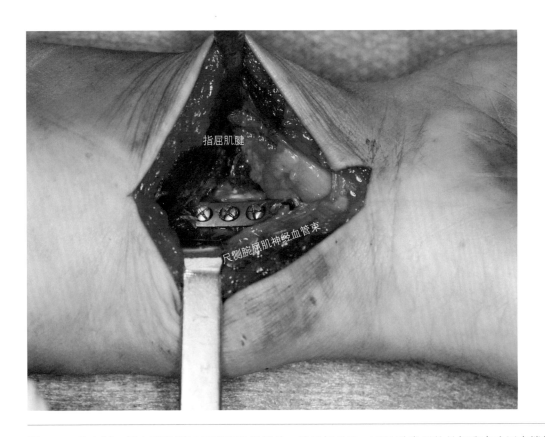

图 2.52　这个切口最主要适用于暴露桡骨远端单一的尺侧骨块，对这种类型的骨折我喜欢用支撑接骨板。

　　我很少延长切口，我认为通过过度的解剖和牵开腕管内容物来暴露掌桡侧不合适。

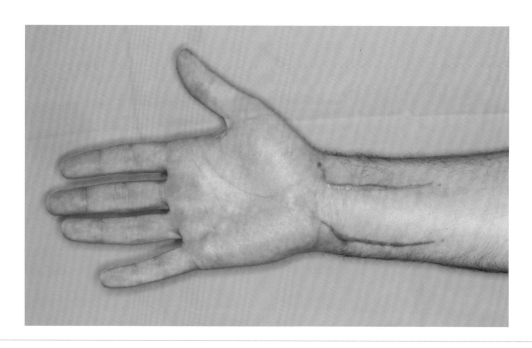

图 2.53　当需要暴露整个桡骨掌侧时，我一般会联合使用掌尺侧切口和掌桡侧切口。虽然有些担心狭窄的皮桥血供，但只要伤口组织破坏不严重，血供通常良好。

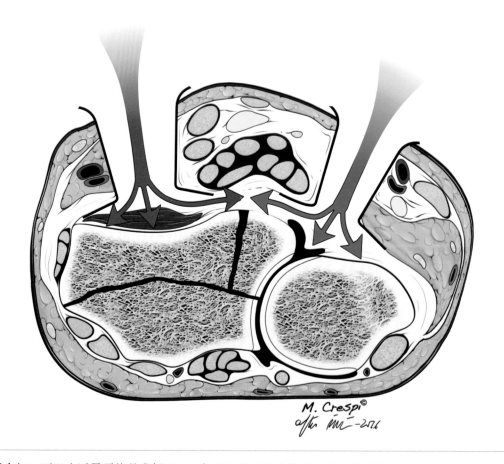

图 2.54　联合切口可以广泛暴露桡骨掌侧面，一般用于骨不连或伴有尺侧骨块移位的桡骨远端骨折。不幸的是，目前面世的钢板还不能有效固定桡骨远端尺侧边缘的骨块，从而可能会导致骨块二次移位。

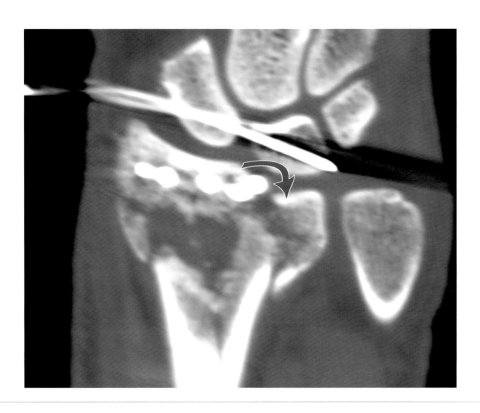

图 2.55　这是一例复杂的桡骨远端骨折，关节镜下检查复位满意，但是术后一段时间月骨窝处骨块移位导致复位失败（红色箭头）。

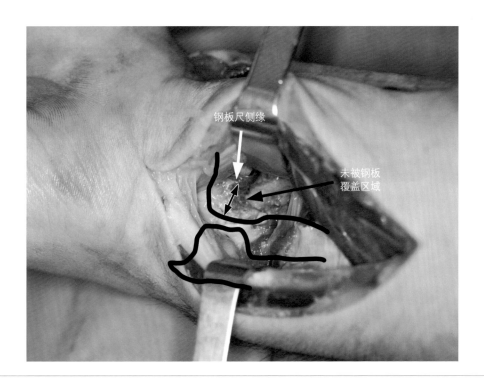

图 2.56　可以看见钢板位置放置很好，但桡骨远端很重要的尺侧部分没有被支撑，导致骨块继发性移位。

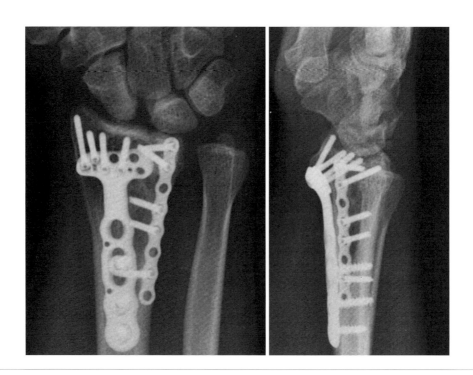

图 2.57　去除尺侧的锁定钉，然后进行关节内截骨（这将在本书最后一部分讨论），然后用 2 mm 厚的 AO 钢板固定中间骨块。

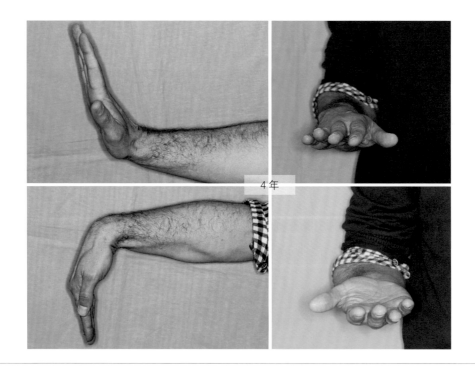

图 2.58　尽管在术后 4 年随访时发现患者功能恢复很好，但是无论是医生还是患者都不愿意遇到需要再次手术的病例，有时情况可能更糟。在第 21 章，你可能会发现一个"四个字母"（four letters）的病例。

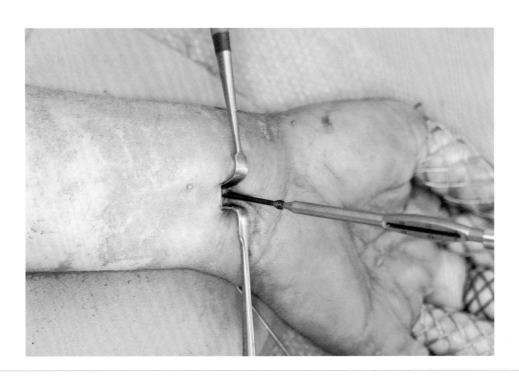

图 2.59 有时我会采用横切口入路来处理桡骨茎突处的骨折，还有一些更特别的入路将在其他章节中讨论。本图介绍的是通过微型切口打入螺钉固定桡骨掌侧皮质骨块（在图 22.6~ 图 22.11 中将详细介绍）。

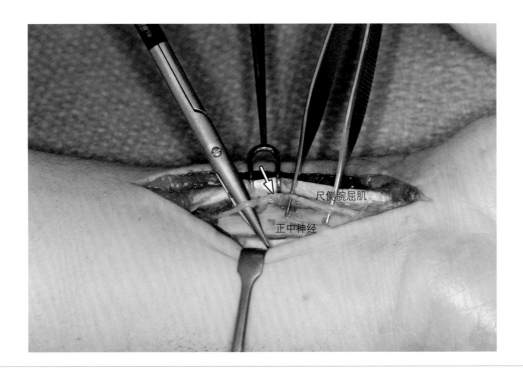

图 2.60 最后，我必须强调禁用中央入路（FCR 尺侧），该入路可能会造成正中神经牵拉损伤，且掌皮支损伤风险较高。图中所示的就是我处理的需二次手术的病例，第一次手术采用的就是典型的中央入路切口，可以看见掌皮支卡压损伤。而且，通常该入路切口较接近腕横纹，术后易产生疼痛性的瘢痕，需采用 Z 字成形来矫正。

　　自从有了掌侧锁定钢板，我从来没用过背侧入路，我认为钢板与伸肌腱太靠近，肯定会产生摩擦。

　　现在让我们牵引手指，开始关节镜检查，这是本书的重点。

第3章

关节镜：一些需要去做和一些无须去做的事

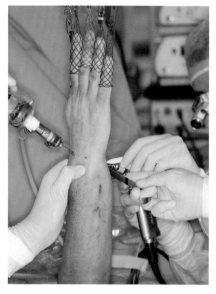

图 3.1　许多人认为关节镜手术应该在骨折后的 5~7 天进行，这样可以减少术中的出血。但是我并不这样认为，临床上应尽早安排手术，这样做不仅仅可以缩短患者恢复的时间，而且手术也会变得简单。骨折 10 天后，瘢痕愈合妨碍骨折复位。3 周后，塌陷的骨折碎片愈合，一般需要常规截骨来避免术中复位操作过程中加重骨折片的粉碎程度。

　　我的手术设备布局与教科书上的略有不同，这样的布局在较为复杂的手术中能够起到很大的作用，所以还是值得与大家分享。我不使用任何牵引塔，推荐使用过头高的悬空架杆，它可以使得我们的操作具有很大的空间，可以从任何一个角度进入腕关节。这个杆子是术前就固定好的，术中需要用一根束缚带来固定上臂，提供反向的作用力。

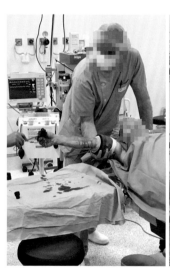
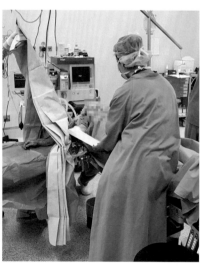
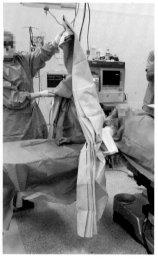

图 3.2　我们建议术中消毒的区域在肘关节以上。然后用一根宽的束缚带在止血带的位置把上臂固定在手术台上，应避免束缚带过紧。如果先固定捆绑带，肘关节就难以消毒，若需进行植骨手术，肘关节的显露就很不方便。只有在术中所有布局消毒等都准备好的情况下才能给止血带充气，因为止血带的充气持续时间不能超过 2 小时，否则提前充气将会浪费你宝贵的有效手术时间，这一点对于较长时间的手术尤为重要。

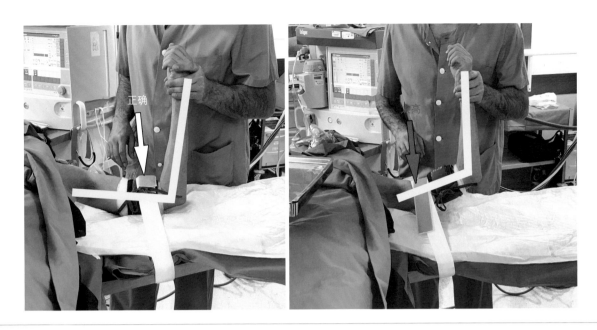

图 3.3　捆绑带（和止血带）应固定于上臂的远端。如果捆绑带固定的位置过高，就不能提供有效的反作用力。若术中腕关节很不稳定，将会严重影响到手术的操作。

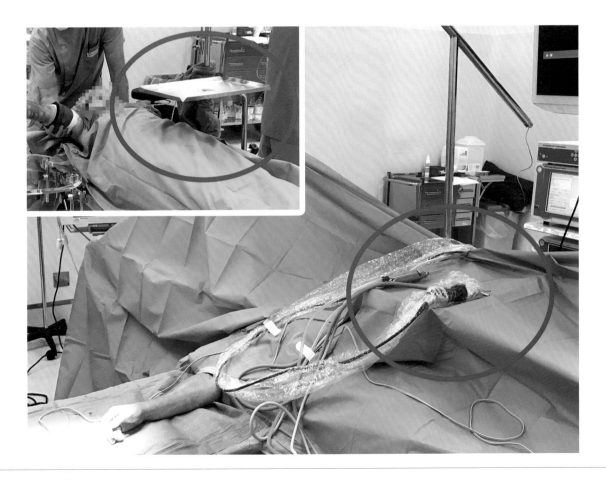

图 3.4　关节镜操作的设备都放在术前准备的一张托盘上。术中托盘需放在远离患者并方便取放的位置。图中的小插图圈出了托盘。

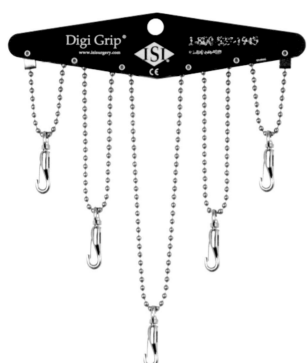

图 3.5 使用牵引所有手指的手部牵引装置以免牵引力过度集中（例如 Digi-Grip，Instruments Specialists，Inc.）。单单牵引两根手指并不能起到很好的牵引效果，这样的装置可以降低腕关节镜中并发的示、中指的掌指关节损伤。在常规标准的关节镜手术中，需驱血后上止血带，同时连接牵引设备。至于在桡骨远端骨折的情况下，所有的关节镜设备都是事先准备好后，才能给止血带充气。

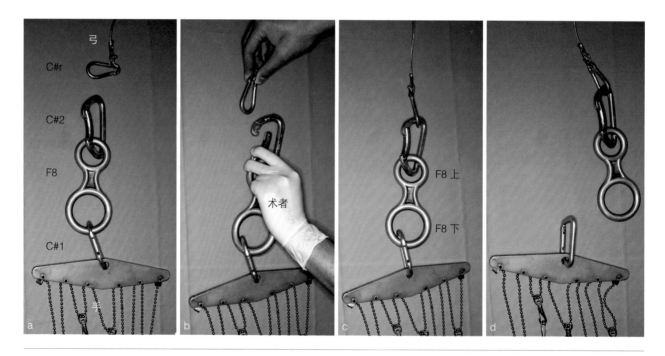

图 3.6 对于腕关节镜辅助桡骨远端骨折治疗的手术，需要在牵引状态下行关节镜操作，并在手术过程中将手多次放回桌子上进行开放手术操作或进行透视检查。如果使用牵引塔，就会非常耗时。我的方法可以短时间完成它，同时保持无菌状态。如图所示，这需要两个登山扣和一个 8 字环下降扣，可以在攀爬设备商店中以非常低的价格购买到。a. 手指套连接到悬挂系统：第一个登山扣（C#1），然后是"经典 ocho"型下降环（F8），再是第二个登山扣（C#2），最后是弓绳（除了弓绳外，所有设备都是无菌的）；b. 外科医师在无菌条件下将第二个钩环连接到弓上；c. 关节镜手术期间的设置；d. 外科医师从第一个登山扣（C#1）和 8 字环下降扣连接处解锁，从而把整个手从牵引弓上解锁。可以将第一个登山扣（C#1）重新连接到 8 字环的大环（F8 下的环），从而重新把手悬挂到弓上。请注意，这个 8 字形的大环在整个过程中应保持无菌状态。

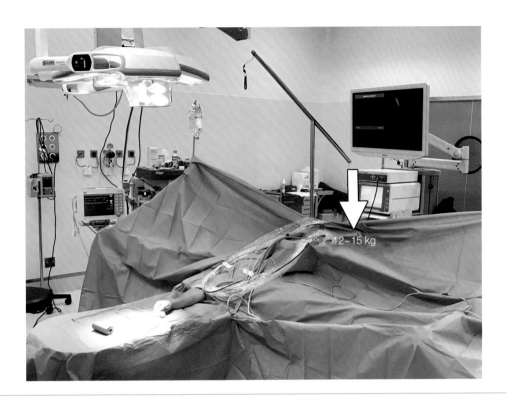

图 3.7　通常使用 12 kg 牵引力，对于畸形愈合的病例，有时也使用 15 kg 的牵引力。许多医生担心这样大的牵引可能会导致手指受伤。或许是牵引所有的手指，我并未遇到过手指损伤。

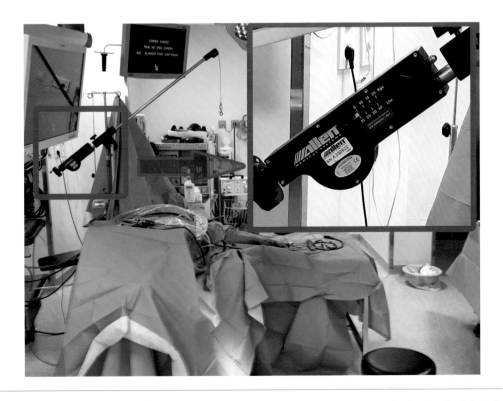

图 3.8　我在另一家医院有一个专用的牵引装置，可以测量施加的力量，并有一个更加专业的将手臂固定在手术台上的捆绑带。这些设备的使用原则与架空杆的原理相同。再次提醒你的工作人员捆绑带不宜过紧，否则可能导致患者术后肩部疼痛。

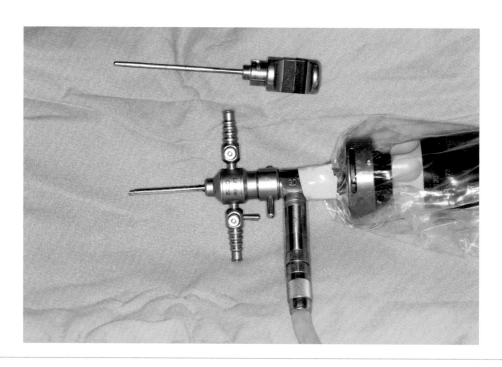

图 3.9　现在已经了解了所有关于手术的设置布局，接下来让我们讨论一些关节镜手术器械。我使用的是 Linvatec T2530 直径 2.5 mm 30° 短距镜，想再次强调这没有任何商业目的。也尝试了其他几款关节镜，但它们太长（而且很脆弱），如果直径过小，视野就会太小。所以推荐使用直径 2.5 mm 的关节镜（可参考：关节镜，T2530；护套，C3252；钝性闭孔器，C3253）。

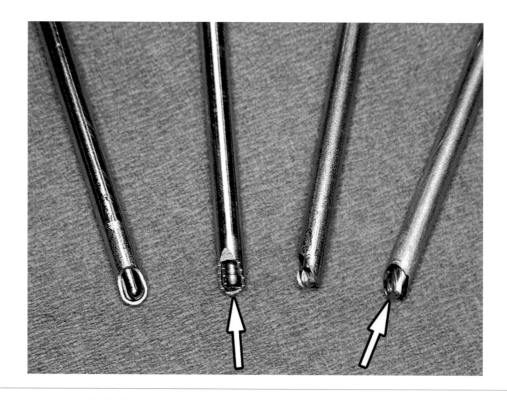

图 3.10　推荐使用肩关节镜探针进行术中的探查和复位，因为标准的腕部探针太软。使用直径 2.9 mm 的高效刨削器去除骨折碎屑和血凝块。使用低效的刨削器会增加不必要的手术耗时。如果有需要的话，有时候我也会使用骨性刨削器（箭头）。

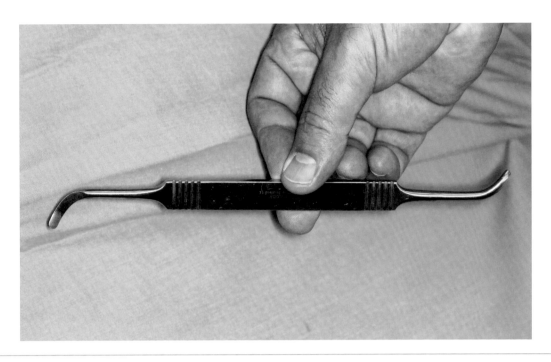

图 3.11　除了腕关节镜托盘（抓紧器和篮钳）的标准器械外，我还常备骨凿（来自膝关节镜套件）和骨膜剥离器（来自肩关节镜套件）。另外，还有一些未命名的器械进行关节镜下骨折复位。其中，肋骨骨膜剥离器在下尺桡关节挛缩的手术中非常有用。建议外科医师拥有自己的一套器械，最好是那些大手柄耐用的器械。有时候在医院废弃器械仓库里能找到你想要的。

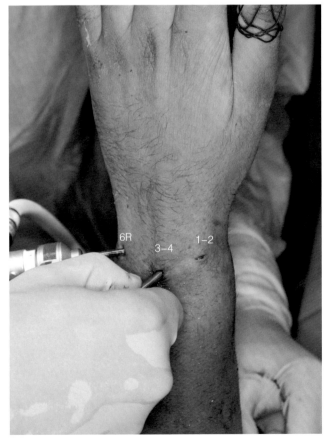

图 3.12　在桡骨远端骨折关节镜手术中，常使用 3-4 和 6R 入路。有时也使用 1-2 入路（用于茎突复位，或关节松解）或掌侧入路（用于截骨术），我不使用 6U 入路。正如第 1 章中简要讨论的那样，只有在必要的情况下，才会去显露腕中关节。入路使用横切口，手术结束后可不缝合，不留下显眼的瘢痕。

正确 错误

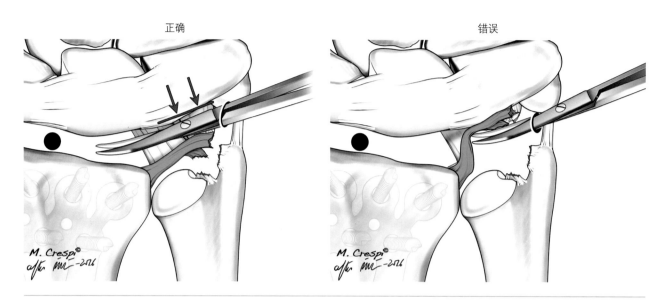

图 3.13 桡骨远端骨折关节镜手术时，创建入路会遇到一些特殊的困难。我通常从 6R 入路开始。触诊确定三角骨的位置，在其边缘尺侧腕伸肌桡侧做横切口。然后插入 Stevens 剪刀，沿着三角骨的下缘滑入。如果入口太靠近尺骨，你的路径可能会被尺侧脱落或撕裂的三角纤维软骨阻挡。剪刀只能碰触到乙状切迹而不能进入桡腕关节。一旦进入桡腕关节，使用剪刀扩张入口。

软点

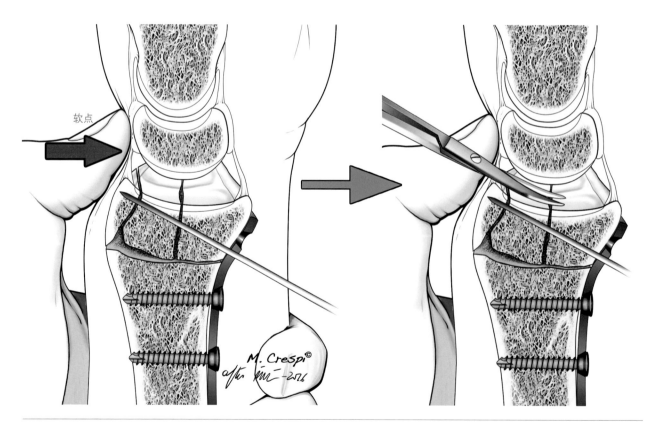

图 3.14 在桡骨远端骨折的情况下，由于 Lister 结节粉碎性骨折，建立 3–4 入路会比平常更棘手。此情况下用拇指顶住桡骨远端的边缘，触摸到 3–4 入路大概位置有一个软点。找到这个软点，做一个横切口并插入 Stevens 剪刀。我更喜欢弯头剪刀（它比蚊式钳更贴合关节面的形状），一旦进入桡腕关节，轻轻地打开剪刀扩张入口。

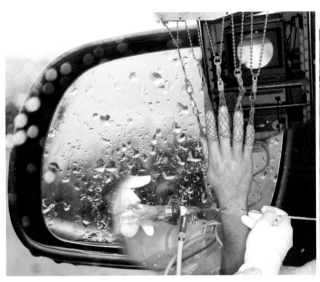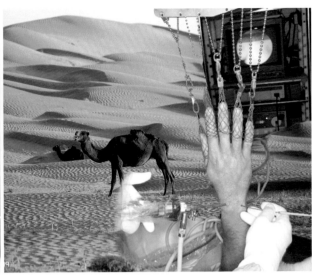

图 3.15　即使你是一位优秀的腕关节镜医师，如果使用经典（水灌注）技术，也会在腕关节镜手术时遇到一些困难。因为水会沿着切口溢出，视野会变得模糊，最终会使你放弃。这时最重要的是使用无水关节镜技术。如果你不是一位称职的关节镜医师，尽一切去努力成为，建议参加一项专业的课程来训练自己。欧洲腕关节镜学会提供这样的课程，P. C. Ho 医生同样在香港组织一个相似的课程，美国矫形外科医师学会在美国提供这样的培训。关节镜下桡骨远端骨折手术不应该由新手来开展。

一个优秀的关节镜医师通常需要花费较长的时间从水灌注的关节镜操作转变为干的关节镜操作。下面的图和参考文献中提供了一些小窍门（del Piñal 等，2007；del Piñal，2011）。（多年来，很少有人认识到"干"关节镜的重要性，我的幻灯片中使用这个图多次，阐释从"湿"到"干"关节镜技术的重要性，试图说服其他人。虽然这些幻灯片并不精美，但很荣幸能够在这本书中刊印）。（图 3.15b 由 Sherbaz Jamaldini 通过 Wikicommons 提供）。

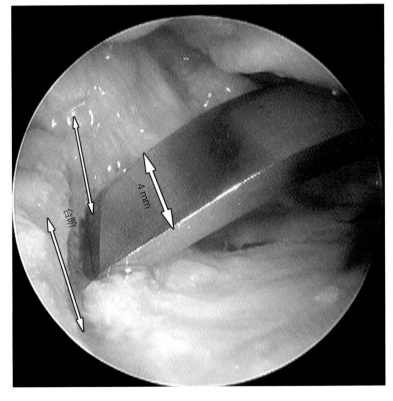

图 3.16　干性关节镜可以方便关节内截骨时扩大入口。因此，它不是突发奇想，而是被逼无奈造成的。然而，很快这项技术就显示出许多优势。

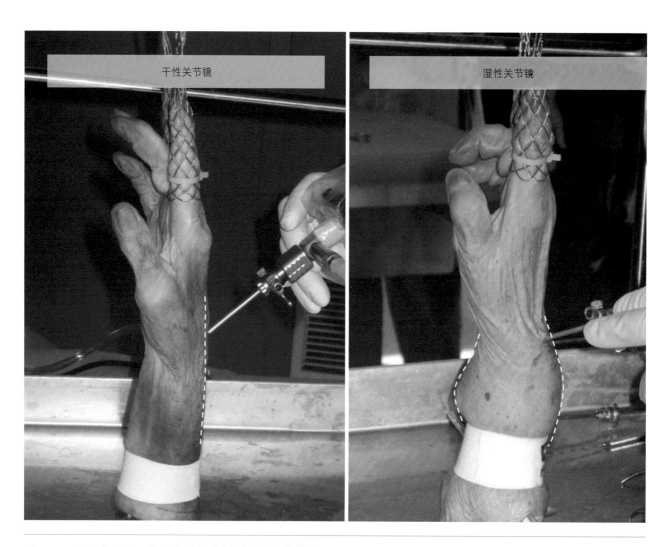

图 3.17 干关节镜明显的优点是关节周围没有液体外渗。我在斯特拉斯堡的关节镜课程中拍摄的这两张照片可以显示，有些学生正在使用干性关节镜技术，而其他人仍在使用带有液体的关节镜。这种对比可以明显地显示出哪种尸体更容易进行手术。

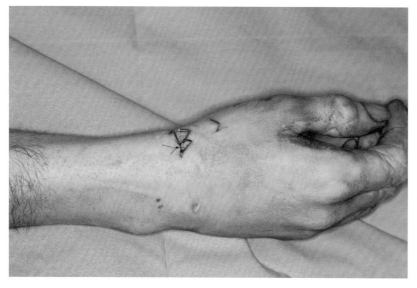

图 3.18 由于干性关节镜检查没有液体外渗到周围组织，因此在整个手术过程中可以轻易触诊骨性标志。这在克氏针固定骨折时尤为重要，尤其在腕骨固定中。注意图中所示在舟月周围脱位的关节镜固定结束后，手部无明显肿胀。

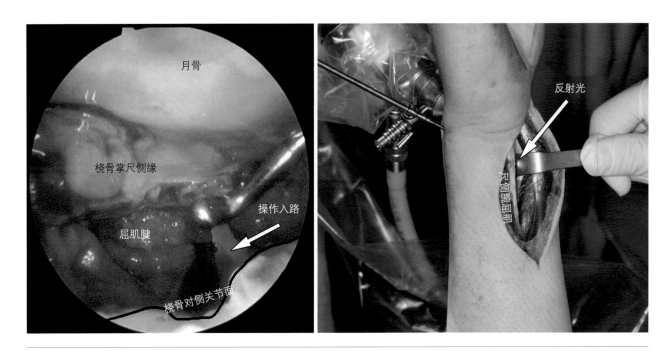

图 3.19　毫无疑问，干性关节镜的主要优点是它可以放大视野，使照明良好和损伤小，并可结合传统的开放手术。在桡骨前缘的这种畸形愈合中，外科医生通过尺骨前侧入路松解前缘。在关节镜术中，桡骨的掌侧边缘正在被复位。右图是相应的关节外视图。请注意，背侧可以看到屈肌甚至手术室的铺巾，掌侧可及拉钩上关节镜光源。

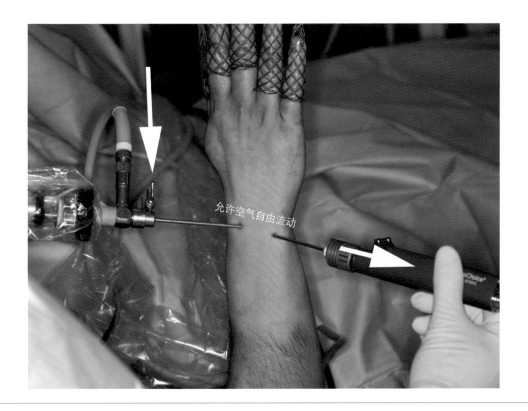

图 3.20　干性的关节镜中操作与传统技术略有不同，但对于熟练的关节镜技术人员而言，改用干性技术并不困难。第一条原则是始终保持关节镜的进水水阀门打开，以便在使用刨削器吸力工作时允许空气自由流动。否则，腕关节囊会塌陷，遮挡视线，刨削器将无法正常工作（del Piñal 2010）。

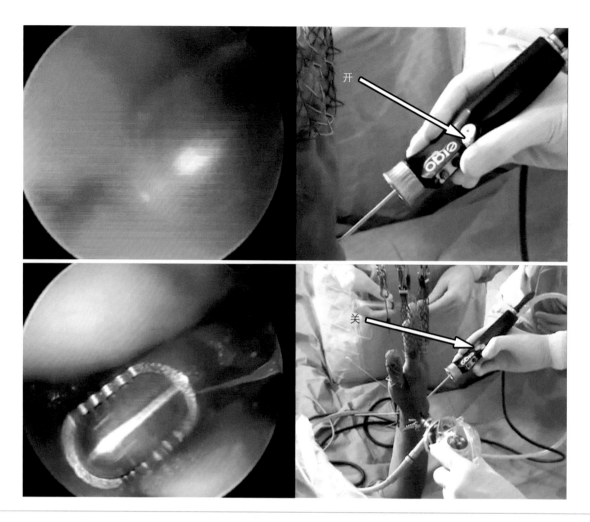

图 3.21　只有当刨削器工作时，才打开吸力装置，否则会搅乱关节内容物。另一方面，刨削器的吸力装置必须打开才能吸入碎屑。这两张图中视野质量的区别很明显。很重要的一点是为了有效地工作，必须打开吸力装置，但是视野会变模糊。换句话说，如果你想看得更清楚，关闭吸力装置；如果你想更有效地工作，打开吸力装置。

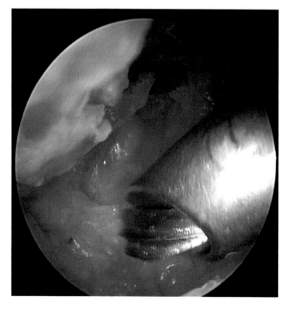

图 3.22　如果需要使用骨性刨削器，请关闭吸力装置。当需要冲洗冷却骨头或吸出碎屑时，需打开吸力装置。在没有冲洗的情况下打开吸力装置，碎骨屑容易堵塞刨削器。

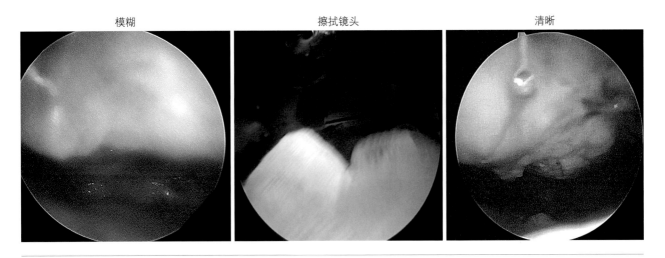

模糊　　　　　　擦拭镜头　　　　　　清晰

图 3.23　关节镜镜头可能会被血液或碎屑弄脏而导致你的视野模糊。第一个技巧是利用关节囊擦拭镜头，但为了获得完美的视图（例如录制视频时），可以快速取出镜头并用湿海绵擦拭后插入关节。

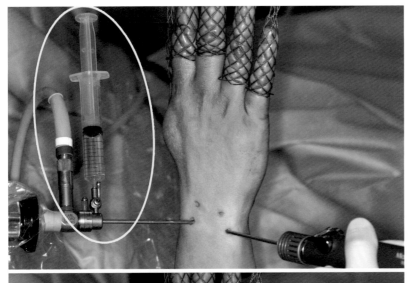

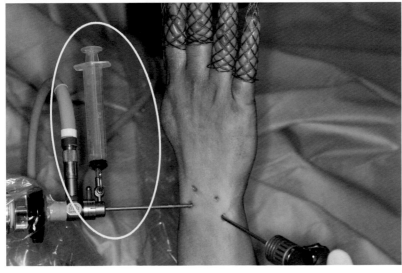

图 3.24　关节镜手术中，需多次冲洗关节腔清除碎屑或关节内出血。将 10 ml 注射器连接到关节镜的侧阀上，刨削器上的吸引器将吸出冲洗液。请不要推注，因为吸引器施加的负压会自动吸入冲洗液，冲洗液不会溢出。我的一位同事和朋友，Tommy Lindau，认为这种技术称为"湿"关节镜而不是干性关节镜。我同意他的意见，但更名为时已晚。Tommy，抱歉。

原始位置 关节镜手术前

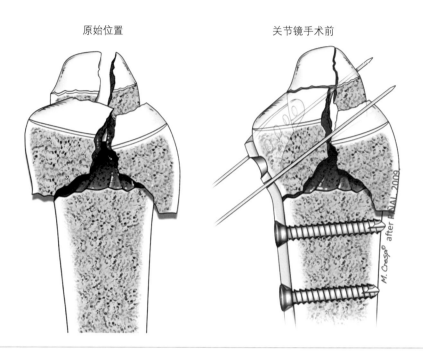

图 3.25 在介绍了关于关节镜手术的布局设置和干性关节镜技术后，现在继续介绍桡骨远端骨折。介绍到这里，我们应该可以使用标准的复位技术使得骨折完美的复位（如第 2 章所述）。请记住，不应该在关节碎片上使用任何类型的钢板或者螺钉固定，只能使用克氏针。我的经验是，在复杂的骨折中，很少能够实现完全复位。常常在放大的图像发现一个或多个碎片无法复位。简单的骨折可能看起来很好复位固定，但仍然不可大意。

需要强调的是关节镜手术的目的不是使得整个关节得到完美的复位，而是主要去复位那些明显移位的骨折碎片。

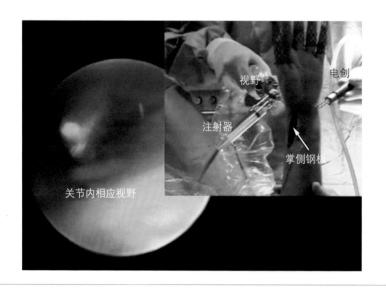

图 3.26 在开始复位碎片之前，需要进行充分的关节冲洗。在开始复位前，尽可能地去除碎片和血凝块。在整个手术操作过程中，仍然需要多次重复冲洗。

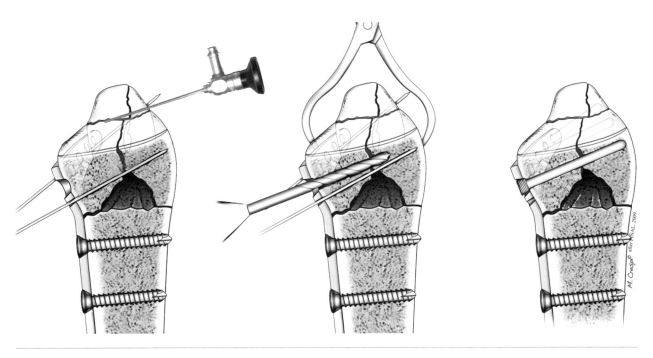

图 3.27　冲洗关节并清除碎屑和血凝块后，复位就变得较容易，在关节镜观察下置入几枚锁定螺钉来稳定关节碎片，然后把手平放在桌子上完成剩下的内植物置入。如图 2.48~ 图 2.50。

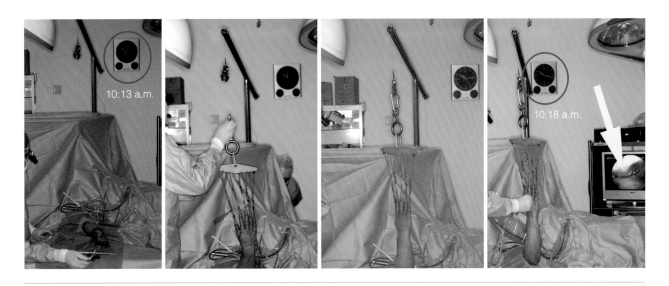

图 3.28　那些不会操作关节镜的医生有时候会批评关节镜太耗时间。然而，手术准备之后（以及拍摄这些照片的时间），只需 5 分钟，医生就可以开始关节镜手术。

　　例如，在关节镜下有时找不到关节面台阶，那操作就显然需要更长时间。然而，难道我们的工作不正是为了达到解剖复位吗？

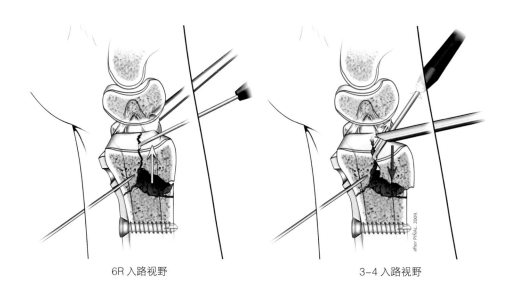

6R 入路视野　　　　　　　　　　3-4 入路视野

图 3.29　通常，从 6R 入路导入关节镜，通过 3-4 入路进行复位，因为在粉碎的关节骨折中，尺骨头是唯一的稳定点来放置关节镜。如果从相反的方向开始，你的关节镜镜头会压到骨折碎片导致其下沉而难以复位。

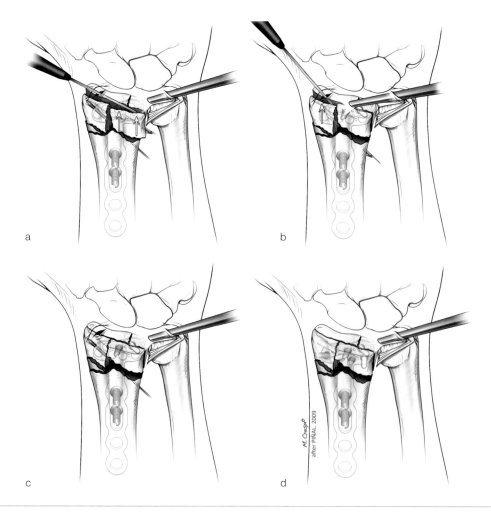

图 3.30　同样的原理，关节镜下骨折的复位时从尺侧往桡侧进行：一旦稳定尺侧，关节镜镜头可以推进深入，进行桡侧部分的复位固定。这一点是非常重要的，因为每次都需要一个稳定的点来放置关节镜。

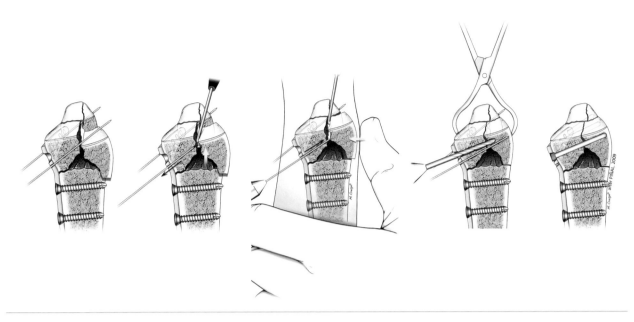

图 3.31 本书中已经深入讨论了许多病例，但是总的来说，关节面骨折碎片基本是被压缩的。这些骨折碎片往往需要肩关节探针向远端拨出。回拉克氏针连同临时固定的碎骨片，直到远端的骨折片游离，探针撬拨至关节面平整。

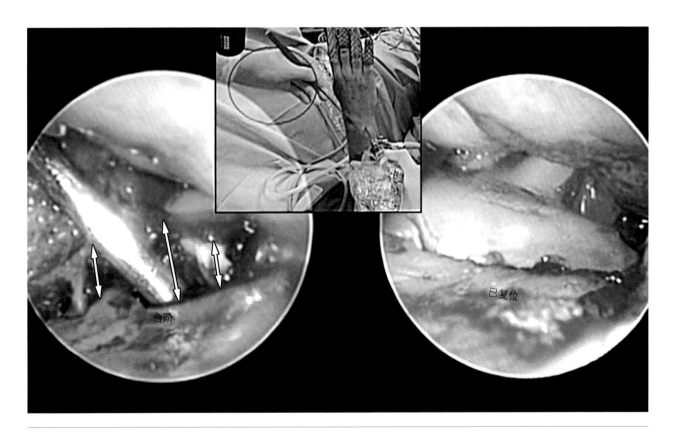

图 3.32 利用肩关节镜探针复位下沉的骨折碎片。

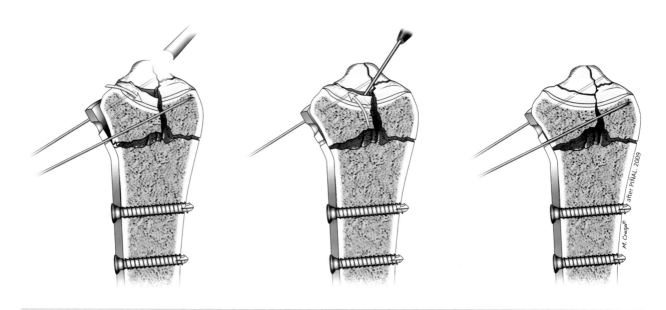

图 3.33　在有些病例中，整个关节面骨折向背侧翻转，这时候需要退出固定骨折片的克氏针，运用探针撬拨复位骨折，然后再次插入克氏针固定骨折片（参见第 5 章）。

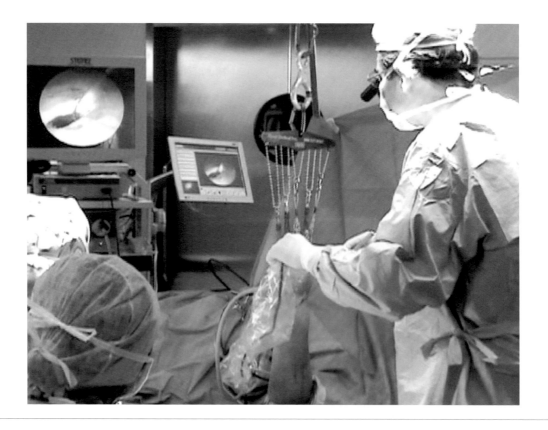

图 3.34　纠正背侧旋转移位的骨折块，如图 3.40~ 图 3.42 所示，这是术者操作的图片。

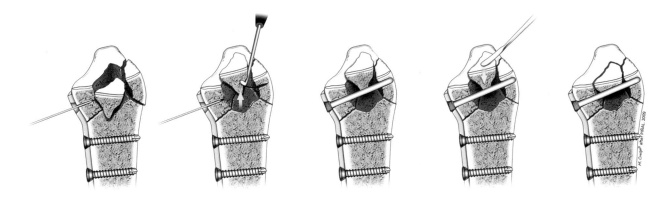

图 3.35　游离的骨软骨碎片（FOF）在粉碎性关节骨折中也很常见，可以复位，但也会再次下沉移位。因此，首选的方法是稍微过度复位，用螺钉或钉子支撑固定 FOF。然后使用前段扁平的器械下压 FOF，直到它与关节其余部分相称。

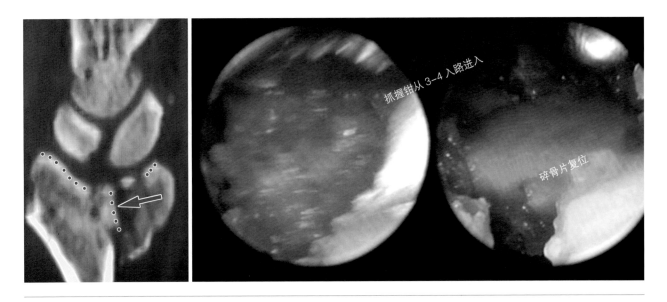

图 3.36　使用抓握钳，游离并复位深陷在干骺端的碎片（箭头）。置入一层支撑锁定螺钉，然后重新复位碎片（参见第 8 章）。

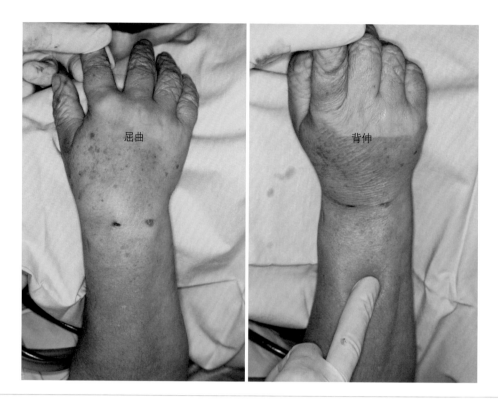

图 3.37　手术结束时，需彻底冲洗关节腔。无须缝合关节镜切口，用石蜡浸渍的纱布敷于切口。手腕背伸时也可闭合这些横向切口，无明显瘢痕愈合。其余的关闭手术切口的技术在第 2 章中已经进行了讲解。

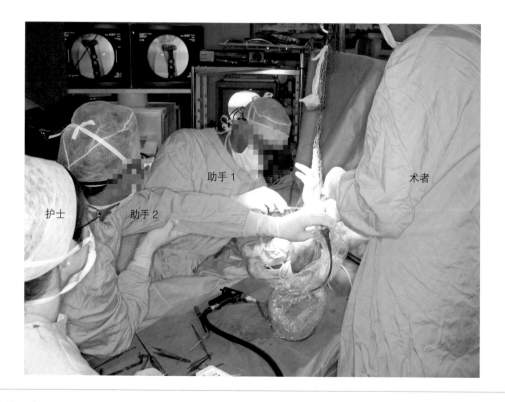

图 3.38　最后 2 个忠告送给大家。首先，需要利用关节镜辅助复位的骨折往往是粉碎性的关节面骨折，也是最难处理的骨折。建议平常简单的骨折病例，可进行关节镜操作的训练和预演，使得自己和手术室人员能够熟悉了解关节镜的相关原理和操作。在复杂骨折手术中，有时需要 1~2 个好的助手。

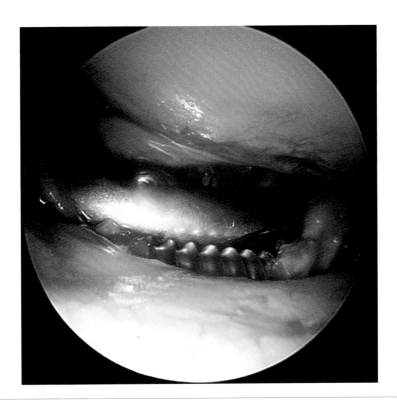

图 3.39 第二个忠告是强烈建议对所有年轻患者和可疑韧带损伤患者进行关节镜检查。事实证明关节镜辅助可确认螺钉是否穿到关节面，并不会花费很多时间，但是常常能发现和纠正术中容易忽视的错误。

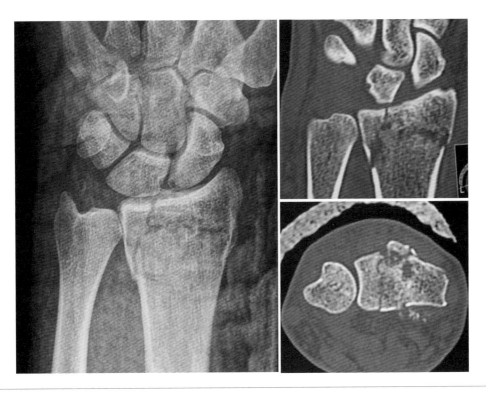

图 3.40 最后，如果只对复杂的骨折进行关节镜手术，一部分患者的骨折有可能得不到矫正。因为常规 X 线片无法显示小于 2 mm 的骨折阶梯。该患者在月骨窝中出现了简单的矢状面骨折。

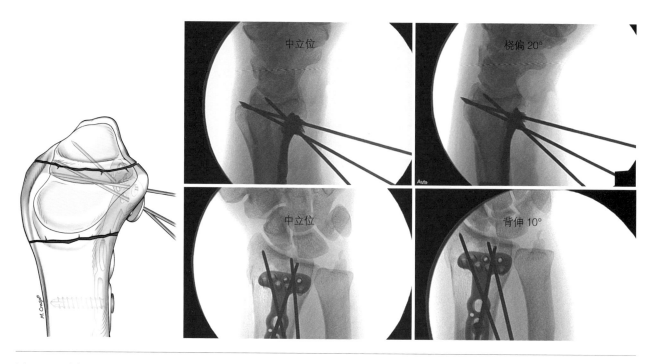

图 3.41　在标准透视图中，复位看起来很完美。幸运的是，随后进行了关节镜检查。

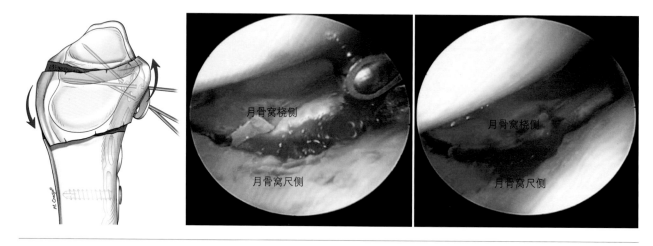

图 3.42　随后的关节镜检查显示，复位并不完美，月骨窝尺侧半向背侧旋转，产生了大概 3 mm 的阶梯。如图 3.33 所示。

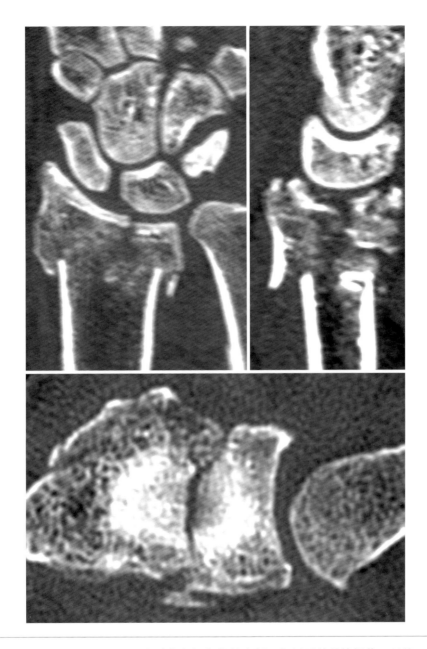

图 3.43　为了结束本章内容，本图显示了一个手术良好复位的病例，仅用了关节镜操作。显然，需要复位移位的碎片需要更多的时间，但毕竟这是我们的工作：解剖恢复。如图所示，此患者为简单的桡骨远端骨折，并可能存在陈旧性无症状的舟月分离。

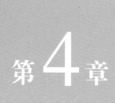

第 4 章

Die-punch 骨折

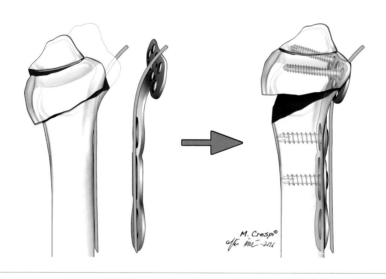

图 4.1　目前的钢板可以贴合桡骨前倾的干骺端。因此，矢状面骨折愈后较好，因为外科医师可以通过钢板与桡骨的正面完美贴合来复位此类骨折。相反，如果存在额外的冠状面的骨折，则难以评估复位背侧的骨片。

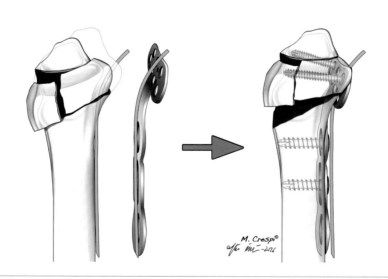

图 4.2　当尺侧碎片在冠状面上分裂成两个碎片时，称为典型的 die-punch 骨折。这一类骨折常常需要关节镜辅助复位。此外，这一类的骨折也存在更复杂的骨折构型，例如多碎片骨折，或更复杂的情况，如本章中的图片所示。

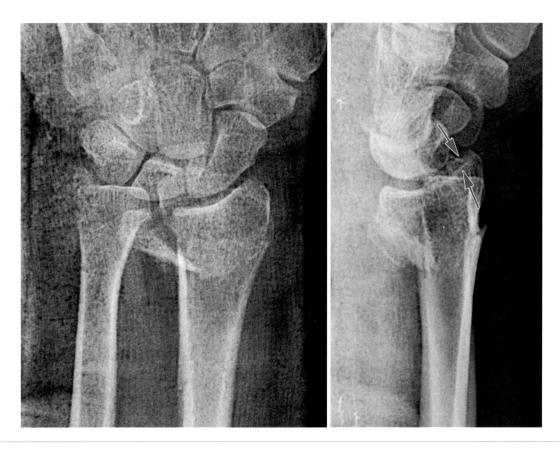

图 4.3　一名 42 岁肥胖的公职人员手伸直撑地摔倒。刚开始，影像科医师觉得骨折并不严重。但是，桡骨远端前缘的双线征（箭头）预示着骨折较为复杂，需要手术干预。

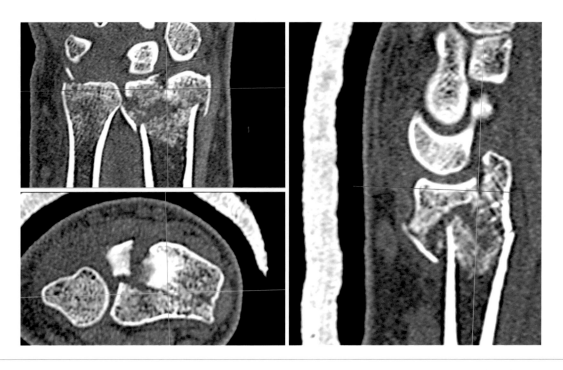

图 4.4　CT 扫描让我们可以大致看出这是一例非常复杂的骨折。主要问题是干骺前部大部分从舟骨窝和月骨窝的背部分开。实际上，这就是我们要处理的严重 die-punch 骨折。如果使用掌侧入路复位骨折，背侧骨块的复位就很棘手。

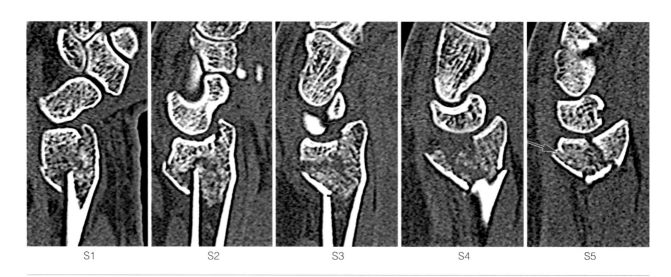

图 4.5　图 S1、S2 和 S3 清楚地显示了舟骨窝处掌侧连续性缺失。在图 S5 中可以看到尺侧后方小的骨折碎片，还有背侧软骨下骨折（箭头），这使得尺背侧的骨折片几乎游离。尺掌侧碎片相当大，如第 2 章所述，它是恢复关节解剖的关键。

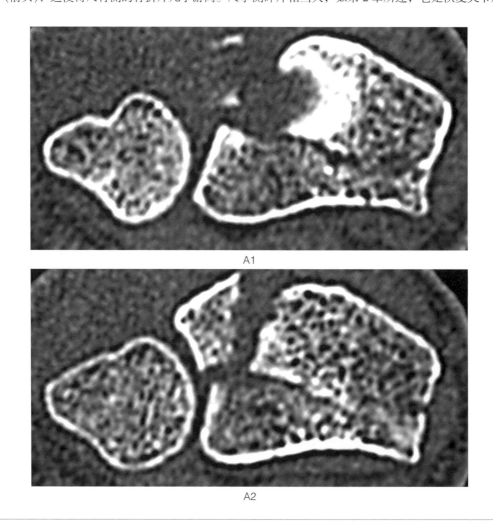

图 4.6　图 A1 和 A2 确认了这例骨折的复杂性。总之，处理这种骨折时有两个重要问题。

（1）前方入路难以复位背侧的骨折块。

（2）尺背侧的骨碎片虽小，但足够大（需要钢板固定）。

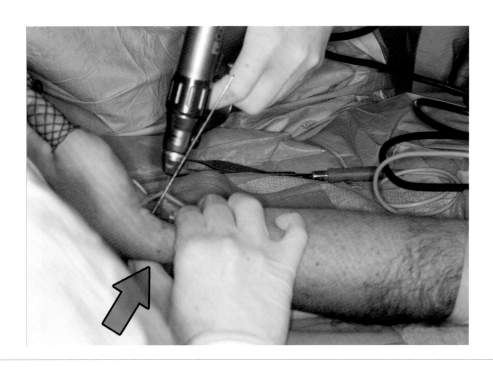

图 4.7　标准的掌侧入路治疗桡骨远端骨折，透视下确认复位满意后，用克氏针临时固定关节面骨折。提醒大家注意的是，用拇指按压远端的骨折推向钢板，利用钢板的解剖形状辅助骨折复位，助手置入一根克氏针固定骨折。如果对复位的结果满意，先用近端的螺钉固定钢板后，再把手放回牵引弓上。

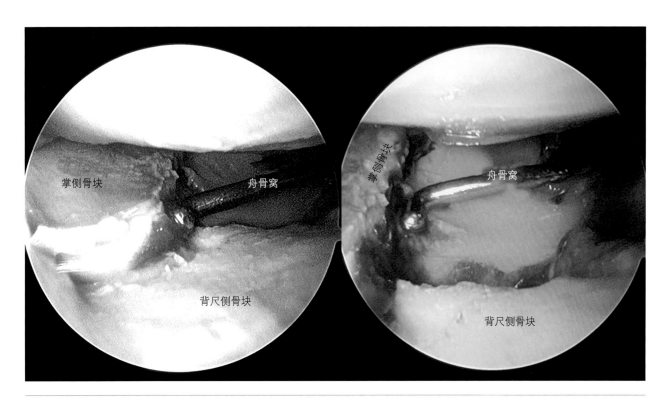

图 4.8　复位后从 6R 入路行关节镜检查。舟骨窝下沉近 4 mm，尺后侧的骨块下沉约 2 mm。在相同的位置，但是右侧的图是把关节镜更加深入到关节内，更加清晰详细地显示出了桡侧关节面的畸形。

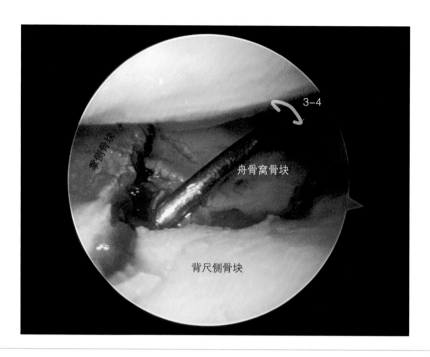

图 4.9　由桡侧向尺侧复位（大骨块通常优先复位）。退出桡侧部分克氏针，用肩关节的探针复位舟骨窝的骨块。

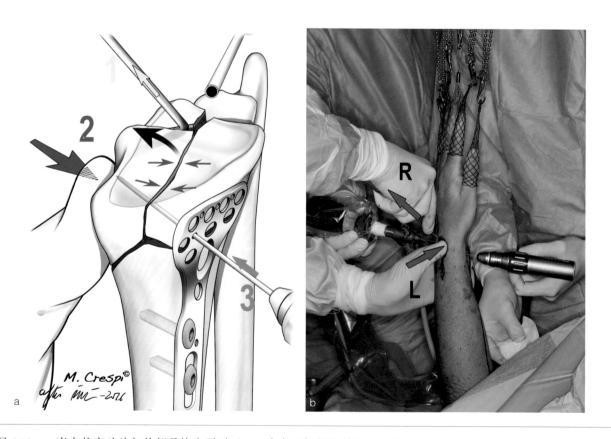

图 4.10　a. 当舟状窝碎片与前部骨块齐平时（1），术者左拇指向前方挤压减小两骨块的间隙（2）；同时，助手通过钢板的辅助孔置入克氏针来临时固定舟骨窝的骨折块（3）；b. 在整个操作过程中，术者不断地用右手操作探针拉住尺后侧的骨折块维持复位。

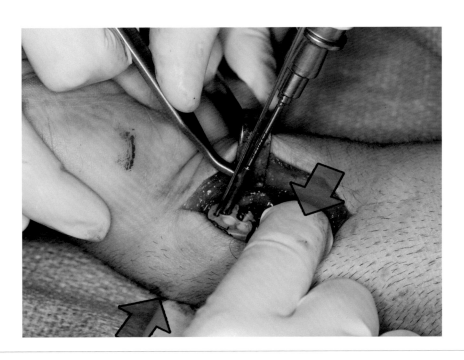

图 4.11　将手临时放在桌子上，用一枚锁定螺钉稳定舟状窝面的骨折。为了防止二次移位，在钻出并插入该螺钉的同时，术者的拇指应从背侧顶住以维持复位。同时，其他手指用反向推挤维持复位，腕关节保持背伸。

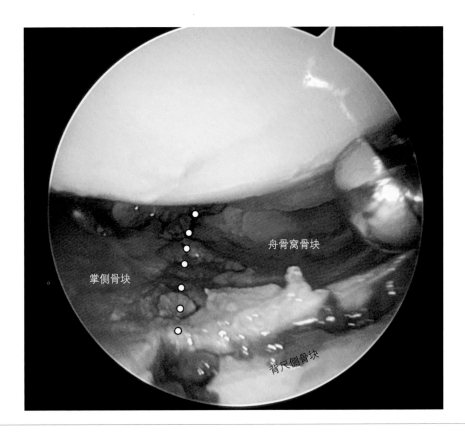

图 4.12　把手放回牵引弓上，在置入桡侧更多螺钉前，需要关节镜下再次确认复位的效果。需意识到，将手平放到桌子上时骨折有复位丢失的可能。幸运的是，在这一阶段，因为钢板上还有许多空的孔可以利用，任何复位丢失都可以纠正。

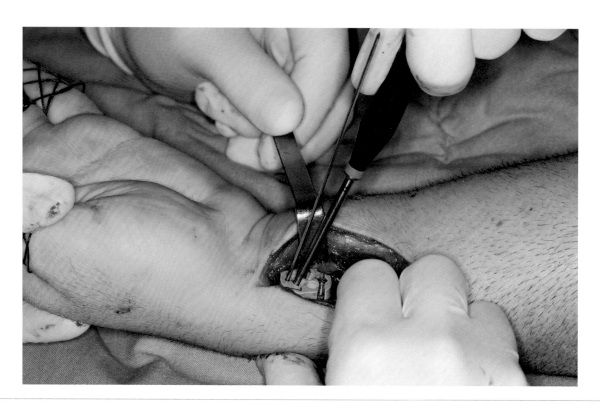

图 4.13　只有在关节镜确认关节面复位理想后，才可以把手平放到桌面上继续置入桡侧剩余的螺钉（值得注意的是，仍然需要拇指顶住桡侧的骨块防止二次移位）。

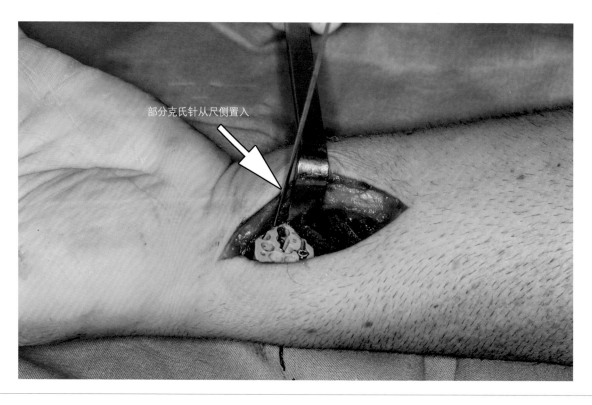

图 4.14　取出桡侧的克氏针，把注意力转移到尺后方的骨块的复位上来。牵拉手部，从尺侧的辅助孔置入一枚克氏针。由于持续存在的关节面的阶梯，需退出部分克氏针。

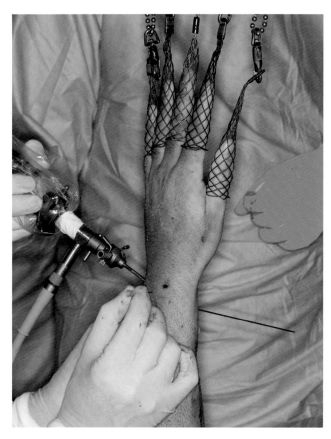

图 4.15　利用肩关节镜的探针来勾住尺后侧的骨折块，但是一般来说，探针复位并不能使得骨块移动很多。不可暴力复位，否则就有小的骨折块爆裂的危险。有时候需要寻找其他的入路来复位移位的骨折块。首先，需要插入一个注射器针尖作为一个参考点。

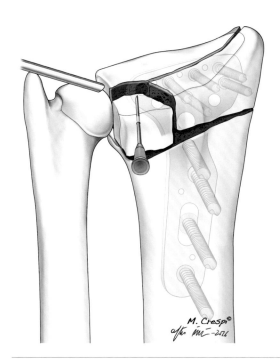

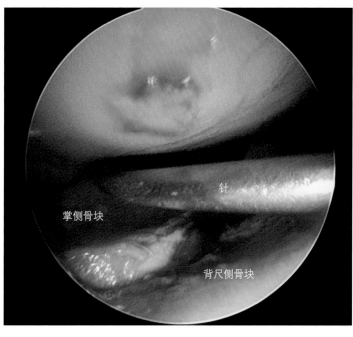

图 4.16　关节镜下骨折块的中点是在针的位置（关节镜入路是 6R，位于尺骨头上方）。

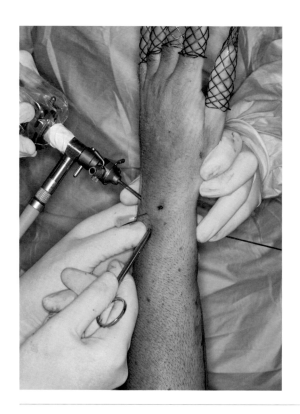
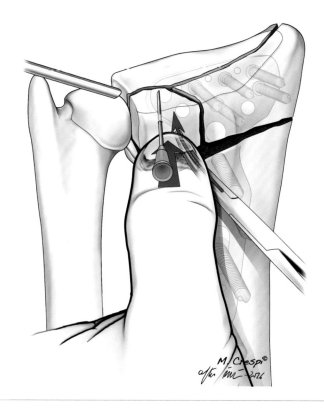

图 4.17　在针的轴线上，做一个足够插入剪刀头的切口。考虑 CT 图像上的骨折粉碎部位（切面 S5），来计算切口的位置。然后用剪刀向远端挤压复位骨折。

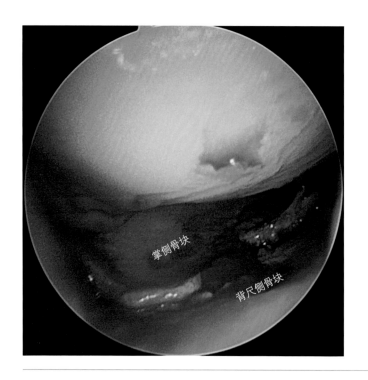
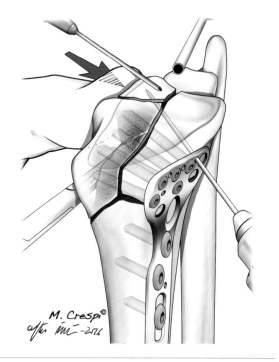

图 4.18　关节镜下可见复位好的骨折，此时助手需要进一步置入克氏针来维持尺背侧的骨块的复位。需要非常强调的是，关节镜需要一直置入尺骨头上方，否则骨折块很容易被压塌陷，将会前功尽弃。
　　注意：在骨折复位过程中使用拇指略显尴尬，但使用布巾钳复位有可能使得小骨折片粉碎。

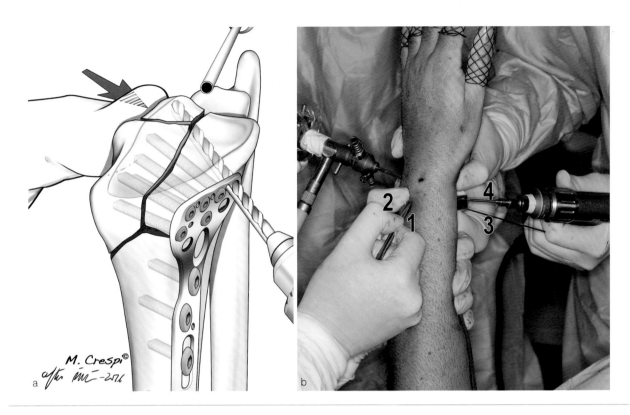

图 4.19　a. 最终用锁定螺钉固定尺后方骨块。如果此骨块较小，建议在关节镜的辅助下进行复位固定。由于屈肌腱的阻挡，在钢板的尺侧置入任何螺钉都比较困难。可以在置入螺钉时让二助向尺侧牵拉屈肌腱。b. 总的来说骨折复位的操作包括：撬（1）、压（2）、临时固定（3）和最终锁定螺钉固定（4）。

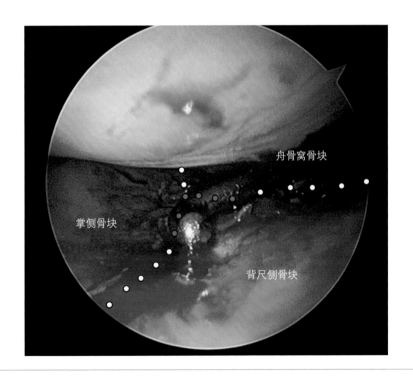

图 4.20　一旦骨块固定稳定，把手放回手术操作台上置入其他螺钉，固定完成后需行最终的关节镜检查确认。

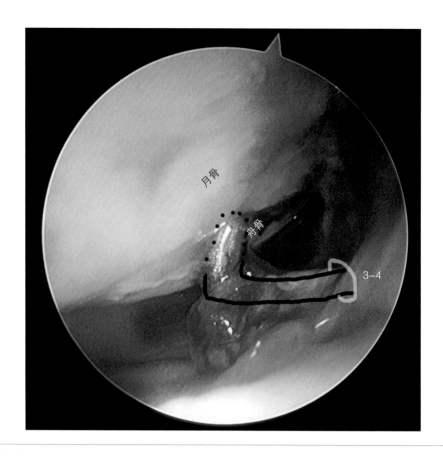

图 4.21　如第 2 章所述，需系统地从桡腕关节检查舟月骨间膜是否正常，除非高度怀疑腕中关节的损伤，我一般不探查腕中关节。如果骨间膜未损伤，则可以排除舟月分离。这名患者在图 4.4 中冠状位视野上的舟月间隙可疑增大。而在关节镜视图中，韧带是完整的（可从 3-4 入路插入探针探查骨间膜）。

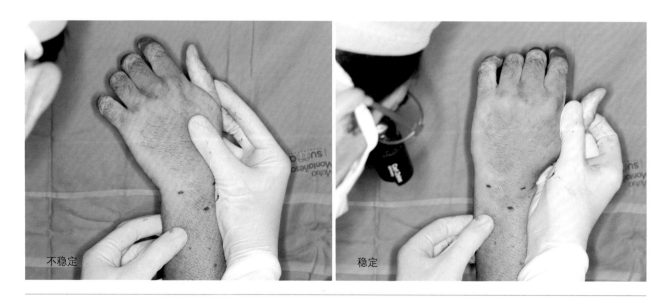

图 4.22　最后，通过活动尺骨来评估下尺桡关节的稳定性。通常尺骨在腕关节尺偏时有些不稳定，但在腕关节桡偏时就变得稳定。这意味着腕关节二级稳定装置是完整的，在这种情况下，无论三角纤维软骨复合体在关节镜检查出现任何异常，都没有必要去处理。正如 Viegas 在实验室所证明的那样，所有的 Colles 骨折都有相应的尺侧损伤（Pogue 等，1990），但是这些损伤绝大多数可以自愈的（DRUJ 的评估将在第 12 章进一步讨论）。

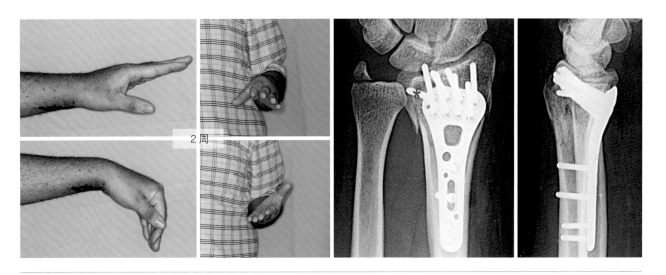

图 4.23　患者在术后恢复缓慢，2 周后的 X 线片显示远端尺侧的螺钉存在疑问（星号）。因此要求进行 CT 检查排除螺钉穿入关节的可能。

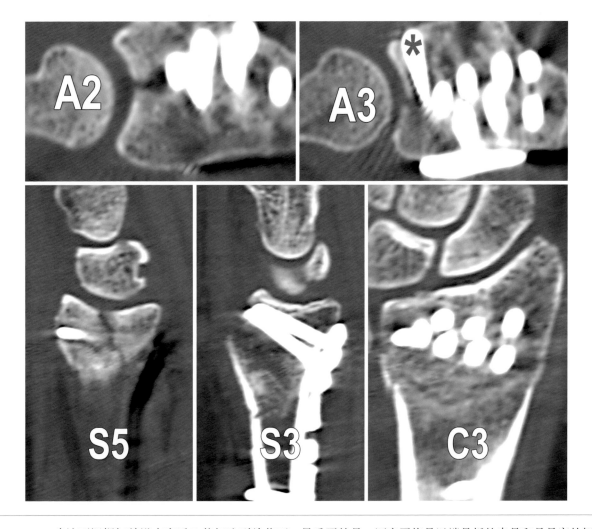

图 4.24　CT 确认可疑螺钉并没有穿透乙状切迹到关节面，最重要的是，证实了桡骨远端骨折的舟骨和月骨窝的解剖复位。

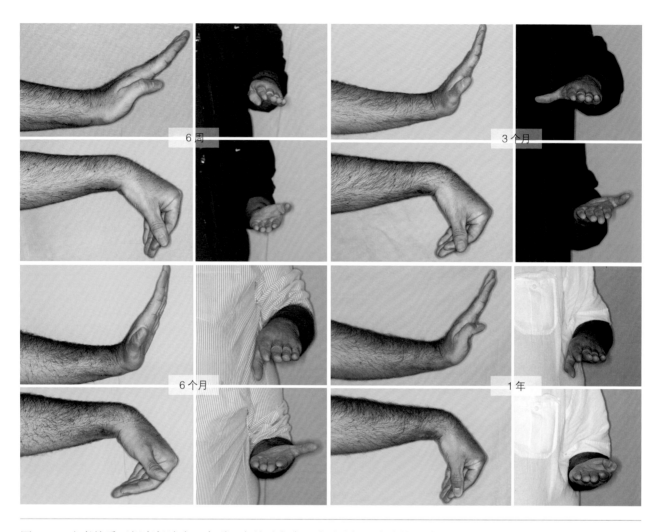

图 4.25　患者接受正规康复治疗，直到 3 个月后出院。随后进行了自我指导练习和定期医院随访（根据我们的经验，对患者进行定期评估可以极大地激发他们。在充分发挥他们潜力之前放弃功能锻炼，往往不能获得理想的术后恢复）。

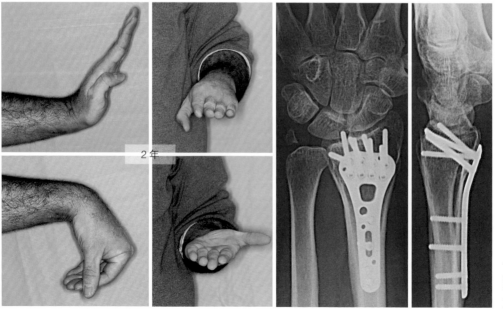

图 4.26　术后 2 年，图为最终的结果。

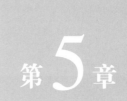
前部塌陷骨块的处理

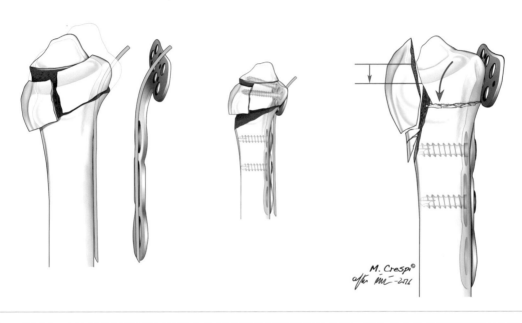

图 5.1　如前一章所述，解剖钢板可以很好地贴合桡骨远端前部干骺端的轮廓，因此前方的骨折可以轻易复位，而背部骨块难以复位。医生应该意识到，由于干骺端粉碎（其中克氏针需穿过干骺端来保持复位），解剖学上的差异或者单纯的复位丢失，均可使得前部骨块会向背侧移位沉降，如图所示的这样。

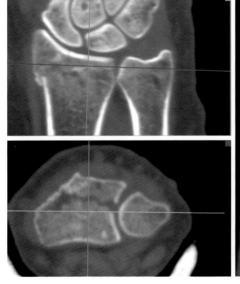
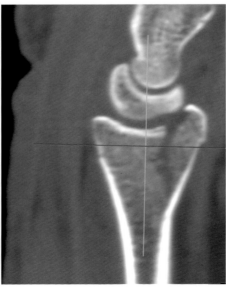

图 5.2　这是一名 54 岁女性公务员的术前 CT 图像。她在 1 周前的一次摩托车事故中跌倒，骨折似乎很简单，只有两个主要的关节碎片，其中一个移位很小。

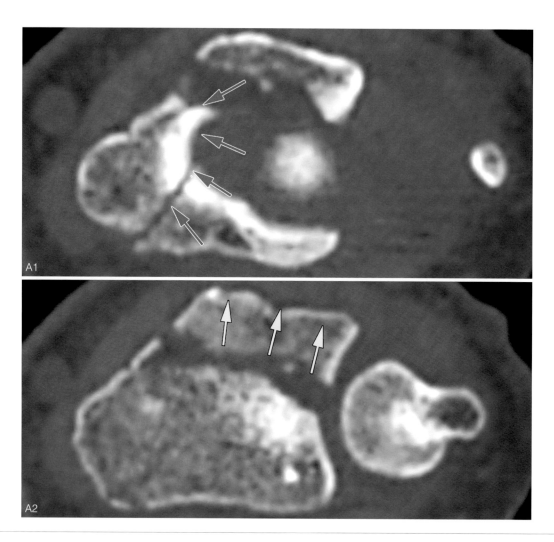

图 5.3　轴位视图显示无移位的舟骨窝桡骨远端骨折（红色箭头），以及主要向背侧移位的背侧骨块（黄色箭头）。

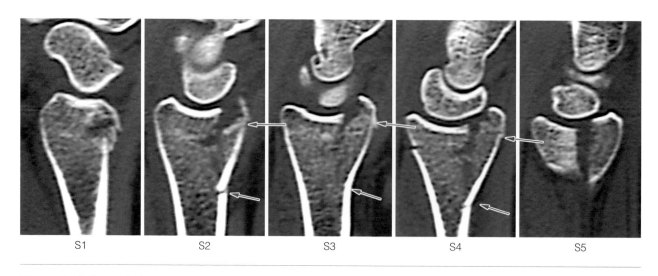

图 5.4　冠状位 CT 有助于判断前部骨块向背侧翻转以及后部骨块向背侧移位，皮质骨块（红色箭头）可用钢板上拉力螺钉来复位固定，总的来说这是一种较好复位的骨折。

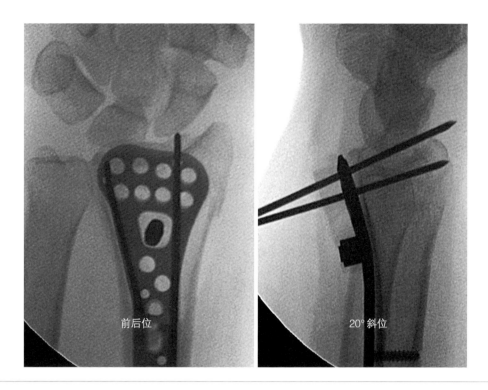

图 5.5 最初钢板放置过于偏远端。X 线片可能会误导你，但有一条线索永远不会错误：如果在钻克氏针时感到阻力，那么位置可能就不对了，这种抵抗力可能来自你穿透了软骨下骨。但是，这也没关系。如果正确置入椭圆孔的螺钉（在椭圆孔的中间），则可以容易地重新定位钢板向近端移动。对于该患者，移除克氏针，稍微松开螺钉，保持骨折复位力线，并将板沿着桡骨长轴向近端缓移 4 mm。

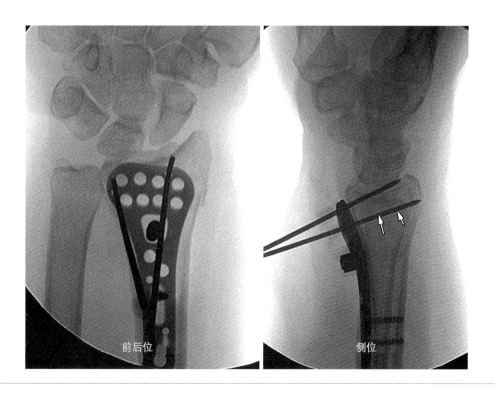

图 5.6 钢板位置放置正确，尺侧有足够的空间来置入尺侧远端的螺钉，这个空间可以通过月骨窝的软骨下骨与尺侧克氏针（箭头）之间的距离评估。有趣的是，侧位片难以判断下尺桡关节的问题。

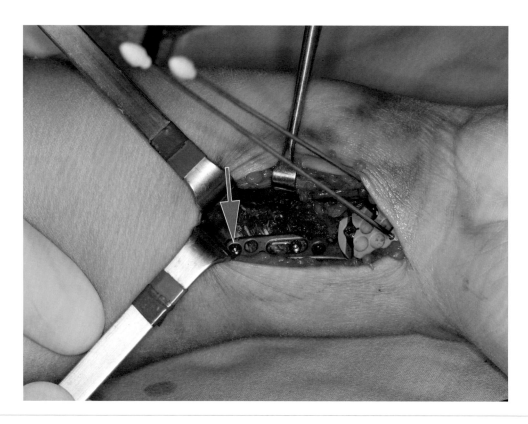

图 5.7 当钢板放置满意时，方可置入近端螺钉（箭头）以防止在关节镜操作过程中钢板的移位。

6R 入路视野

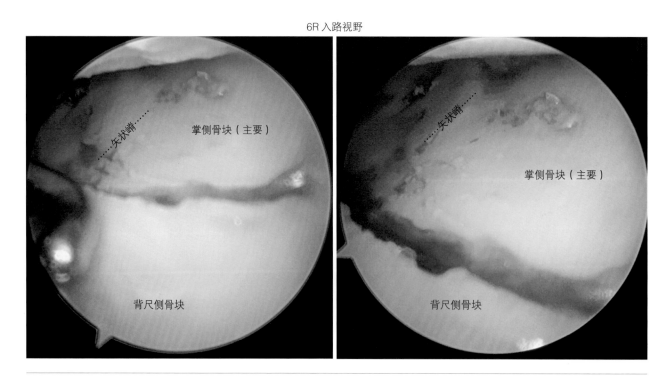

图 5.8 令我惊讶的是，尽管通过透视检查显示复位良好，但这还不够。然而，通过 6R 入路对关节内进行检查，似乎我们已经获得了一个完美的复位，即使将关节镜镜头靠近骨折线，也没有发现明显阶梯。但这只是一个"海市蜃楼"：实际上存在着巨大的误差。

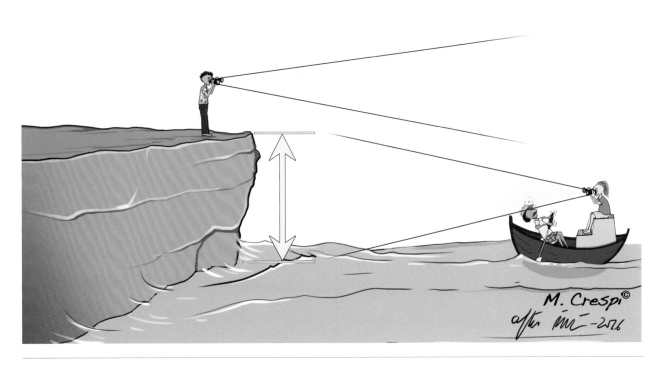

图 5.9　当关节镜位于人们想要评估的区域的上方时会出现错觉（无论是关节还是悬崖），这种错觉源于视野缺乏。只有通过改变观察点才能评估真正的缺陷（正如船上的观察者正在做的那样：从海平面看悬崖）。

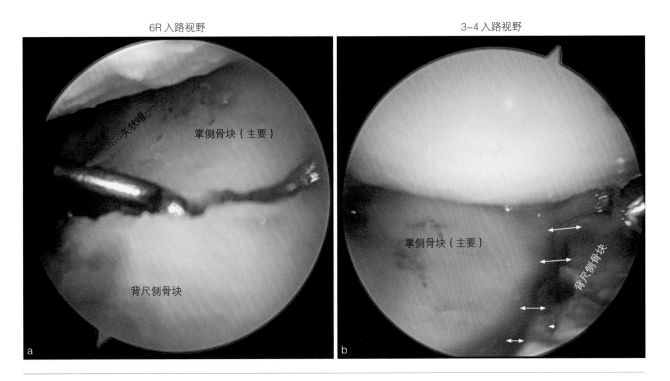

图 5.10　为了获得更好的视角，外科医师可以从掌侧来观察，但我觉得这并不容易。更加简便的方法是使用探针进行间接测量（可以看到探针凹陷在其中，a 图）或改变到不同的视角 [关节镜从 3-4 入路插入（b 图）：箭头指向阶梯]。这个病例传递给我们一个重要的信息：不要只用满足于单个入路的视野。

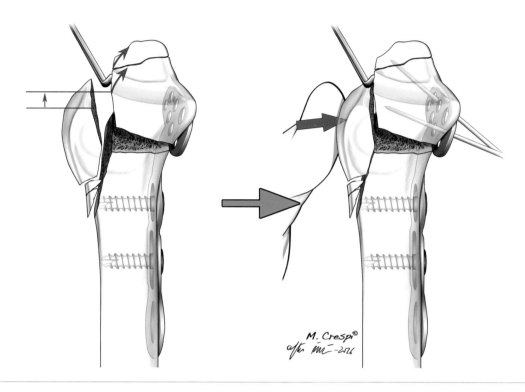

图 5.11　为了复位主要的骨块，退回克氏针，并从 3-4 入口用探针勾住主要的关节骨块并进行复位，关节镜位于尺骨头的顶部（6R 入路）。

6R 入路视野

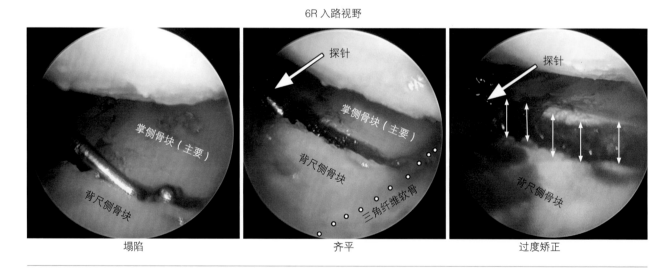

图 5.12　一个重要警示是背侧骨块永远不是复位正确的参考：根据定义，该骨块是下沉的。因此，医生必须过度矫正前部骨块，然后用克氏针将其固定。这样做的话，复位变得容易一些，因为整个前部和茎突的骨块作为一个整体复位。

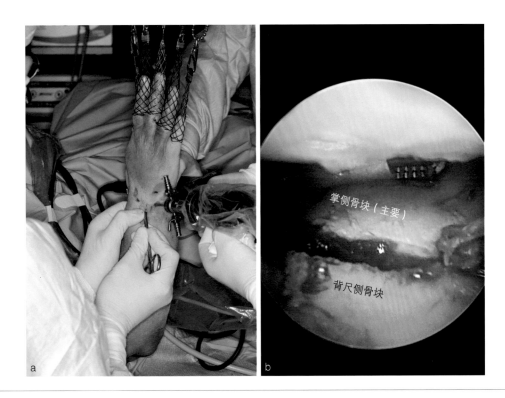

图 5.13　接下来必须撬高尺后方的骨块。a. 与之前的病例一样，用弯曲的剪刀尖端撬起碎骨块到正常的关节面；b. 相应的关节镜视图。

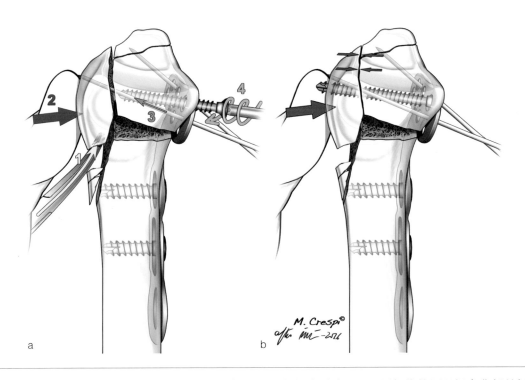

图 5.14　这个病例复位的顺序非常重要。a. 用剪刀撬起尺后方的碎骨片（1）。用拇指按压以闭合背部骨折块间的间隙（2）。助手在尺侧置入克氏针（3）。插入一个长的非锁定螺钉固定背侧骨块（4）；b. 向掌侧挤压骨块。

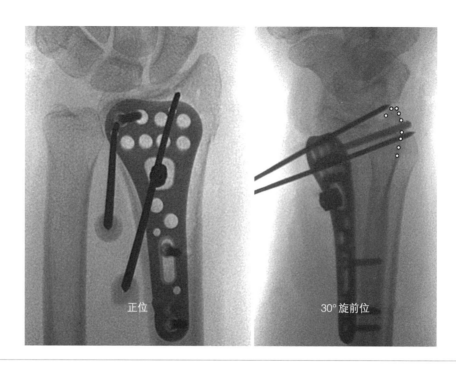

图 5.15 相应的透视图。 全螺纹（非锁定）螺钉的目的是挤压骨块。特地使用稍长的螺钉穿出背侧骨块，并在手术结束时更换合适长度的螺钉。

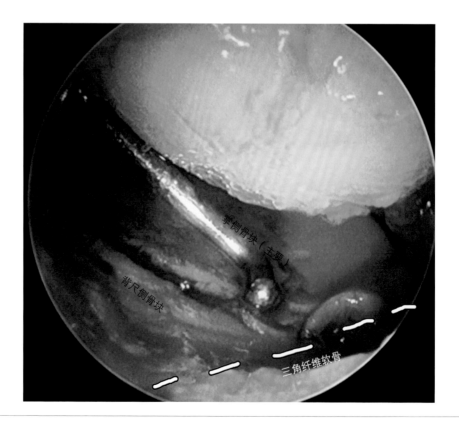

图 5.16 从 6R 入路的关节镜视野下确认复位满意。

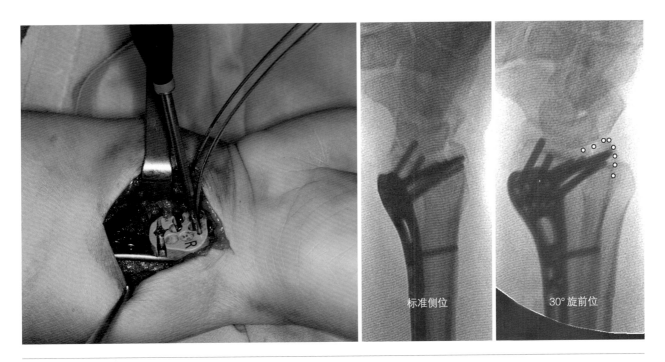

标准侧位　　　　30°旋前位

图 5.17　把手平放到桌子上置入剩余的螺钉。在操作结束时，用较短的锁定螺钉代替了稍长的螺钉。只有在旋前30°视图中才能完全评估桡骨尺背侧骨块的复位。

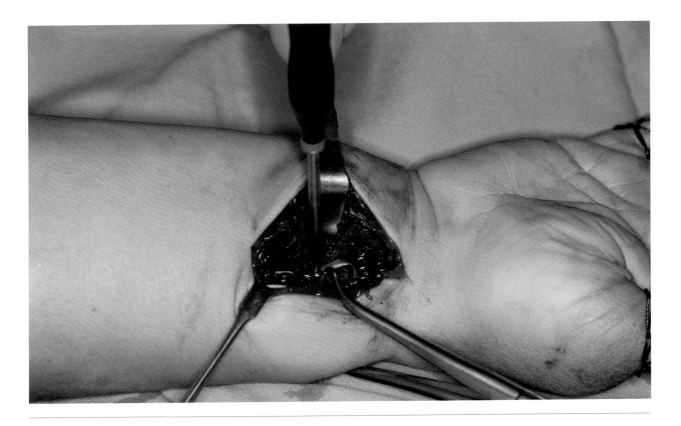

图 5.18　用骨钳复位背侧皮质骨块，用拉力螺钉将其锁定到钢板上。

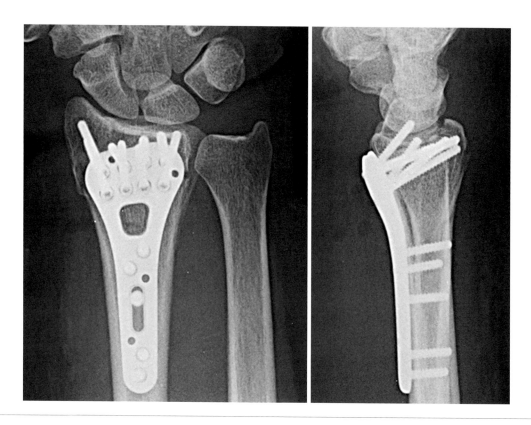

图 5.19　术后 2 周的 X 线片。

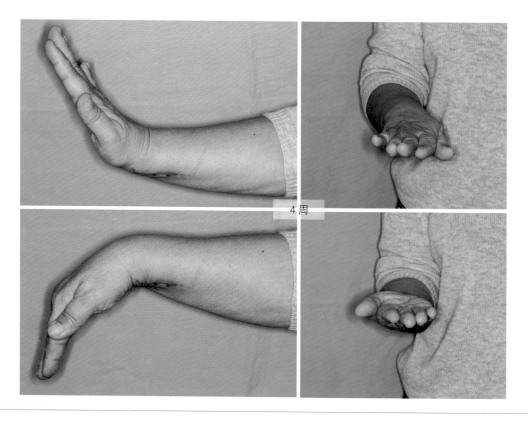

图 5.20　尽早进行腕关节活动的自我练习。在术后 4 周的随访中实现全幅度的旋前 – 旋后活动。我们要求患者继续进行自我辅助的屈伸锻炼。

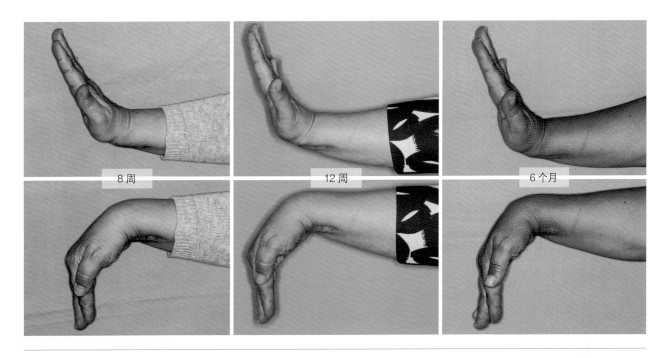

图 5.21　术后随访，患者的关节活动显著改善。

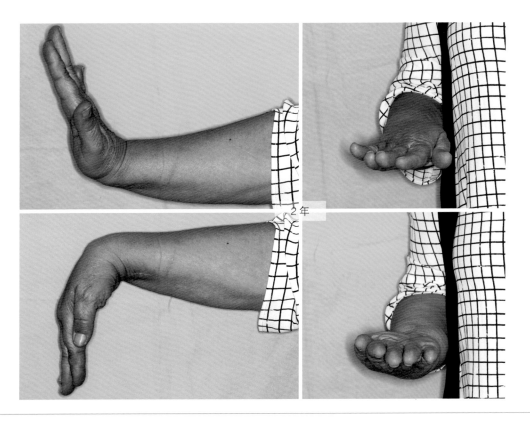

图 5.22　术后 2 年最终的关节活动度。

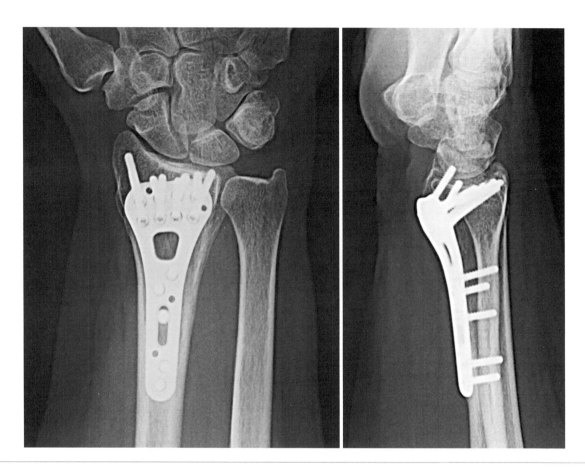

图 5.23　术后 2 年的 X 线片。

第 6 章

小骨块的处理

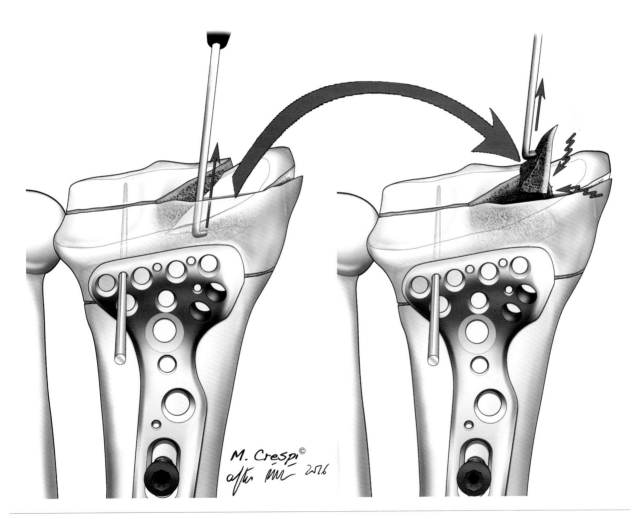

图 6.1　当骨块很小并且被卡住时，如果术者试图使用探针直接钩拉复位骨块，则存在骨块进一步碎裂的风险。在这种情况下，我会使用骨膜剥离器作为铲子（参见图 8.12、图 13.16 或图 19.11），或者如在本章的临床病例中所示，使用从下面推挤骨块这一相对可靠的操作技巧。

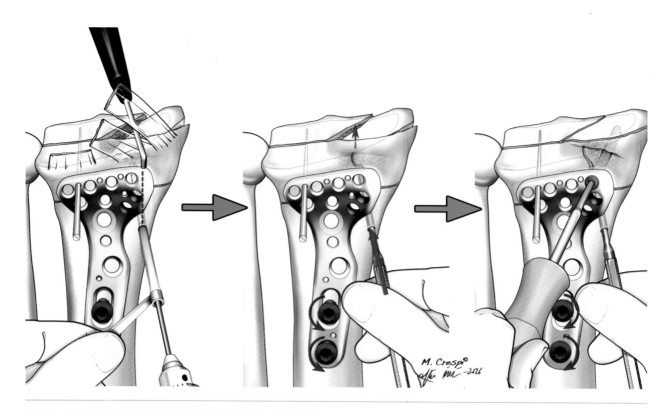

图 6.2　这些塌陷的骨块可以通过骨干骺端一个辅助窗口抵达，然后用一个类似牙科填塞器一样的工具从下面向上推。

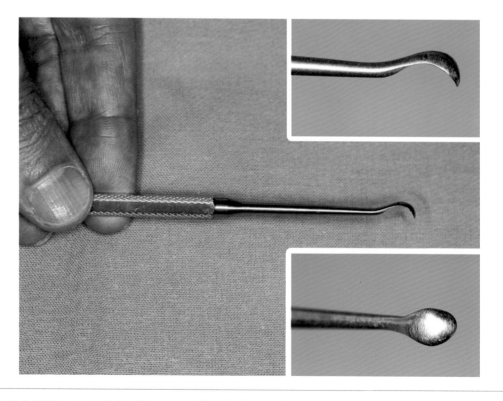

图 6.3　我最喜欢的是这个坚固但精致的工具，弯曲的末端允许其在骨干骺端空隙内运动。

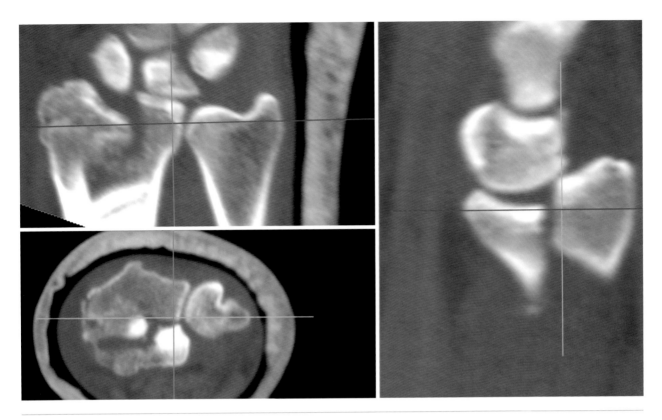

图 6.4　这位 42 岁的消防队员在一次摩托车事故中受了伤。这似乎是典型的掌侧剪切骨折（将在第 7 章中讨论），它有几个相关的特征。

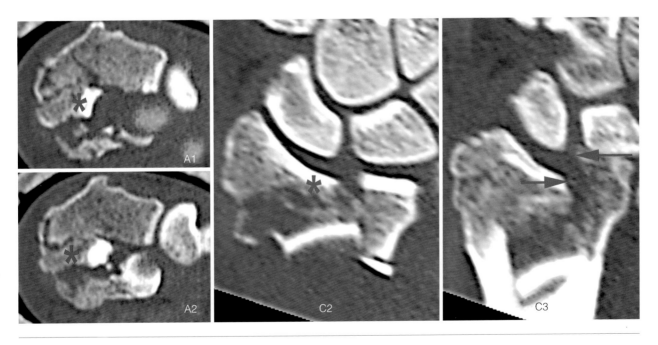

图 6.5　首先，舟骨窝（星号）中的一个大的（但是狭窄的）骨块已经深深地陷入骨干骺端（箭头指向台阶）。

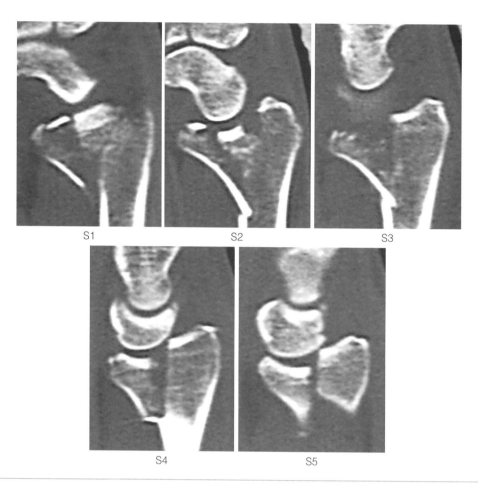

图 6.6　其次，掌侧干骺端粉碎性骨折合并边缘骨折。由于骨折为掌侧剪切型，因此支撑钢板是首选的固定方法。虽然掌侧钢板可以复位尺侧骨块（通过恢复掌侧皮质形状），但它无法复位塌陷的桡侧骨块。

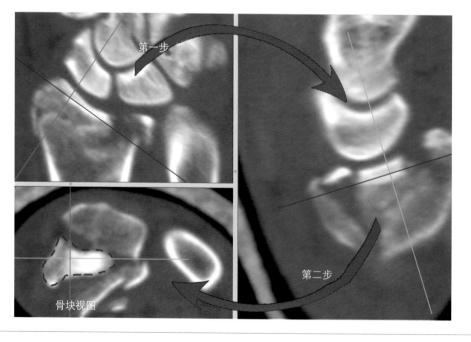

图 6.7　为了了解舟骨窝骨块的大小和形状，建立一个"骨块视图"。

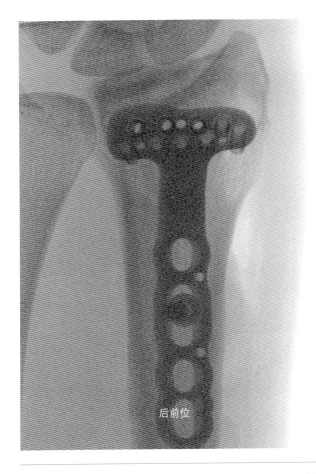
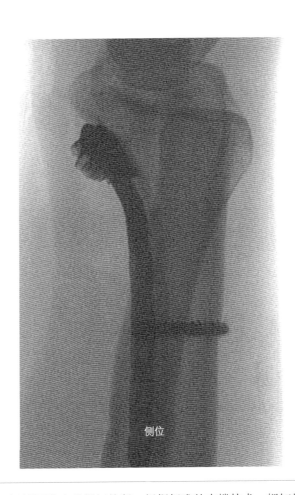

后前位

侧位

图 6.8　初步置入支撑钢板，一旦对位置感到满意，就将钢板椭圆孔中的螺钉拧紧。根据标准的支撑技术，螺钉将突出背侧皮质，需要在手术结束时予以更换。

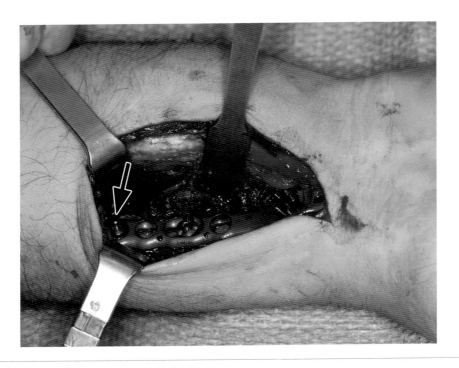

图 6.9　拧入最近端的螺钉（箭头所示），防止关节镜牵引手指时，钢板发生移位。

3-4 入路视野　　　　　　　　　　　　　　　　　6R 入路视野

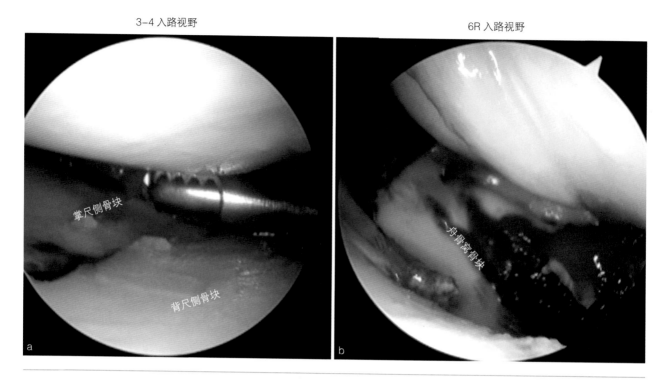

图 6.10　关节镜检查证实通过钢板月骨窝已复位（a），但舟骨窝骨块仍塌陷嵌入（b）。

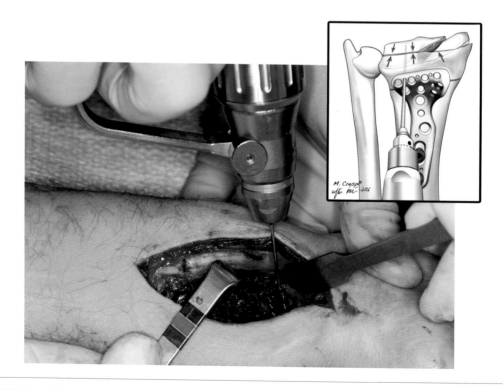

图 6.11　手平放于手术台。关节镜下复位舟骨窝骨块之前，在尺侧置入一根克氏针，以防止已经复位的月骨窝再次移位。

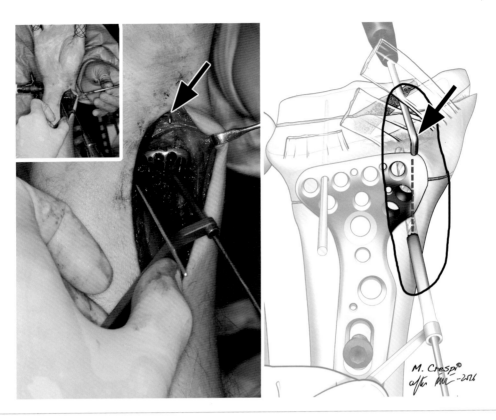

图 6.12　患肢牵引（图中插图），探针（箭头）穿过掌侧关节囊，将塌陷的骨块勾放于桡骨前方。随后，在与探针出口点相同轴线的近侧钻 2.5 mm 孔。

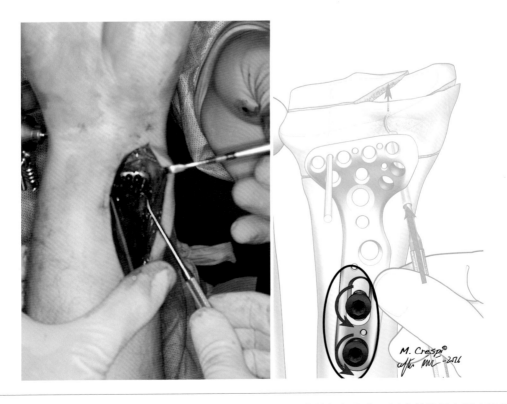

图 6.13　松开钢板上的螺钉以释放关节面上的支撑效应，否则骨块会被钢板卡住，因为尽管置入了克氏针，但仍可能会影响已复位的月骨窝，对整个过程应进行双重检查。

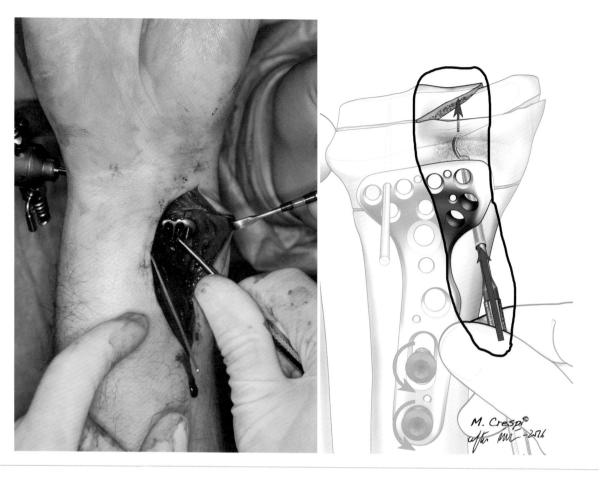

图 6.14　通过在骨干骺端钻孔，针对塌陷的骨块置入一个坚固的器械（图 6.3）。在关节镜下，使用该器械向远端抬升骨块，直到骨块被复位。

6R 入路视野

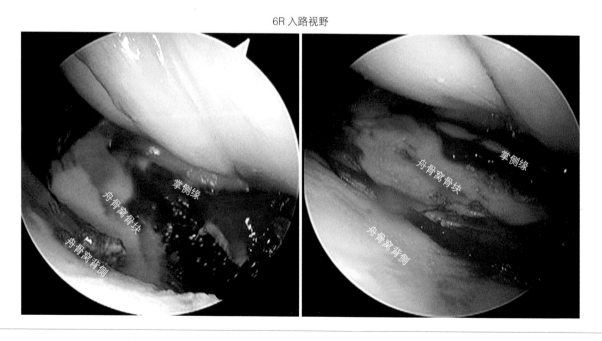

图 6.15　关节镜下可见骨块已复位。

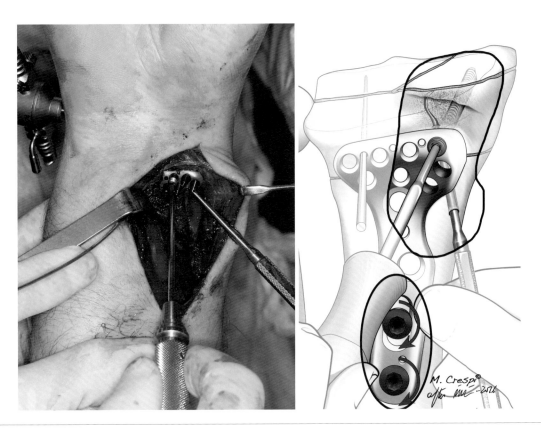

图 6.16　接下来，拧紧钢板螺钉（以恢复支撑效应），并由另一位术者置入一个锁定螺钉以防止再次移位。注意，在这整个过程中，第一位术者要一直用器械维持骨块复位。

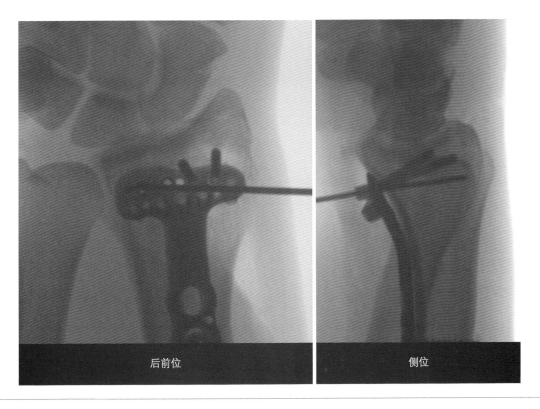

图 6.17　关节镜引导下置入另一个锁定螺钉。最后，将手平放于手术台，固定剩余螺钉。

6R 入路视野

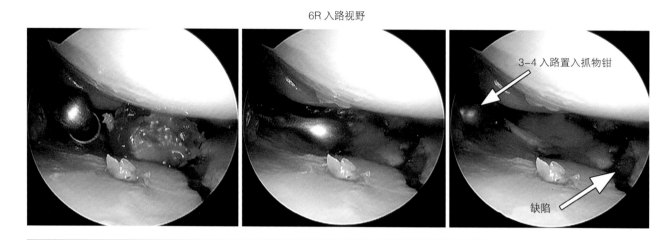

3-4 入路置入抓物钳

缺陷

图 6.18 在最后的关节镜检查中，用抓物钳取出不稳定游离的骨软骨骨块，对已经复位的关节面的无关紧要的裂隙可以不予处理（箭头处）。

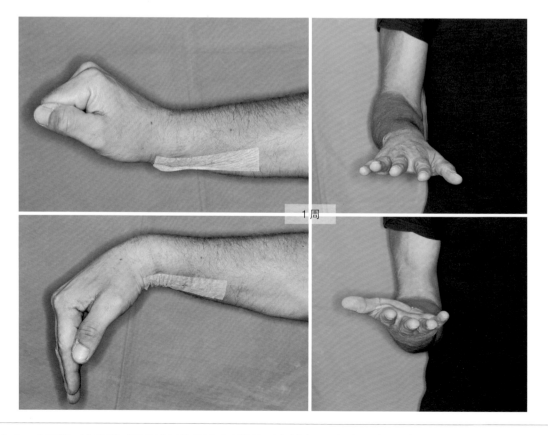

1 周

图 6.19 术后第一次换药时开始进行关节活动度锻炼（本例为 24 小时）。在 1 周时，患者实现完全旋前和旋后。

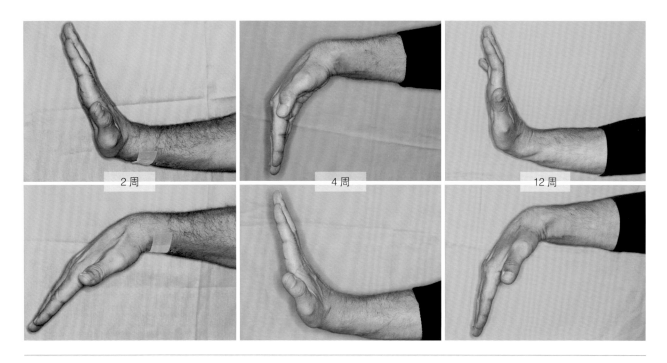

图 6.20　这位依从性较高的消防员在很短的时间内通过自主训练改善了腕关节的屈伸功能。

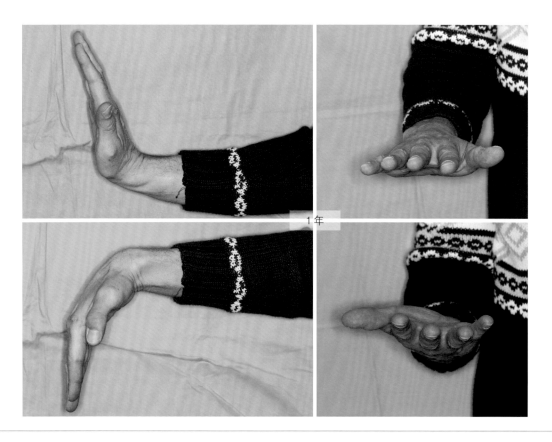

图 6.21　1 年后的结果。

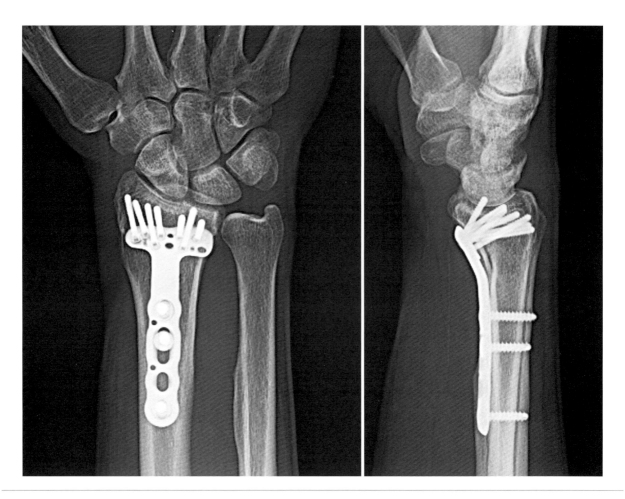

图 6.22 最终 X 线片情况。

第 7 章

掌侧剪切骨折

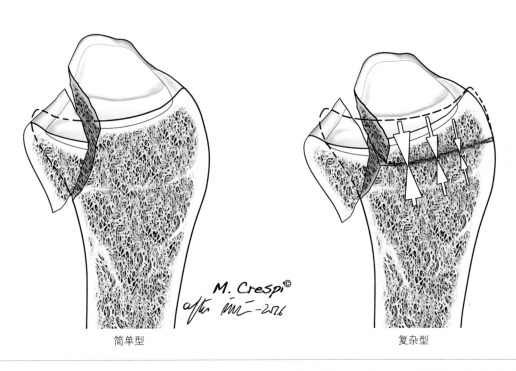

简单型　　　　　　　　　　　　　　　　　复杂型

图 7.1　所谓的掌侧剪切骨折包括了一组不同的骨折。最简单的形式是掌侧骨块仅在骨干骺端及软骨下骨处断裂，更严重的形式是骨干骺端粉碎性或呈多骨块的骨折。然而，这种骨折之所以"复杂"，是因为背部骨块存在压缩（很像近指间关节的骨折脱位），可能由于关节镜检查并不常用，因而这在文献中未被充分认识。本章仅讨论复杂的类型，其他的可能只存在于应用关节镜前的时期。

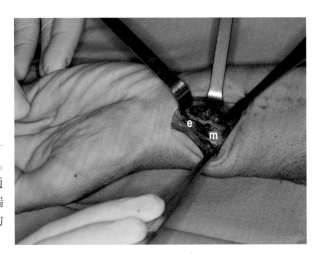

图 7.2　所有掌侧剪切骨折的处理方法相似。采用 Henry 入路，骨干骺端皮质恢复长度（通过牵引），并且应用钢板支撑。注意桡骨远端骨块（e）相对于骨干骺端（m）向前突出的程度。

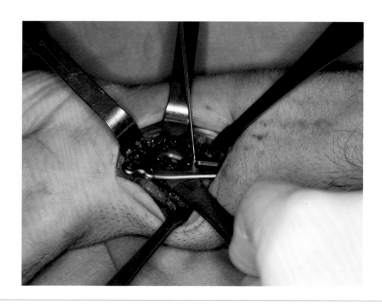

图 7.3　在桡骨掌侧放置一块钢板。不要试图在此时复位关节部分，因为这将通过钢板的支撑效应来实现。请注意，在钢板下方留有足够的空间供钳子通过。

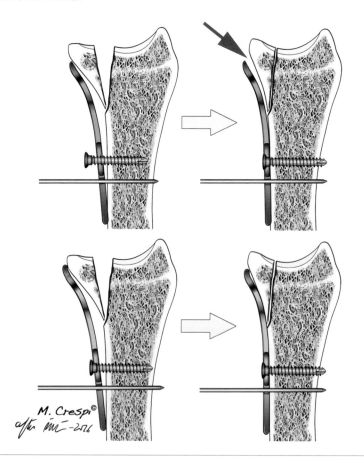

图 7.4　当使用支撑钢板治疗桡骨远端骨折时，需要考虑两个重要的因素。第一，需要用一根克氏针固定钢板，以防止近端无法控制的移动。第二，术者应该估计钢板在骨干骺端掌侧向近端的移位程度，因为当椭圆孔内的螺钉被拧紧时，钢板总是会发生滑动。如果将钢板放置在理论上正确的位置（对于背侧成角骨折），钢板的远端边缘将过近，并与骨骼发生分离（红色箭头），可能会刺激屈肌肌腱和（或）复位丢失（图上半部分）。钢板应靠近桡骨的边缘放置，以使其在近端移动时，最终达到预期位置（图下半部分）。

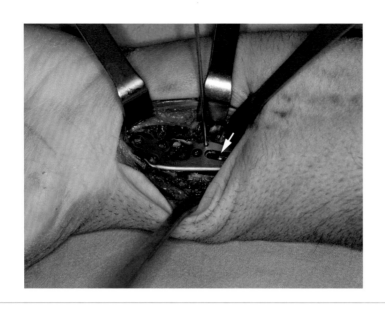

图 7.5 螺钉（箭头）已拧紧（钢板与骨干骺端接触），骨折现在被"支撑钢板"加压。接下来将进行关节镜评估。在极少数情况下，关节会完全复位（简单形式的骨折）。如果是，你应该按照图 3.27 的建议进行手术。然而，在大多数情况下（复杂形式），应遵循以下步骤。

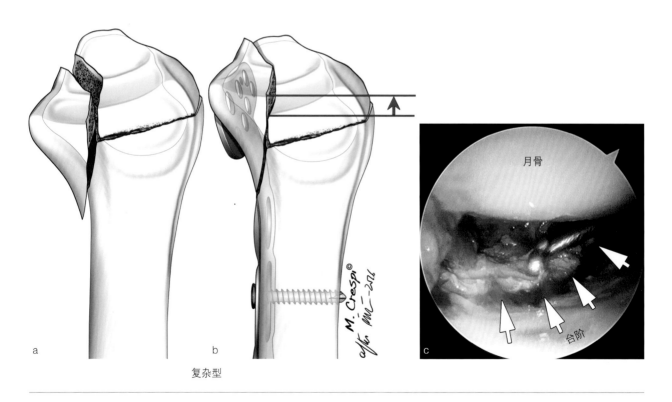

复杂型

图 7.6 情景一：塌陷的背侧骨块，其中只有背侧骨块被压缩，而骨干骺端粉碎程度很小或没有。a、b. 注意，在应用支撑钢板后，由于挤压背部骨块，恢复了掌侧骨干骺端的长度，但关节面并没有复位（b）；c. 在关节镜下的检查结果。现在让我们回顾一下图 7.2~ 图 7.6 中的情况。

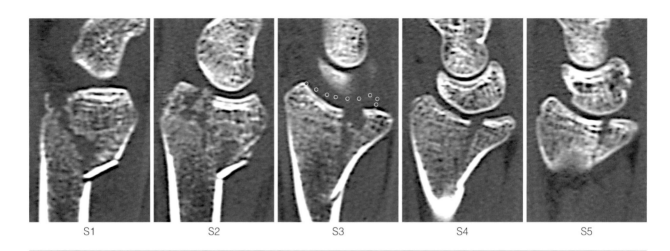

S1　　　　　　S2　　　　　　S3　　　　　　S4　　　　　　S5

图 7.7　患者是一名 34 岁的警官。注意，虽然这是一个典型的掌侧剪切骨折，但是从 S3 和 S4 中可以明显地看到掌倾角增大，这提示有粉碎压缩性骨折。在 S3 中描述了桡骨的正常轮廓。舟骨窝关节面的是一个单独的大骨块，不能出现任何问题。

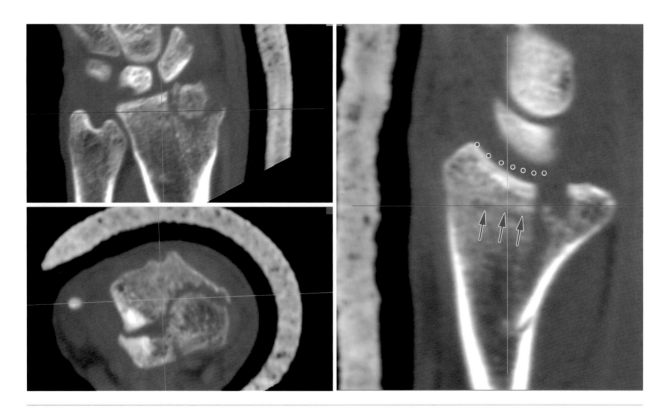

图 7.8　在"关节面视图"中，注意到这其实并不是简单骨折：掌侧倾斜的增加现在很明显。也应该意识到存在软骨下塌陷。

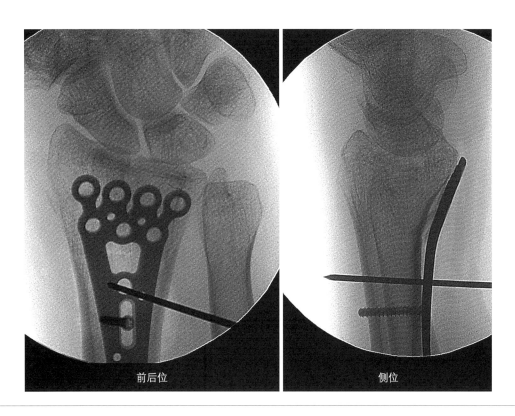

前后位　　　　　　　　　　　侧位

图 7.9　按照图 7.2~ 图 7.5 关节镜所示步骤的节点，复位骨折（如预料的那样，现在"支撑"螺钉突出在背部，需要在手术结束时进行更换）。关节镜检查结果如图 7.6c 所示，需要调整到这种透视下"完美"的复位。

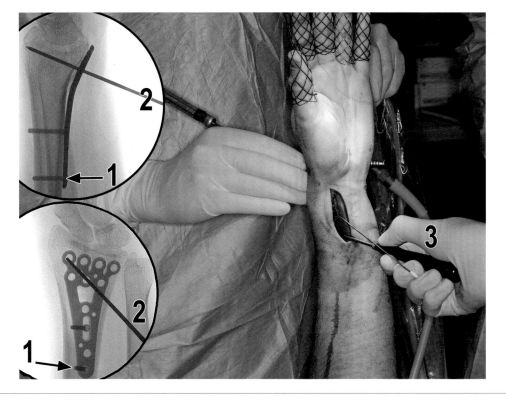

图 7.10　在关节镜微调之前，将最近端的螺钉置入钢板，以保持钢板对齐（1）。接下来，用一枚克氏针穿过板的辅助孔防止已经复位的舟骨窝丢失（2）。最后，稍微松开钢板中的加压螺钉，以允许关节内骨块移动（3）。

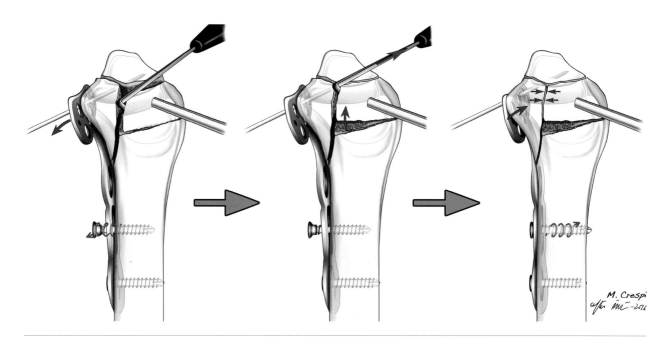

图 7.11　在这种情况下，对大的骨片探针是一个很好的复位工具。首先松开支撑螺钉，使用探针（从 3-4 入路）钩住背部骨块将其提起，直到与掌侧骨块齐平。此时再由另一位术者拧紧钢板的支撑螺钉。这使得钢板远端边缘紧靠桡骨远端，有效加压复位骨折。

6R 入路视野 /3-4 入路探查

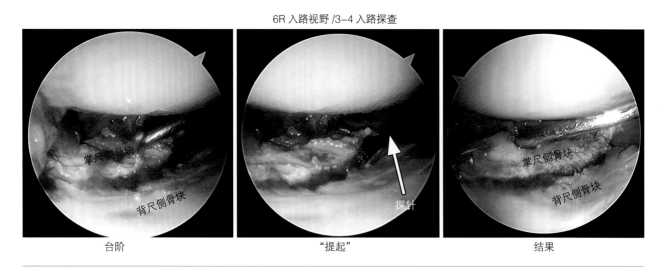

图 7.12　关节镜下的复位视图。

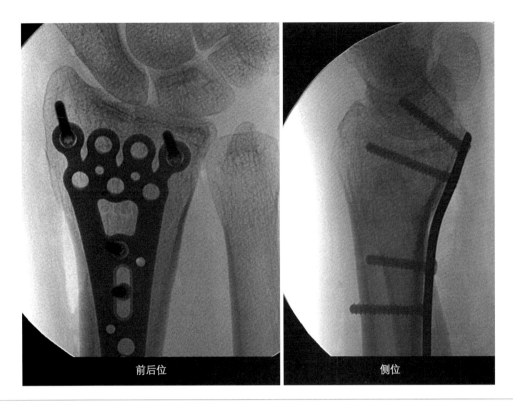

前后位　　　　　　　　　　侧位

图 7.13　此时骨块由钢板的支撑效应 "卡住"，需要用锁定螺钉进一步稳定。将手平放在手术台上并置入 2 个锁定螺钉。在置入其余螺钉之前进行另一次关节镜检查。

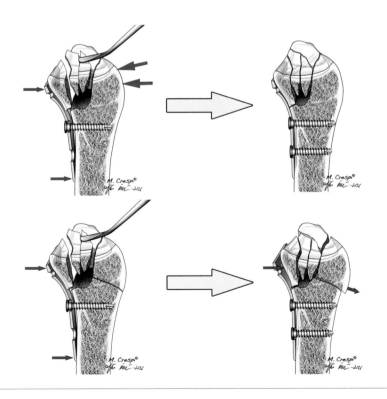

图 7.14　支撑钢板是基于移位的骨块在钢板和残余的背侧皮质（图上半部分）之间 "卡住" 而形成固定。在这种情况下可以不需要置入螺钉来固定关节面骨块。然而，像我们这个病例，如果背部皮质薄弱或存在明显骨折，除非添加锁定螺钉，否则复位可能出现丢失（图下半部分）。

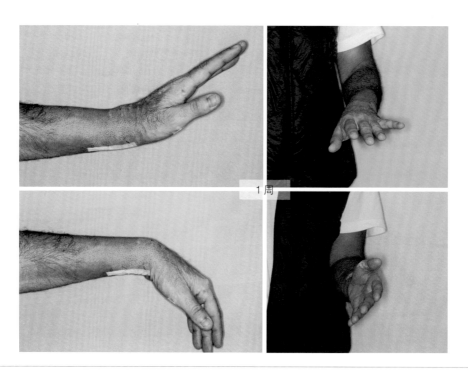

图 7.15 立即开始关节活动度的练习。在 1 周时发现患者旋后受限，并向患者指出。

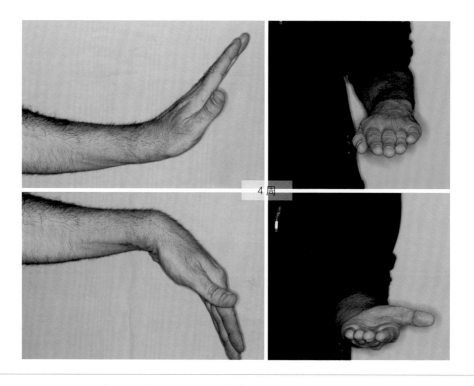

图 7.16 通过自主训练，在 4 周时旋后受限得到纠正。大多数患者 1 周需要复诊 2 次，直到出现良好的进展（时刻保持对患者的关注将会带来好的结果）。

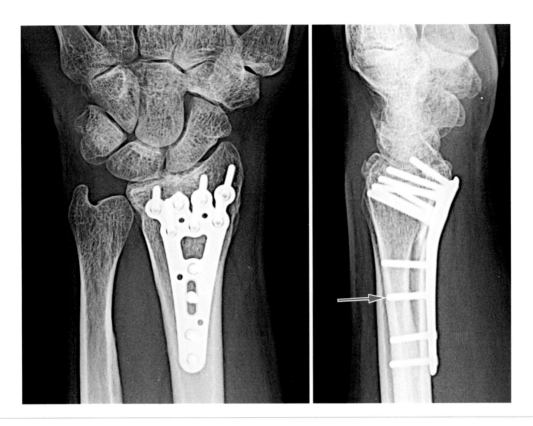

图 7.17 最后一次 X 线透视。请注意，在操作结束时更换了长度适宜的支撑螺钉（箭头）。

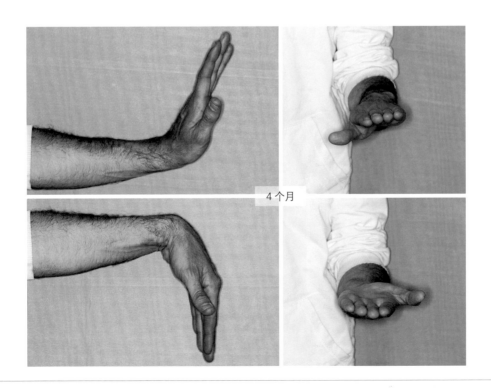

图 7.18 患者 3 个月后重返工作岗位，图示为 4 个月时的临床结果。

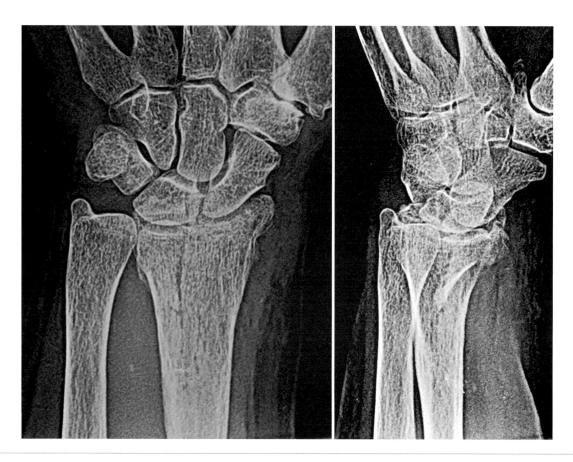

图 7.19 情景二：桡侧塌陷的骨块。在先前的病例中，塌陷部分影响尺侧关节面，但也可能涉及舟骨窝。干骺端和关节内的粉碎性骨折使掌侧剪切骨折的治疗复杂化。这是一名 63 岁的女性清洁工，从梯子上摔下来，2 张 X 线片看起来似乎不是很严重，有一定的迷惑性。

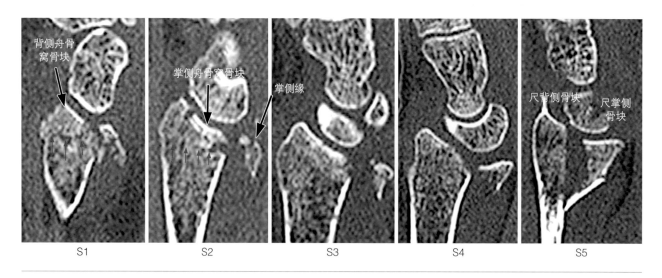

图 7.20 在矢状位 CT 片上，可以在 S1~S3 中观察到舟骨窝关节内骨折的粉碎性骨折和骨干骺端的压缩（箭头）。舟骨窝骨块的掌倾角也明显增加。虽然尺侧干骺端明显粉碎（S5），但在这里有一个大的掌侧骨块，这很好地提示此处关节内没有压缩（参见图 7.34）。

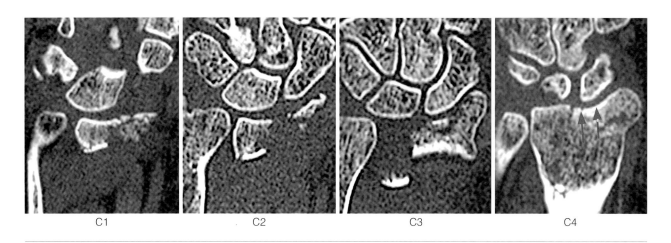

图 7.21　冠状位 CT 片也提供了重要信息：看到 C4 中的台阶和压缩部分（箭头）。

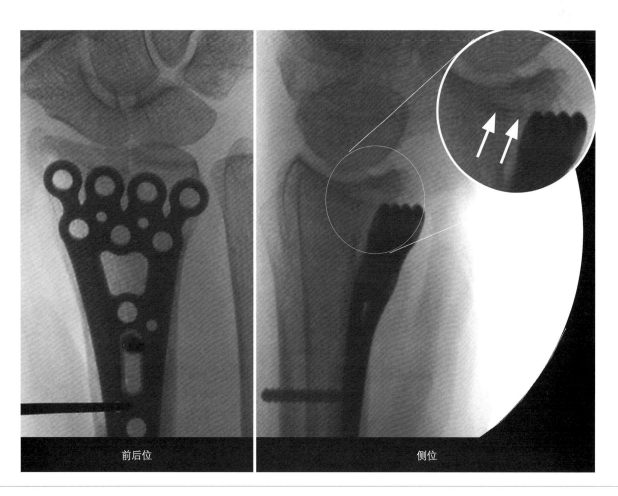

图 7.22　骨折是按照掌侧剪切骨折的标准方式处理的：采用如前所述，具有支撑效应的掌侧钢板固定。侧位甚至是前后位视图均显示复位良好。然而，在放大的侧位图，箭头处指示有明显缺陷。

6R 入路视野

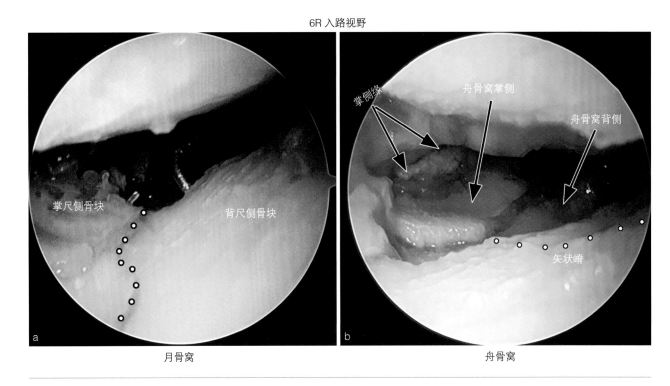

图 7.23　手部牵引下行关节镜检查，证实虽然月骨窝解剖复位（a），但桡侧关节面仍然存在台阶（b）。

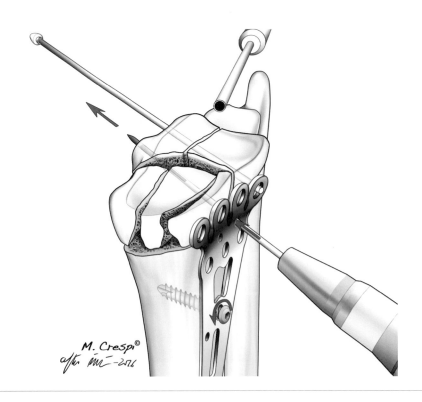

图 7.24　在松开加压螺钉之前，为了防止月骨窝复位丢失，通过钢板的辅助孔置入 2 根克氏针，并从背部穿出。这时在手部牵引下，才能松开支撑螺钉。

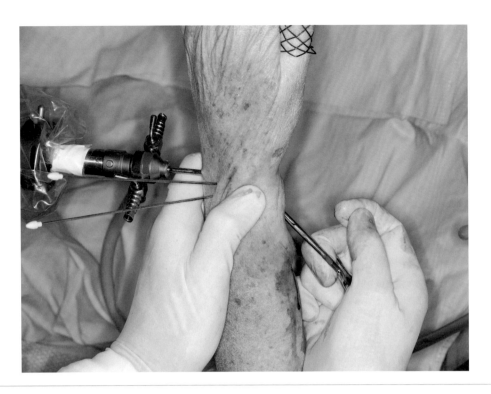

图 7.25　关节镜下复位，经骨干骺端一个缺损处插入一把剪刀，同时通过拇指挤压复位骨块。

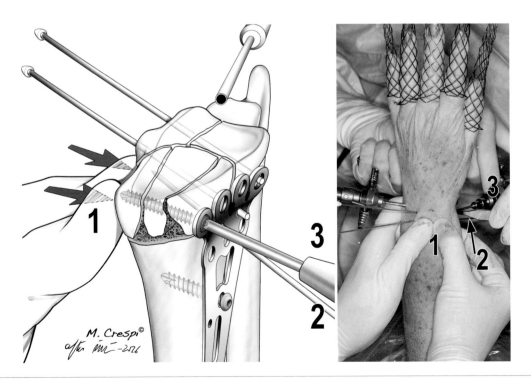

图 7.26　通过关节镜控制复位的同时，一名术者用拇指（1）向前施加压力，助手置入克氏针（2），然后是 2 个锁定螺钉（3）。

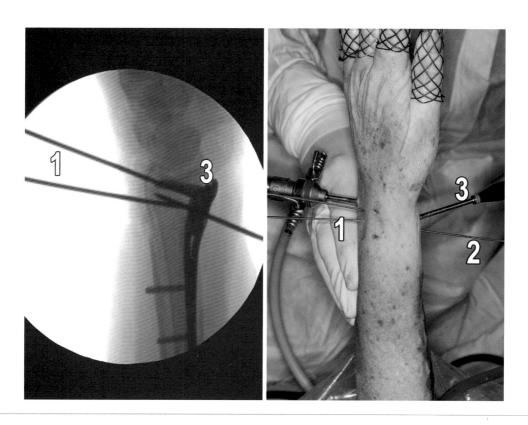

图 7.27 可以看到舟骨窝处拧入的螺钉。在右侧，置入了附加螺钉。整个操作过程中术者始终用拇指维持复位（如果你的腕掌关节有早期骨关节炎，这是一个非常痛苦的操作！）（图中 1~3 参考图 7.26）。

6R 入路视野

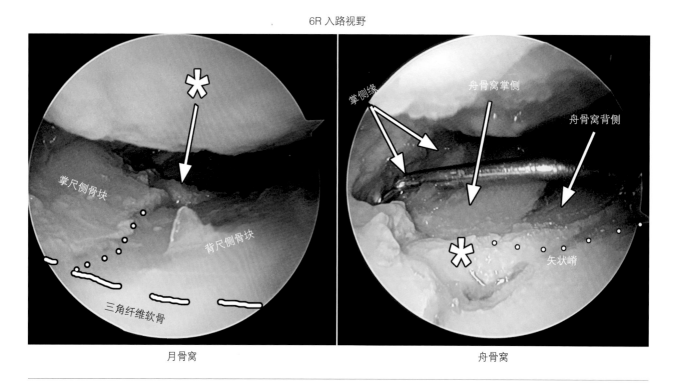

图 7.28 关节镜下复位舟骨窝，而月骨窝复位并未丢失。星号表示两张照片中的相同部位，即已经复位的舟骨窝背侧矢状嵴部分（可与图 7.23 进行比较）。

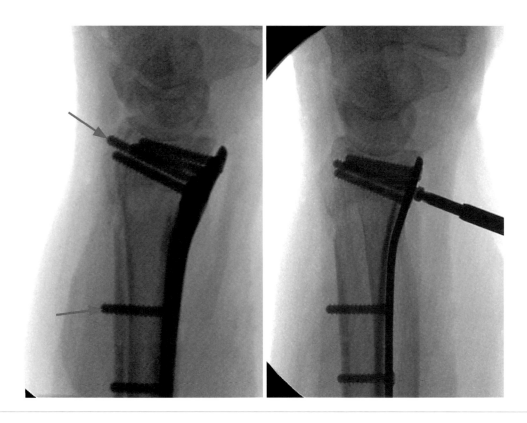

图 7.29　最终术中透视时，远端过长的螺钉被更换。起支撑作用的螺钉也被替换为较短的螺钉。

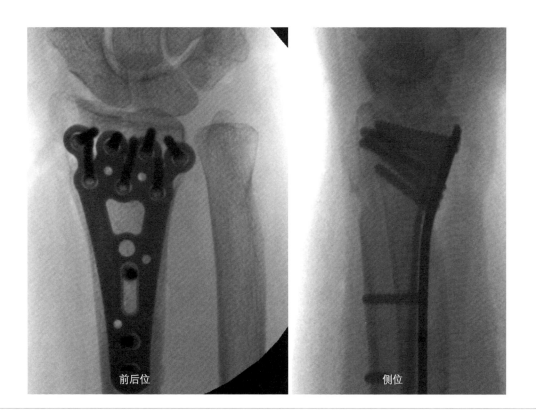

图 7.30　最终的透视结果。

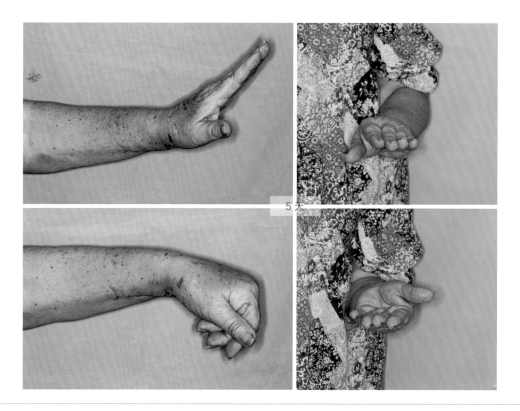

图 7.31 术后 5 天时的活动范围。

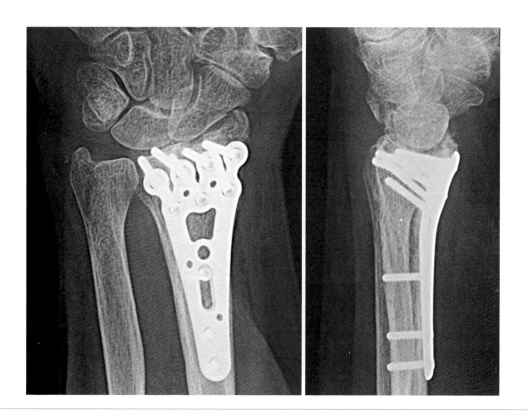

图 7.32 6 周时的 X 线片。

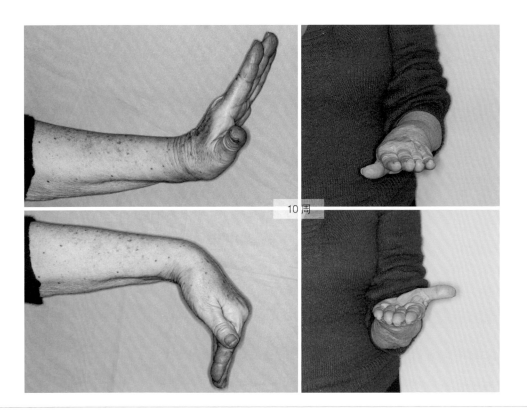

10 周

图 7.33 出院 10 周的活动范围。

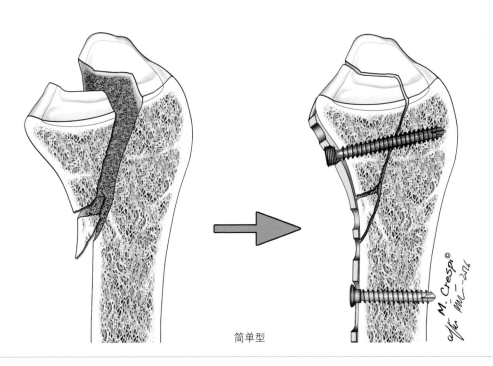

简单型

图 7.34 掌侧剪切骨折几乎均会发生背侧压缩骨折，但由于在桡骨远端骨折中不常使用关节镜检查，所以常不能察觉。只有当掌侧骨块较大时，才不会发生这种情况。在这种情况下，通常会发生如图所示的骨干骺端掌侧的粉碎性骨折，以及前面提到的月骨窝处骨折的病例（图 7.20，S5）。有必要再次强调，当背侧骨块发生明显移位，并不能作为复位参考。相反，骨干骺端掌侧始终是一个很好的参考。

第 8 章

游离的骨软骨骨块

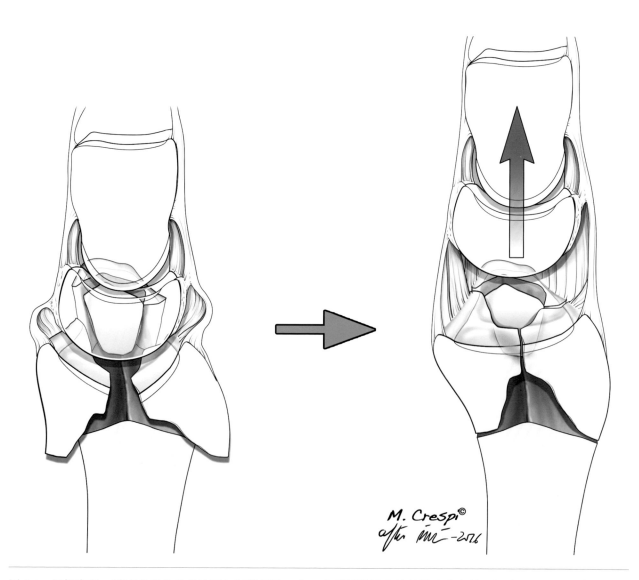

图 8.1　根据定义，游离的骨软骨骨块不与韧带相连。有一个错误的概念就是认为分离的、塌陷的骨块可以直接通过韧带整复术复位。关节镜检查才是解决这种麻烦的理想方法。

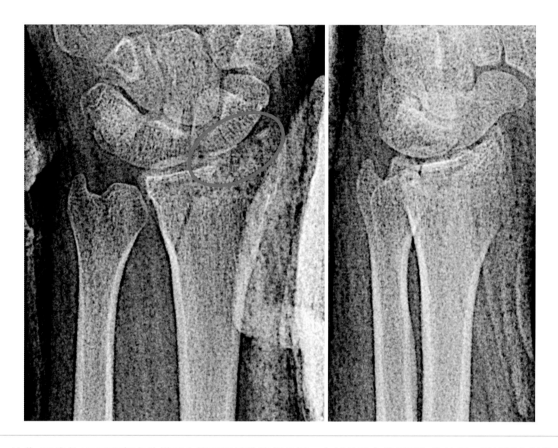

图 8.2 这位 35 岁的 IT 工程师在从梯子上摔下后导致腕部骨折，在其他地方进行了初步处理。通过闭合复位恢复了桡骨的长度，但是舟骨窝边缘缺损的阴影仍然令人担忧。

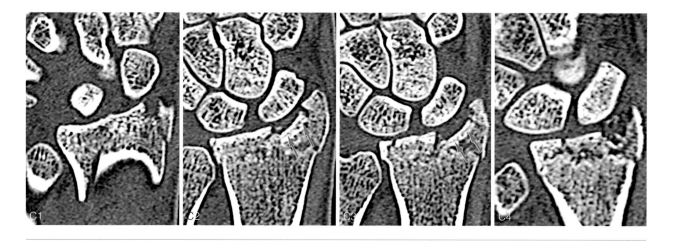

图 8.3 其原因在冠状位 CT 片中很明显：游离的骨软骨片（FOF）在骨干骺端受到撞击，压缩区域涉及 2/3 的舟骨窝。

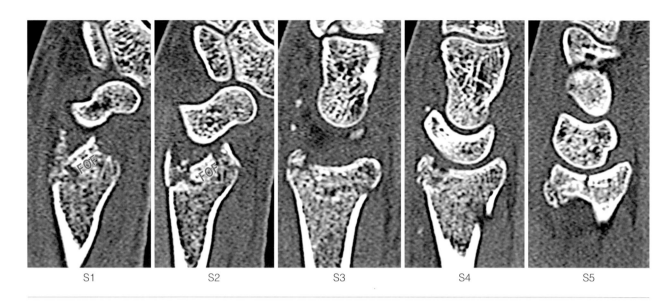

S1　　　　S2　　　　S3　　　　S4　　　　S5

图 8.4　从矢状面上可以明显地看到畸形。在 S2 中清晰显示大的 FOF 累及大部分舟骨窝。

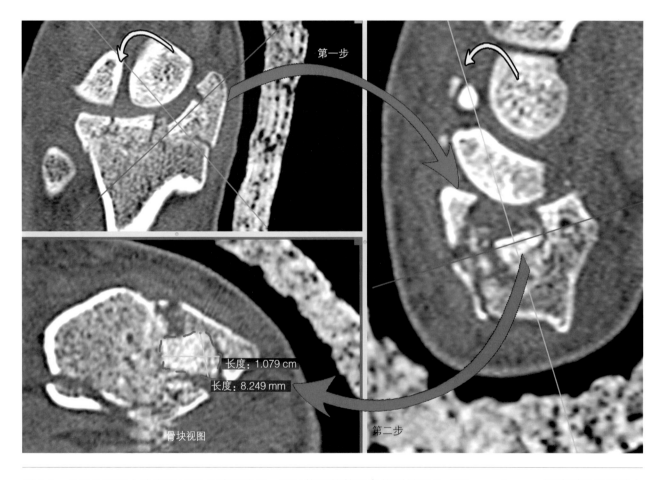

图 8.5　在骨块视图中确定了 FOF 的确切位置。通过使用软件程序的测量工具（10 mm×8 mm，塌陷到骨干骺端中的 6 mm）精确估计尺寸。黄色箭头表示通过轴的旋转以实现此视图。

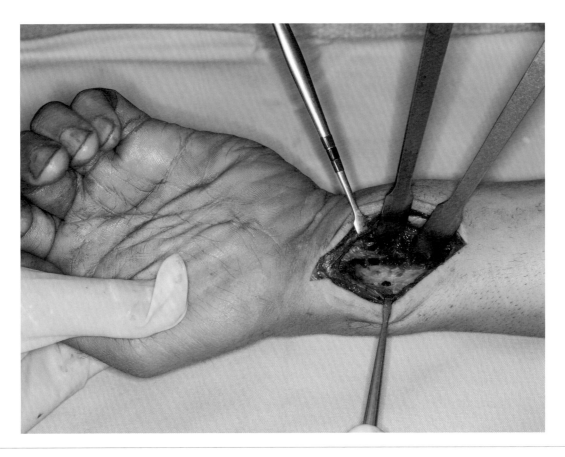

图 8.6 总之，这个病例月骨窝骨折相对容易处理，有一个复杂的游离骨软骨骨块涉及舟骨窝的大部分需要处理。如前所述，我们首先需要使用骨折粉碎度最小的部分来恢复长度（这例患者月骨窝恰好骨折很少）。

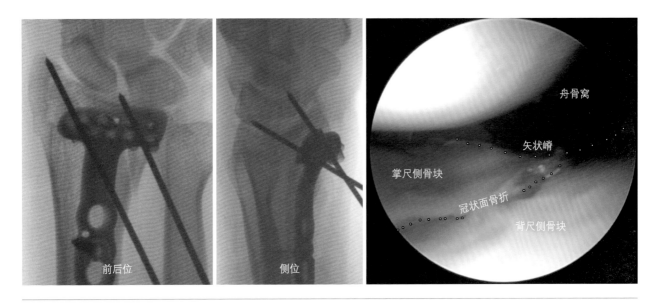

图 8.7 如关节镜下所见，通过克氏针和经典的操作提供了一个复位完好的月骨窝。在这一点上，我想强调舟骨窝在透视下显示貌似位置良好（似乎复位了！），但在关节镜下这里却是一个"黑窟窿"。

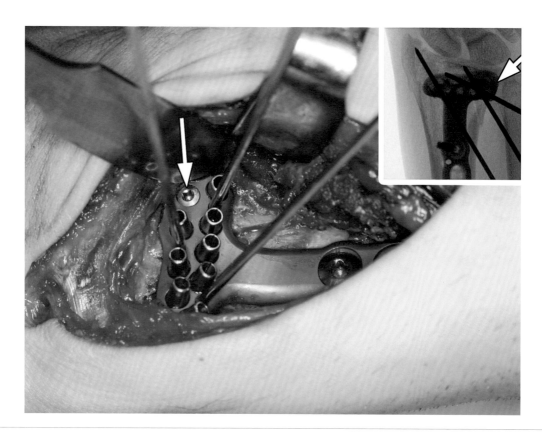

图 8.8 将手平放在手术台上，并将最尺侧的远端孔拧入锁定螺钉（箭头）。现在我们放心了：可以保证桡骨的高度和月骨窝的复位。

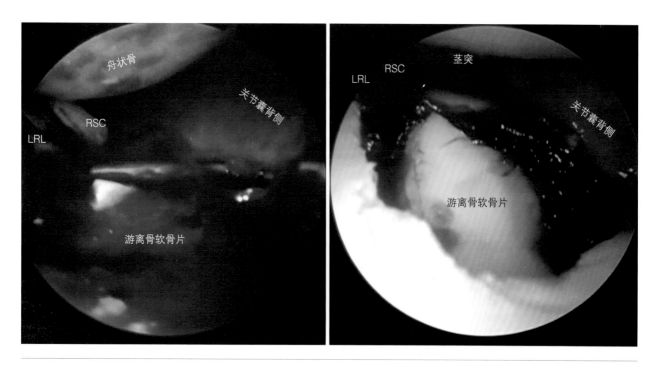

图 8.9 现在我们所有的注意力都集中在舟骨窝上。首先，通过大量的冲洗和刨削器去除关节内的骨块和血液以暴露 FOF。RSC，桡舟头韧带；LRL，长桡月韧带。

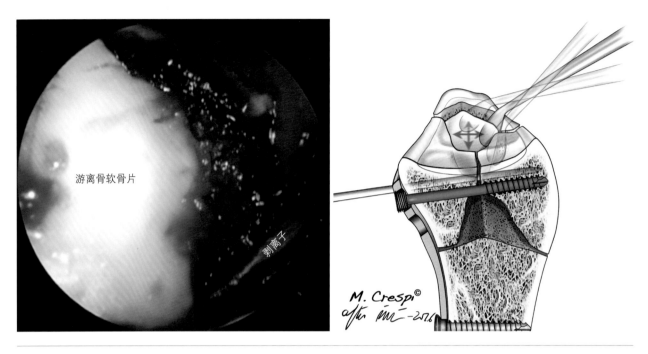

图 8.10 大多数 FOF 深深地卡在了骨干骺端。在尝试任何复位之前，应该把它们用一个小的骨膜剥离器从卡压的骨头中游离出来。

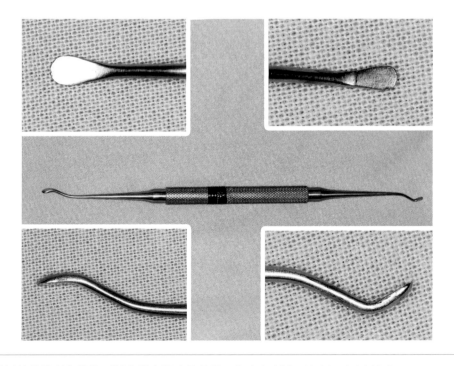

图 8.11 各种可用的骨膜剥离器都可用来游离塌陷的骨块，但它必须小而坚固（如图所示）。

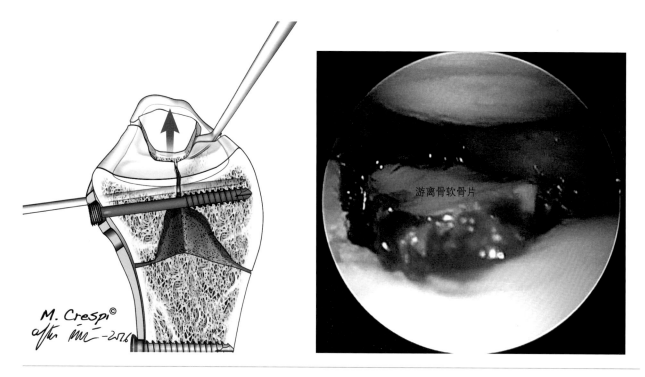

图 8.12　该剥离器像铲子一样，有意地使骨块过度复位。

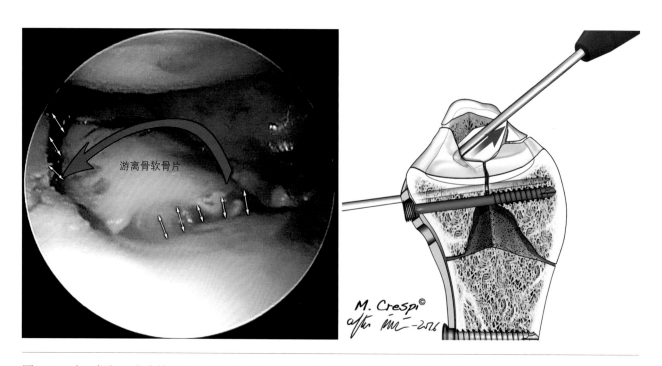

图 8.13　在用螺钉固定支撑之前，没有支撑的骨块会再次下沉是很常见的。这需要使用肩关节的手术探针进行校正。

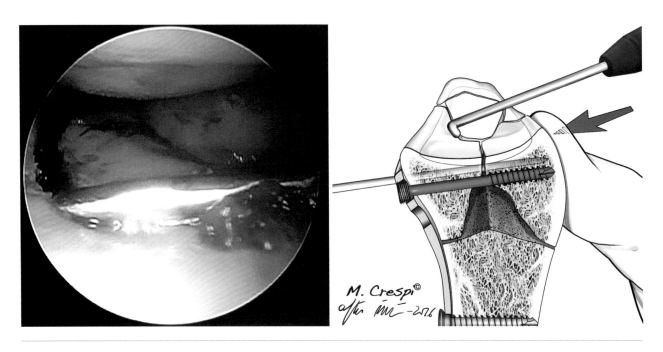

图 8.14　用探针在前部提起骨块。在术者用拇指向掌侧推挤的同时，助手置入克氏针和螺钉。

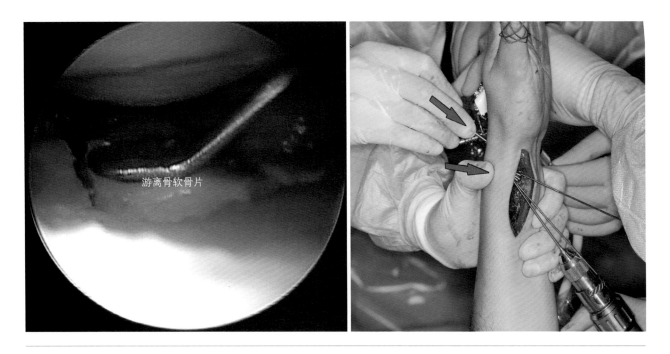

图 8.15　置入或拧紧的螺钉可以进行最终调整。注意拇指挤压桡骨的背侧以加压骨折端，同时用骨膜剥离器保持 FOF 位置（确保不要用骨膜剥离器对 FOF 过度施压，因为它会再次下沉）。

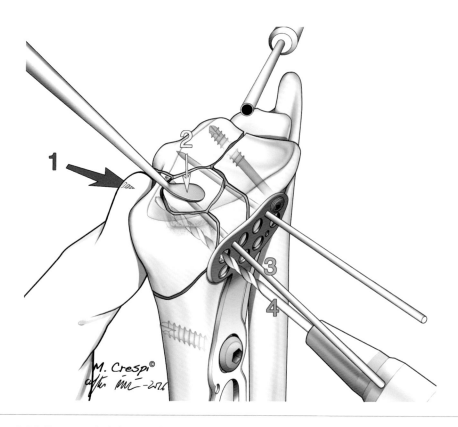

图 8.16　总结一下固定的过程：术者拇指维持骨块的加压（1）；使用骨膜剥离器将不稳定骨块保持在适当位置的同时（2），助手置入克氏针以形成支撑（3），然后进行钻孔，用锁定螺钉锁定，完成可靠固定（4）。关节镜直视下完成整个过程。

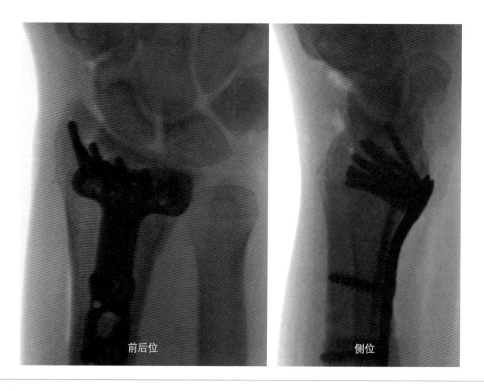

图 8.17　手平放于手术台，拧入其余螺钉。

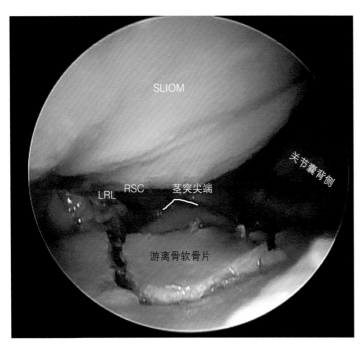

图 8.18　手术结束时最终复位视图。可以注意到，在 C2 和 C3 冠状面 CT 片中怀疑舟月韧带可能损伤，通过直视下舟月骨间膜（SLIOM）的探查得到排除。RSC，桡舟头韧带；LRL，长桡月韧带。

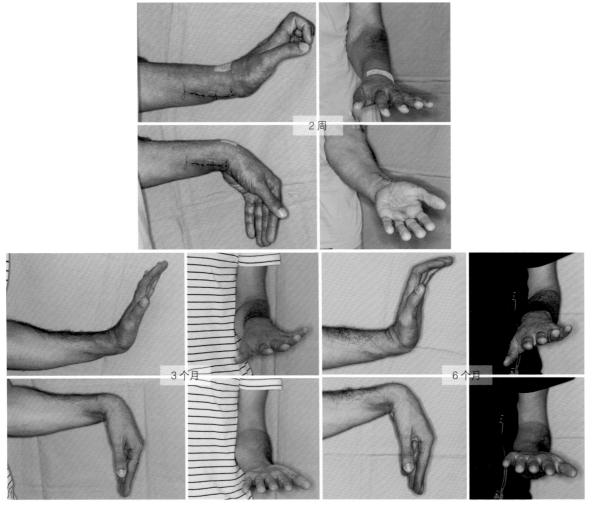

图 8.19　术后立即开始关节活动度功能锻炼，稍加指导患者即取得满意进展。

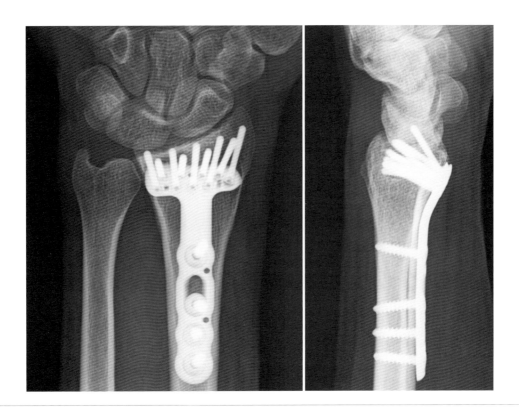

图 8.20　1 年后的 X 线片。

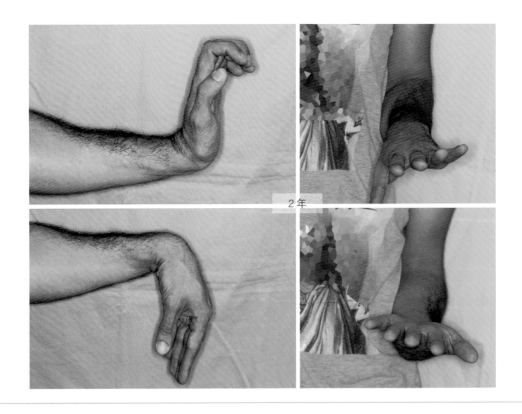

图 8.21　2 年后的临床结果。
　　我们想知道通过韧带整复术复位游离骨块的谬误来自哪里？很显然，他们在下此结论之前并没有使用关节镜。

第9章

边缘骨折

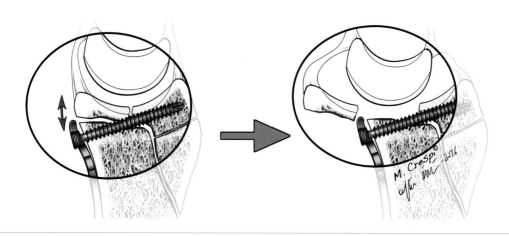

图 9.1　当前接骨板的设计并不包含桡骨边缘的边缘性骨折。许多研究已经表明，将接骨板放置在理论上正确的位置会导致掌侧桡腕关节脱位的高风险——如果没有及早发现，这是无法解决的问题。

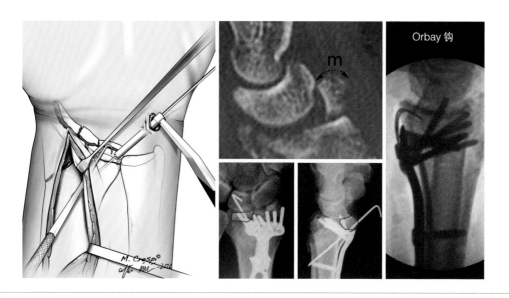

图 9.2　数十年前，为了解决这个问题，Diego Fernandez 建议从掌侧到背侧插入一根克氏针，其尾端留在背侧；或者我选择插入一根克氏针并将其顶端留在掌侧。然而，在这两种情况下，克氏针都会困扰患者并可能引起感染。显然，这种薄弱的骨折固定方式需要术后外固定数周（m，掌侧边缘）。

　　Jorge Orbay 提出了一种钩钢板，向上延伸用于控制掌侧边缘。但是，必须超越分水岭线，这是其他固定装置共有的问题。

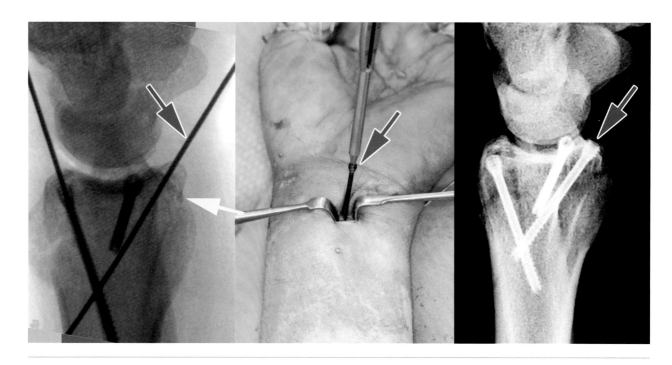

图 9.3　手术选择一。目前，我通过 3 种方式处理边缘骨折。其中最安全但也更困难和费劲的方法是通过小切口插入空心螺钉（红色箭头）。克氏针必须穿过桡骨的边缘，那里的骨质更强，否则掌侧边缘小骨块会发生碎裂（黄色箭头）。这将在第 22 章中讨论。

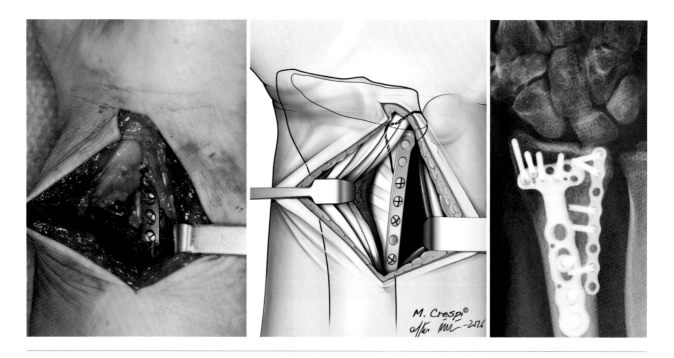

图 9.4　手术选择二。如果骨折片很小，且位于桡骨的掌尺侧，我添加掌尺侧入路以放置小的支撑接骨板（参见图 2.51）。利用尺侧神经血管束和屈肌之间的空间，可以在桡掌侧入路时直接进入桡骨这一最难进入的区域。在这个病例中，手术数周后发现桡骨的尺掌侧骨块从尺侧螺钉上滑脱，尺侧采用 2 mm 支撑板有效地解决了这一问题。

钢板位置正确，但无支撑效果　　　钢板远端及角度固定螺钉　　　钢板远端及万向螺钉

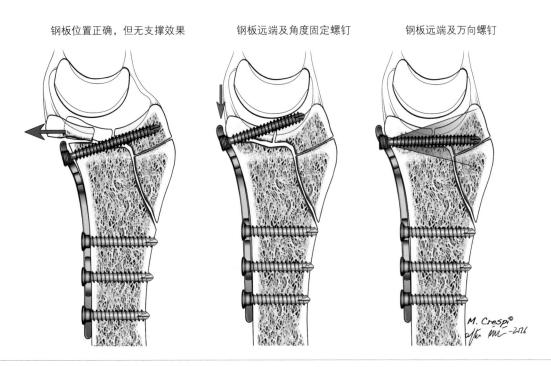

图 9.5　手术选择三。然而，一般来说，我首选的方法是将接骨板放置在稍远端，支撑着边缘。我提醒患者，很可能必须移除该板，尤其是在手指弯曲时如果有任何摩擦的感觉。需要强调的是，如果要将钢板放置在稍远的位置，只能使用万向螺钉的接骨板。否则，螺钉将穿透关节（中心）。当存在关节穿透的风险时，我使用的技巧是将钻头反转，同时尽量减小钻头的推力。这样，钻头就会沿较硬的软骨下骨滑动，而不穿透它。

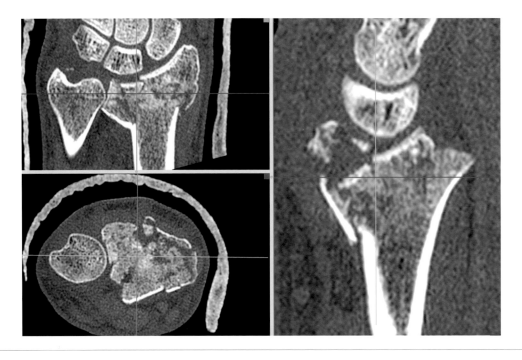

图 9.6　这位 27 岁的山地自行车手在就诊前 14 天就骨折了。术前没有 X 线片，骨折也没有进行复位。甚至早期，都期待这个压缩性骨折会愈合（挤压的骨松质充当移植物，促进愈合）。在几个直角截面图中可以看到，很明显这是一个复杂的骨折。

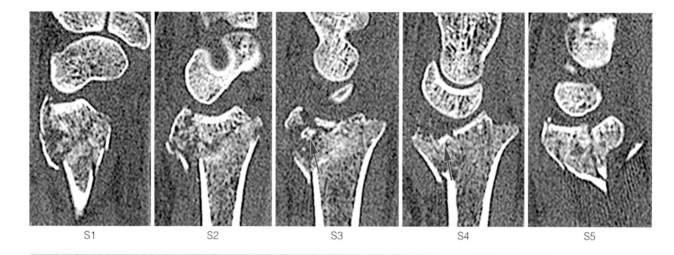

图 9.7　矢状切面显示了该病例有两点处理起来比较复杂，首先，边缘骨折伴干骺端粉碎需要处理，这在 S1 和 S2 中很明显。第二，在 S3 和 S4 中可以看到游离骨软骨碎片（箭头）。

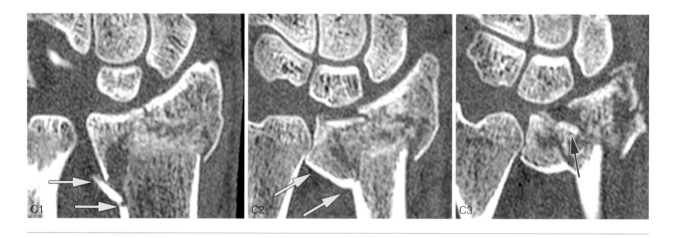

图 9.8　更麻烦的是掌尺侧骨块这个"关键基石"的粉碎（黄色箭头）。红色箭头指向嵌顿的 FOF。

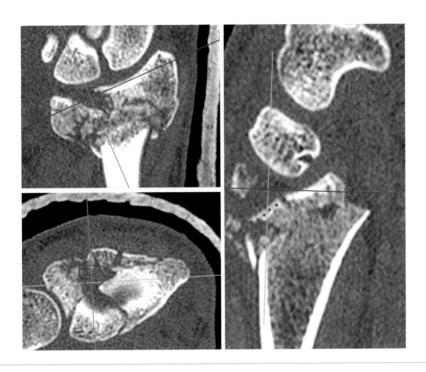

图 9.9　关节视图可见骨折由 3 个主要骨碎片加上 FOF 组成（红色轮廓和红虚线所示）。

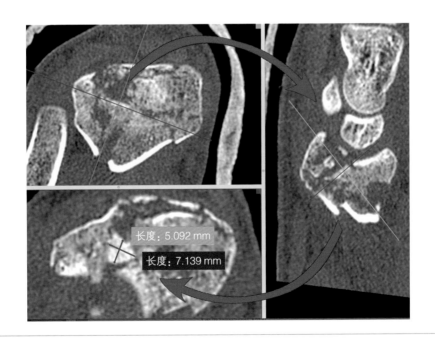

图 9.10　如果关节面视图被改进，将冠状面、矢状面轴线与 FOF 对齐，得到"骨折片视图"（参见图 1.14）。利用成像程序的测量工具可以精确地计算出其尺寸。

综上所述，我们在该病例中将面临的主要问题如下：

（1）尺侧的关键基石（这是恢复高度的参照，参见图 2.14）为碎片状，最好使用克氏针固定，哪怕得到的是一个不稳定的固定。因此，我们的首要任务是不破坏干骺部分实现复位，并通过锁定螺钉维持桡骨高度。

（2）关节镜下进行 FOF 复位和固定。

（3）为了避免边缘碎片向掌侧滑移，必须将钢板置于稍远端。

（4）最后但并非不重要的是，由于已经发生部分愈合，因此可预料到背部已有瘢痕形成。

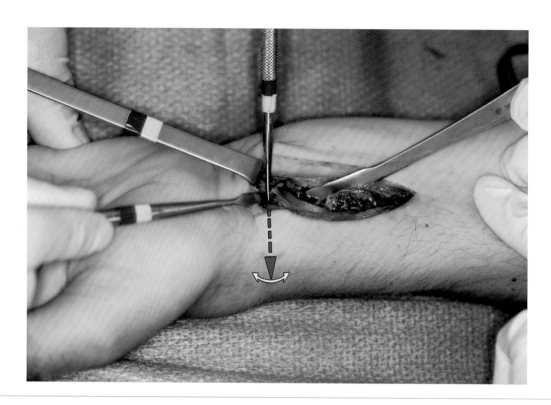

图 9.11 用剥离子分解碎骨片之间的所有连接，并向背侧扩大骨膜下间隙，这样就形成了一个足够的空间，可以向背侧插入一个小的薄层撑开器。

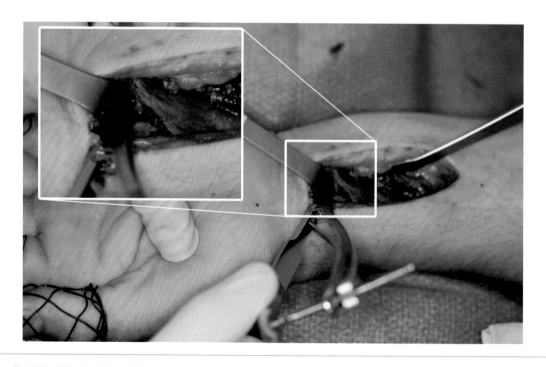

图 9.12 薄层撑开器对于撑开背侧压缩的骨膜非常有用。我试着不靠在骨骼前缘用力，而是插入后拧紧螺母，让背部组织放松几分钟。粗暴地使用薄层撑开器可能导致掌侧干骺端进一步碎裂（在畸形愈合中常见），会导致非常棘手的窘境。对于明确的骨畸形愈合，因为它不能拉伸，必须用刀在骨膜几个部位切开。注意薄层撑开器是如何不靠在掌侧干骺端的（图中插图）。

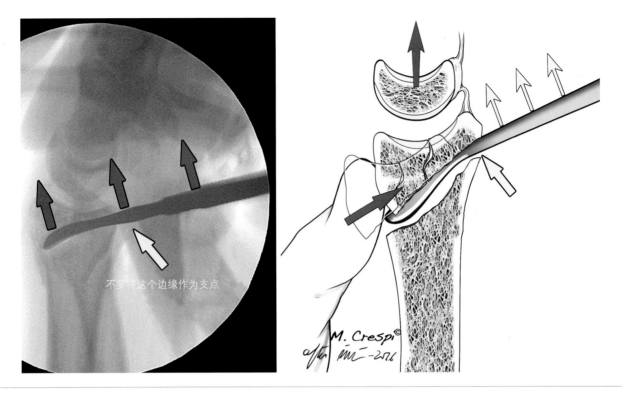

图 9.13　一个坚固的类似剥离子的器具被用作操作杆来保护完整的干骺端。剥离子就像是桡骨的掌侧皮质，保持远端关节碎片"在空中"，同时从背侧向掌侧推挤。因此，在本例中使用了改进的"鞋拔"技巧（参见图 2.8）。

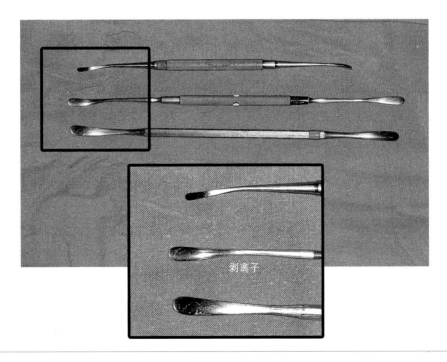

图 9.14　我使用比普通骨膜剥离子更坚固的解剖器（图中排列的是薄型解剖器、剥离子和强力解剖器）。但是，任何扁平的坚固的器具都可以完成这项工作。

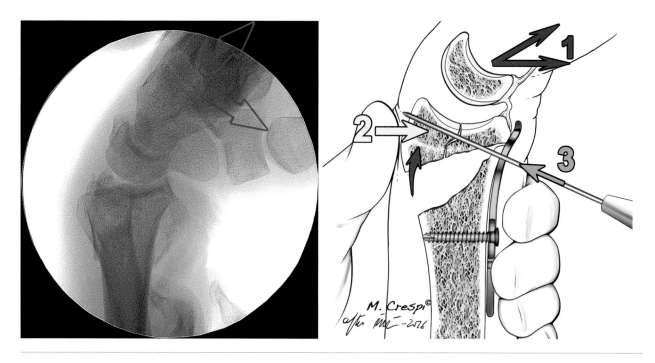

图 9.15　掌侧干骺端复位后就用钢板固定。通过手部进行腕关节屈曲和牵引并持续维持（1），同时对背侧骨碎片向掌侧施加压力（2），然后置入克氏针（3）。

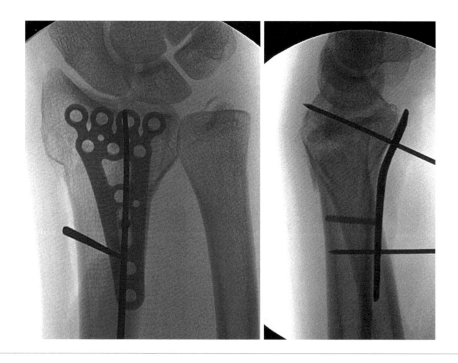

图 9.16　此时，克氏针已经插入远端的接骨板。然而，这种固定是不稳定的：掌侧皮质是粉碎性的，克氏针可能会穿透。为了使这种固定更加稳定，需要将一个锁定螺钉插入并锁定到钢板上（参见第 11 章）。另一方面，我们必须观察关节内部来评估复位，从而减少风险。这是一个典型的外科难题：我们不想移动任何东西，但我们必须移动。在任何情况下，我们都要检查复位，充分意识到我们必须进行双重检查，在关节镜检查后再透视复位的情况。请注意，接骨板放置于所谓的"分水岭线"的更远侧。

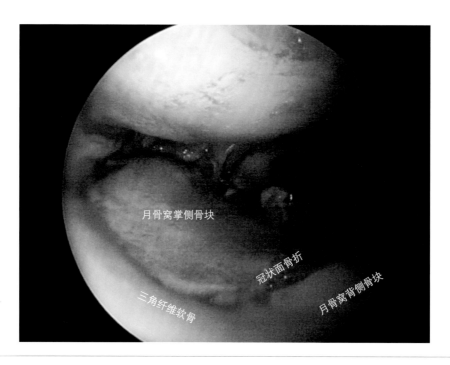

图 9.17　对关节内的快速检查证实了月骨窝复位是可以接受的。注意关节镜几乎没有进入关节，而是在尺骨头上方。为了避免复位丢失的风险，我们还没有冲洗关节，但我们现在有足够的信息，可以继续在接骨板上置入锁定螺钉。

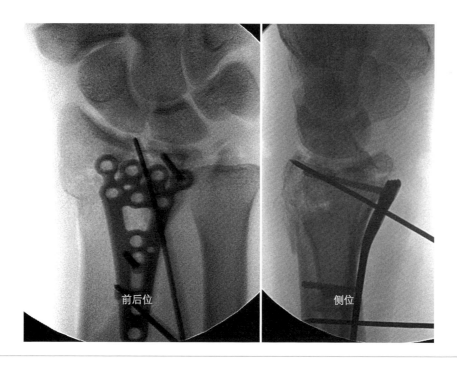

图 9.18　小心翼翼地将手平放于手术台，将锁定螺钉置入接骨板的远端尺侧孔。这步操作之后，在进行关节镜调整的其余部分时，发生灾难性复位丢失的风险被降到最低。注意，在前后位透视片中，螺钉似乎在下尺桡关节内。这是一种错误的印象，因为视图有点过度旋后，这可以从乙状切迹的前柱是圆形的，后柱是锐角的这一事实推断出来。

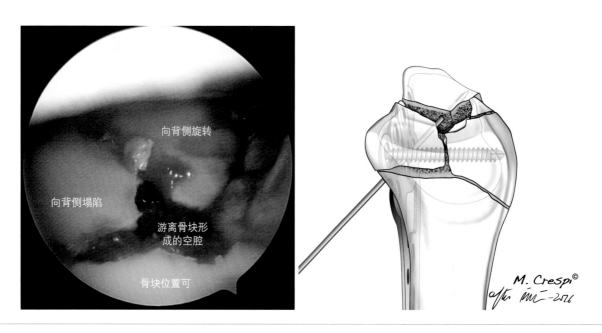

图 9.19　虽然在前一章已经讨论了关节镜下处理游离骨软骨碎片的细节，但在这种情况下仍需要大量的关节镜工作，并值得讨论。

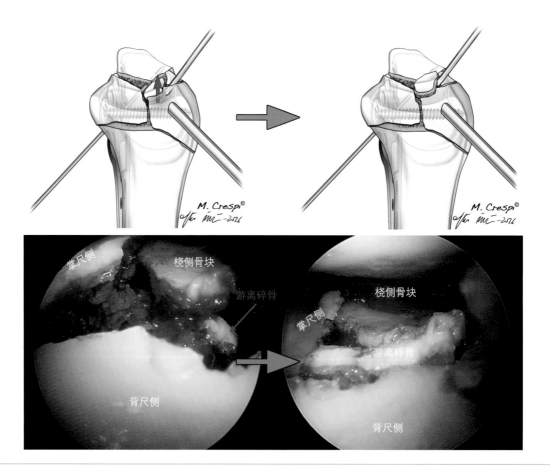

图 9.20　第一步，医生用肩关节探针从下方推开，将卡住的 FOF 松开并复位。

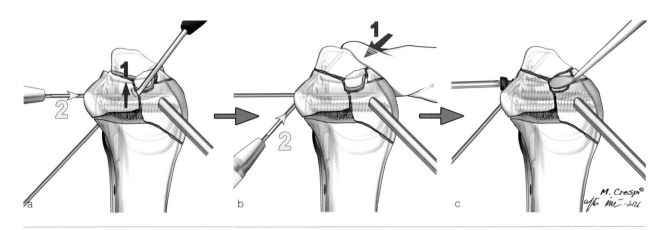

图 9.21　然后从 3-4 入路用探针拉动向背侧塌陷的掌尺侧骨片（支点在掌侧皮质），并将其复位（a），拇指从背面推动旋转复位舟骨窝（b）。最后，锁定螺钉形成一个支撑带，使 FOF 获得平整（c）。

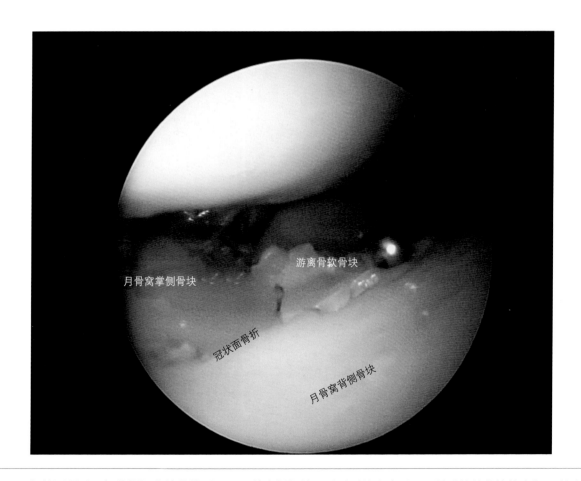

图 9.22　如前图所示，部分螺钉在关节镜下置入，其余螺钉放置时手平放在桌子上。最后的关节镜检查如上所示。

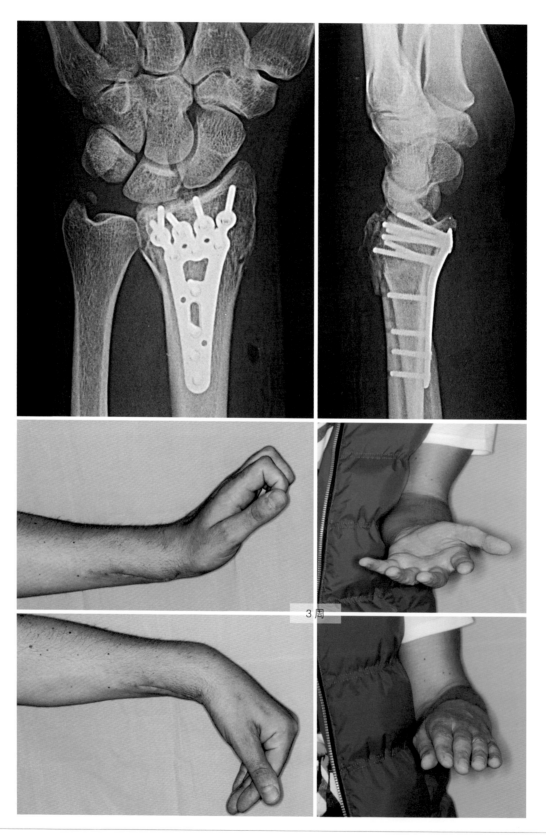

3 周

图 9.23 术后即刻 X 线片显示高度恢复、解剖复位。术后 2 天开始关节活动，3 周时的关节活动情况如图所示。

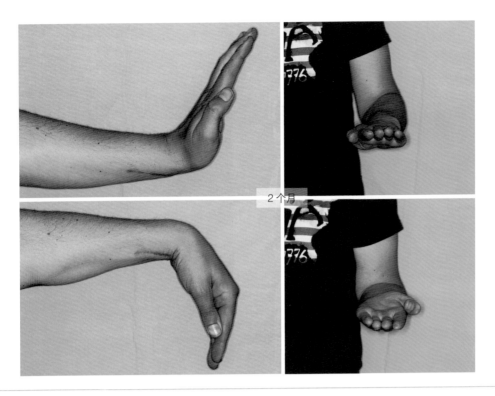

图 9.24　2 个月后，他恢复了自体经营的水管工工作，但我们仍需限制他参加体育运动 2 个月。

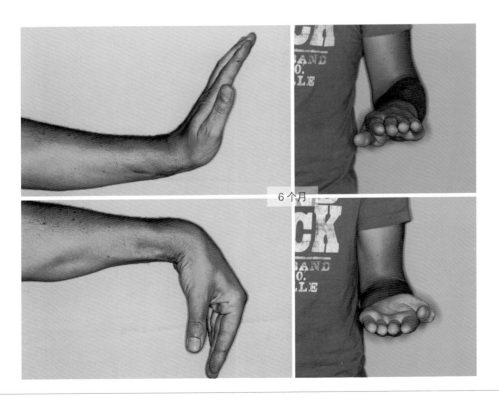

图 9.25　术后 6 个月关节运动范围恢复很好。患者完全恢复体育运动，包括山地自行车，感觉"正常"。

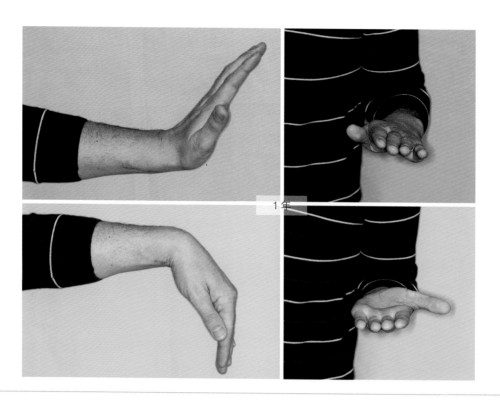

图 9.26 术后 1 年的随访中，患者抱怨在工作或骑自行车后手腕紧绷感和钝痛感增加。他现在骑山地自行车时开始使用弹性护腕。与 6 个月的照片相比，活动度丢失明显。

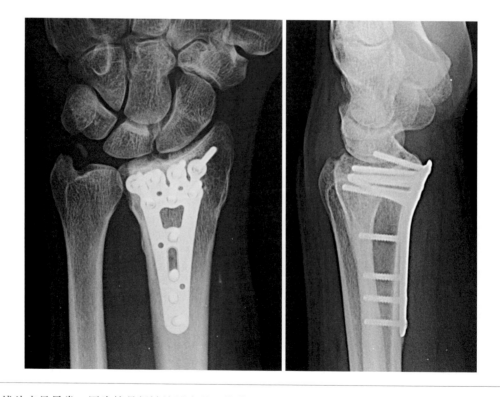

图 9.27 X 线片未见异常。因为接骨板被放置在稍远的位置，尽管屈肌腱没有发生摩擦，还是计划取出内植物。可惜的是没有进行关节镜检查。

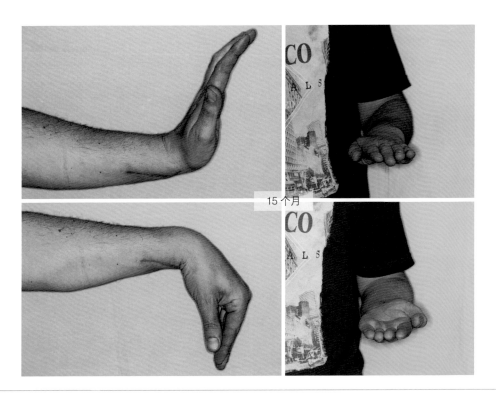

15 个月

图 9.28　移除接骨板后仅 2 个月，运动范围就有了显著的改善。关节活动度客观增加了，而且手腕的紧绷感也消失了。注意：文献建议我们只有在肌腱有断裂风险时才取出接骨板。然而，在这种情况下改善的程度使我想知道为什么我们不应该取出所有掌侧接骨板（参见第 22 章）。

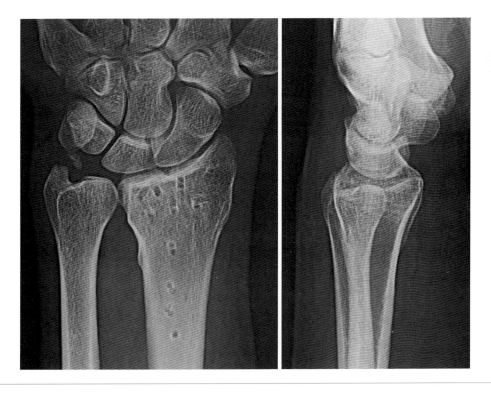

图 9.29　关节间隙在创伤后 18 个月保持良好。

第 10 章

韧带损伤

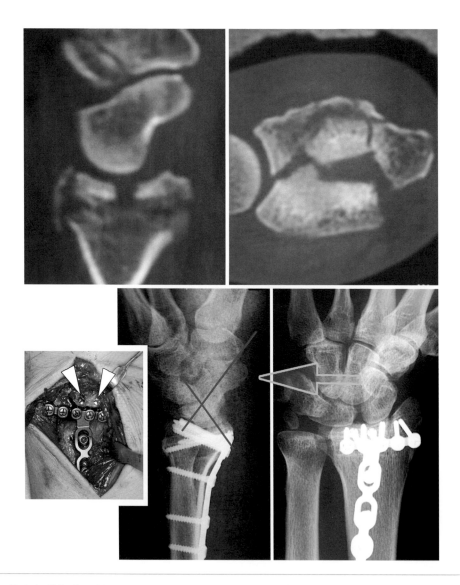

图 10.1　内在和外在韧带损伤可能与桡骨远端骨折并存，而后者尤其可能导致灾难性的后果。如图所示的骨折有多枚粉碎性骨块，是目前认为关节镜手术的禁忌证。更进一步的原因，我应该说这个病例也是发生在干性关节镜技术引进前。边缘碎片太靠远端没法被最新流行的"钛"板固定到，另加了 2 枚螺钉（箭头）固定月骨窝处边缘骨片。尽管获得漂亮的复位，但 4 个月后这位不幸的患者出现腕关节尺侧移位。了解损伤的病理生理学机制可能有助于防止这种病情发展。

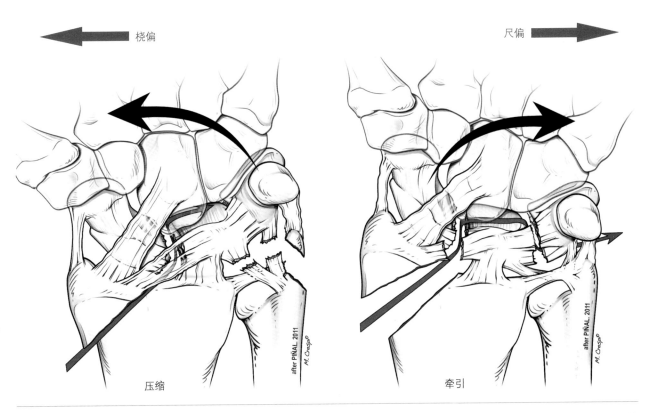

图 10.2　当骨折继发于压缩和桡侧偏力之后，桡骨会出现冲压骨折和剪切骨折。同样，可能发生内在韧带损伤，外在韧带缩短因而很少受损。相反，在牵引伤中，会发生桡骨撕脱性骨折。创伤性的外力可能导致内在、外在韧带断裂或腕部骨折，这些都是潜在的毁灭性损伤。

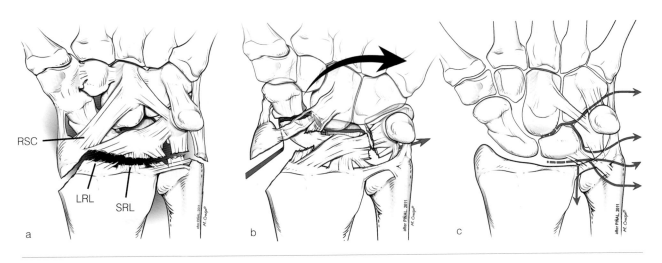

图 10.3　这些力不仅会导致多种韧带损伤类型（a、b），而且还会导致严重的 DRUJ 紊乱（c），这将在本章中讨论。RSC，桡舟头韧带；LRL，长桡月韧带；SRL，短桡月韧带。

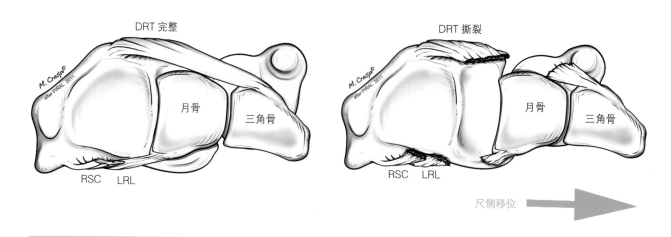

图 10.4　需要强调的是，对桡舟头韧带、长桡月韧带和背侧桡三角韧带的严重损伤将不可避免地导致腕关节尺侧移位。一些研究表明，超过 8 周未被识别的尺侧移位是不可挽救的。RSC，桡舟头韧带；LRL，长桡月韧带；DRT，背侧桡三角韧带。

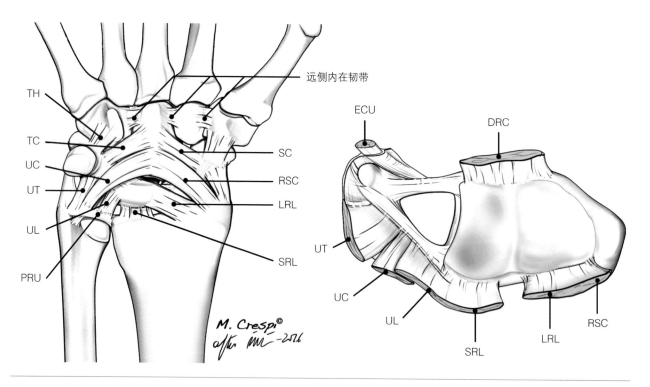

图 10.5　Min Jon Park 领导的研究小组阐明关节镜下复位和钢针内固定，内在韧带无须缝合，可以长期保持骨骼处于解剖位置。换句话说，如果腕关节维持复位，韧带会愈合，没有必要进行常规修复。我之前的《关节镜下桡骨远端骨折的治疗》书中提到，Mark Henry 也阐明了类似的经验。

　　请记住图中所示的可伴随桡骨远端骨折受伤的所有韧带。DRC，背侧桡三角韧带；ECU，尺侧腕伸肌腱；LRL，长桡月韧带；PRU，近端和远端桡尺韧带；RSC，桡舟头韧带；SC，舟头韧带；SRL，短桡月韧带；TC，三角头韧带；TH，三角钩韧带；UC，尺头韧带；UL，尺月韧带；UT，尺三角韧带。

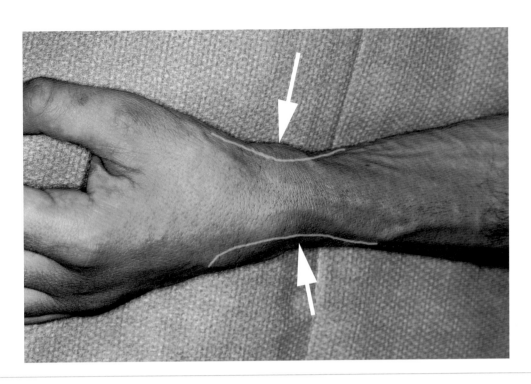

图 10.6　需要注意的是，大约 25% 的韧带损伤在最初的 X 线片上没有显示出来！手腕的宽度应该引起临床医生的警惕。

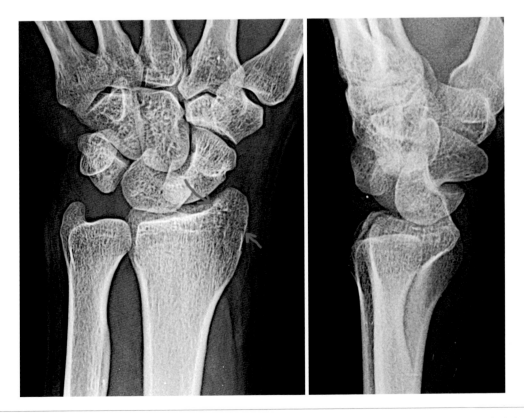

图 10.7　这些损伤发生在高能创伤的年轻患者身上。无论茎突有无损伤，处理方法是一样的，尽管前者的预后更好（Dumontier 等，2001），这是因为 RSC 和 LRL 仍然附着在茎突骨块上，适当的复位后不会有腕关节尺侧移位的风险。

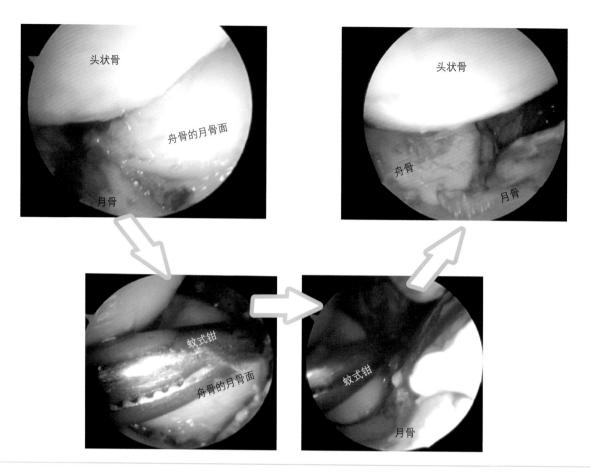

图 10.8　对于月骨周围损伤，可以通过牵引使其自行复位，也可经 RMC 入路插入蚊式钳，并向桡侧推开舟骨的月骨面而轻易复位。

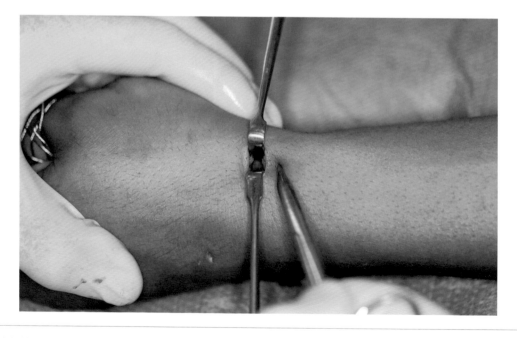

图 10.9　关节镜初步检查后，将手放在桌子上，在桡骨茎突（剪刀所指示）稍远端 1.5 cm 处做切口。用剪刀钝性分离，刀刃平行于神经血管束撑开，避免损伤舟骨入路上的头静脉和桡神经。

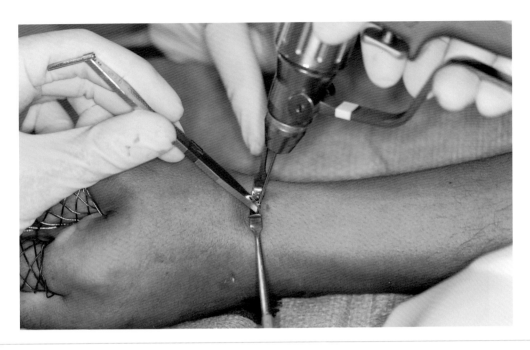

图 10.10　插入 1.25 mm 克氏针时，请始终使用软组织保护器。干性关节镜检查可以防止软组织浸润并保留骨性标志，但在正确的位置置入钢针仍不容易。我发现，将克氏针自桡骨茎突远端插入，瞄着尺骨茎突，通常会打到月骨上正确的位置。

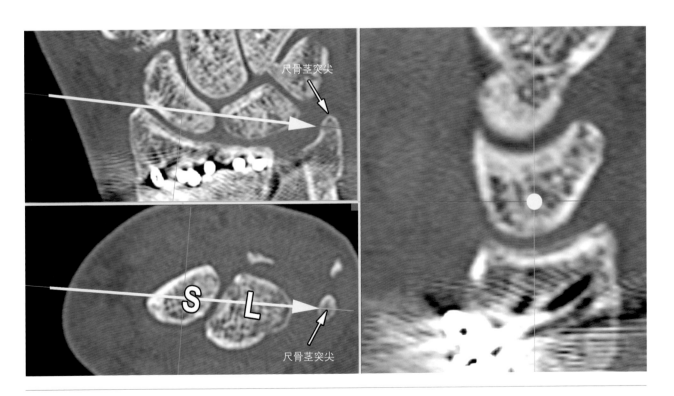

图 10.11　用一个不相关的 CT 图像来阐明该技术。注意，克氏针滑过桡骨茎突远端，当瞄准尺骨茎突尖端时，会在腕中关节近端击中舟骨和月骨。S，舟骨；L，月骨。

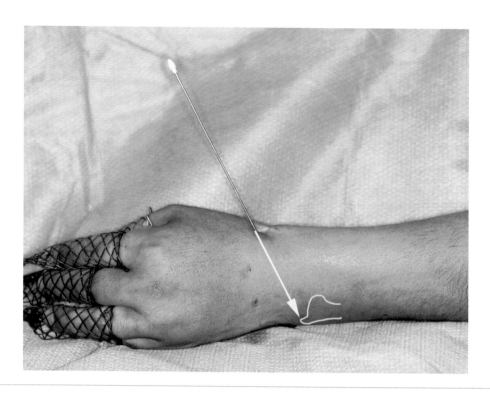

图 10.12　第一根克氏针的正确角度。然后，这就为第二根克氏针提供了一个参照，可调整向背侧成角的角度，以达到月骨的不同部分。插入 2 根克氏针可以免去在手术结束时阻挡腕中关节的需要。

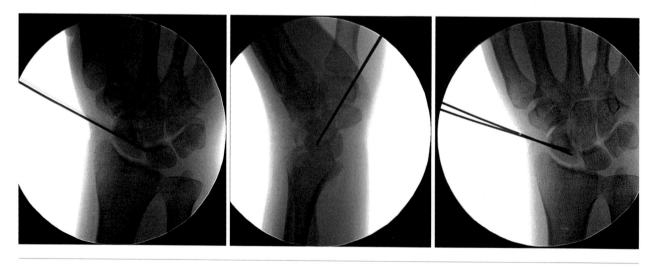

图 10.13　需要进行多次透视检查，直到克氏针放置到位为止。如果有一根克氏针放错了位置，最好把它放在原处，直到置入下一根克氏针，以防止它进入相同的针道。

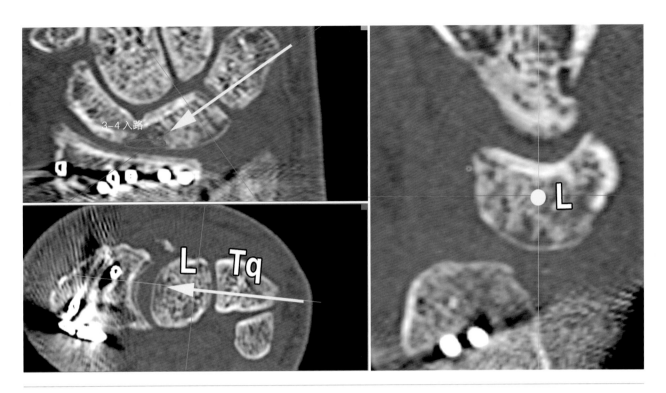

图 10.14　同样，在尺侧，将单根克氏针置入三角骨（Tq）。这比 S-L 钢针更容易实现。在手旋前位置入克氏针，皮肤穿刺部位位于豌豆骨背侧并指向 3-4 入路。把钢针放在皮肤表面上，在辅助透视下选定预计进针的方向并标记。L，月骨。

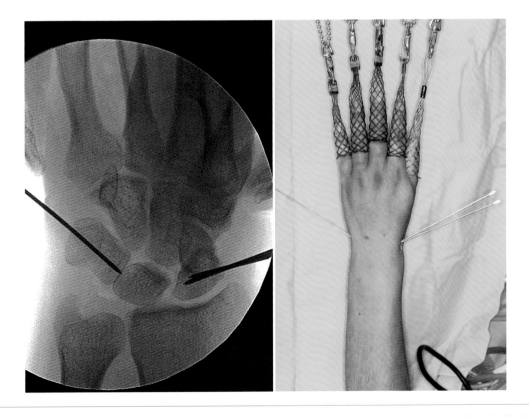

图 10.15　一旦术者对克氏针的位置感到满意，就可以牵引手部。再次灌注关节，并在适当的复位之前进行调整。

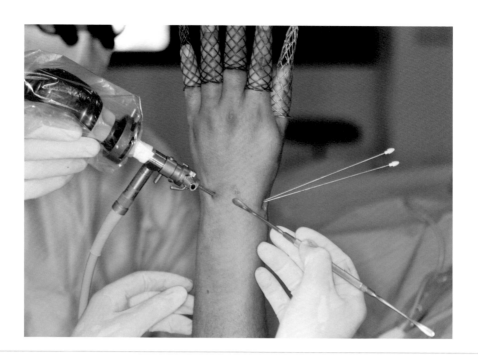

图 10.16　使用剥离子或类似器械引导舟骨适当对齐。这里有 3 个重要的技术要点。

(1) 使用关节镜，将手的牵引力减少到一半或更少（4~6 kg）。

(2) 左手推动舟状骨结节，伸展舟状骨并挤压三角骨，从而闭合 S-L 间隙。

(3) 同时，用剥离子（或类似器械，从 RMC 入路）推动并复位舟骨的近端。

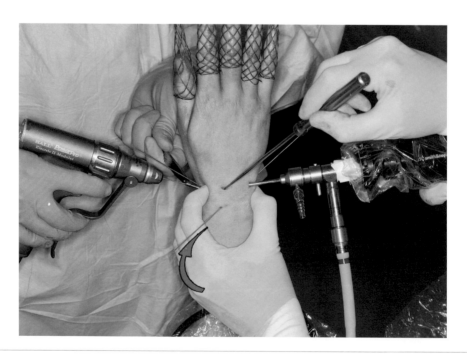

图 10.17　我过去常使用一个 1.6 mm 的克氏针，打入月骨作为操纵杆，使月骨向掌侧屈曲复位。然而，我注意到这种月骨背屈是由镜头引起的人为损伤。为了更好地观察复位情况，外科医师将镜头放置在月骨背侧的顶部靠近 S-L 间隙的地方，这会引起月骨背屈，并阻碍复位。该图中，术者一只手推挤舟骨结节和三角骨，与此同时，示指通过向远侧推动月骨内的克氏针来支撑月骨屈曲（箭头）。

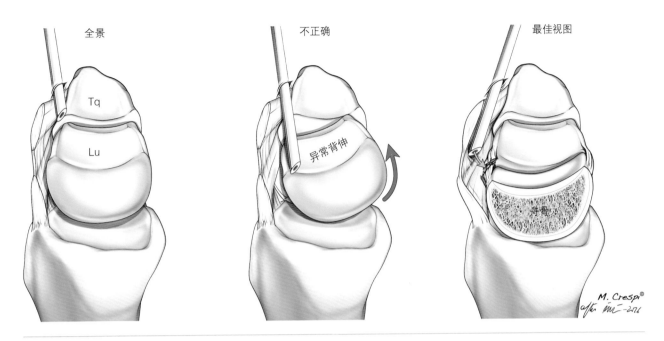

图 10.18 若要避免医源性月骨背屈，应将镜头停留在三角骨表面。要付出的代价在第一根克氏针插入前全景视野较差。而把镜头放在月骨背面（右图），术者用镜头的尖端向外推动关节囊，然后向前方观察。

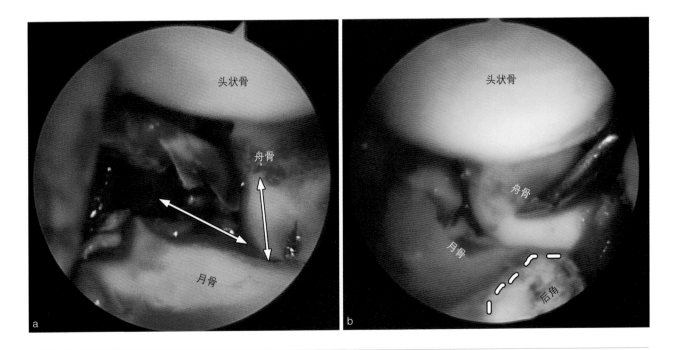

图 10.19 关节镜下视图，用箭头突出显示移位（a）及复位情况（b）。注意镜头在月骨背侧角后方。

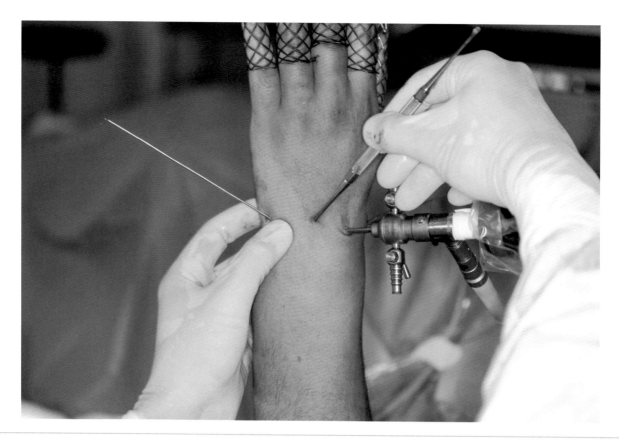

图 10.20 现在三角骨复位完成。镜头处于 RMC 入路，术者使用剥离子及手操纵三角骨 – 豌豆骨骨块。一旦位置令人满意，另一术者就向前打入克氏针。

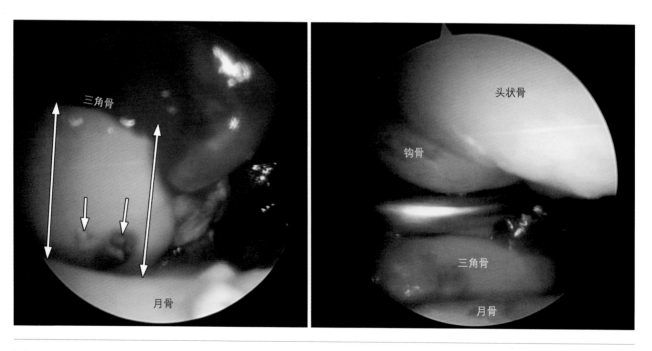

图 10.21 关节镜下复位视图。

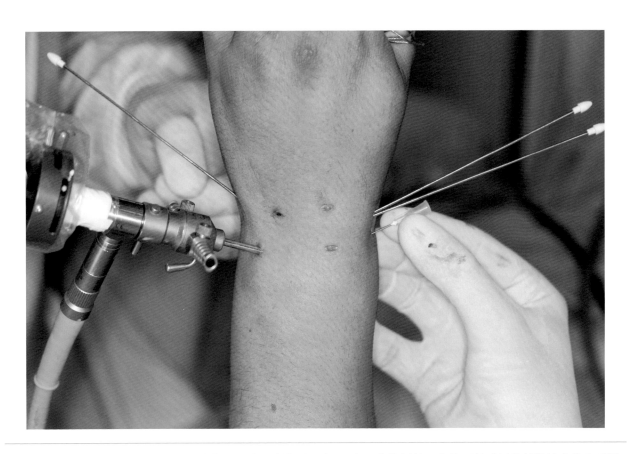

图 10.22　一旦对月骨周围脱位复位满意，我就固定桡骨茎突。我经常使用的一个技巧是采用注射器针头作为引导，来定位桡骨茎突克氏针或螺钉的方向。在关节镜引导下将它放置在桡腕关节中并将其置于所需的方向。

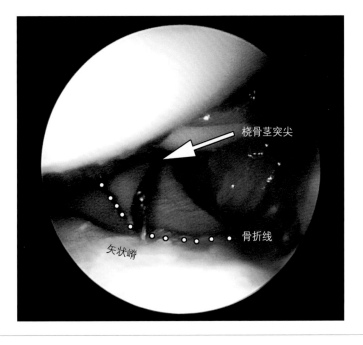

图 10.23　通过茎突顶端插入针头后相应的关节镜下视图。注意尽管在原始 X 线片中，骨折表现明显良好，但骨折累及了舟状窝的 2/3。

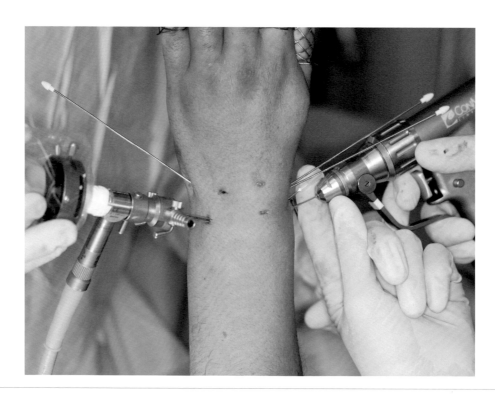

图 10.24 一旦我在镜下观察到针头与桡骨的相对位置满意，我就可以在其近侧几毫米的位置顺着它的轨迹打入 1 mm 导针。

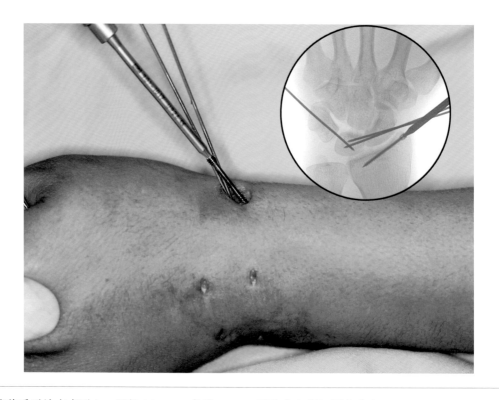

图 10.25 接着手平放在桌子上，用长 26 mm、直径 2.5 mm 无头空心螺钉固定茎突。

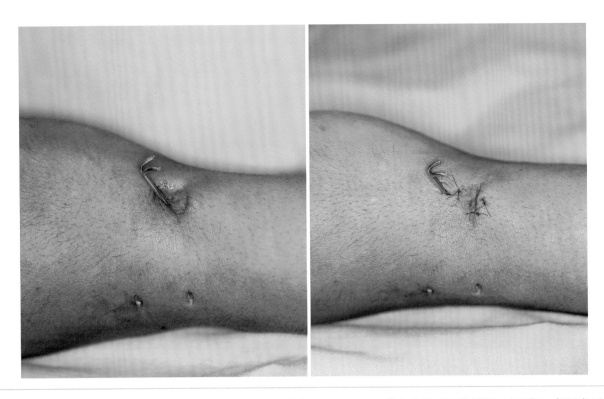

图 10.26　我的一般做法是把钢针放在皮肤外面，每周消毒处理一次。这种方法并不比将其埋于皮下好，但避免了拔除克氏针时的二次手术。为了预防感染，避免皮肤张力是至关重要的。对于这名患者，因为我们不得不进入茎突和 S–L，需要皮肤向远端松解，直至无张力。

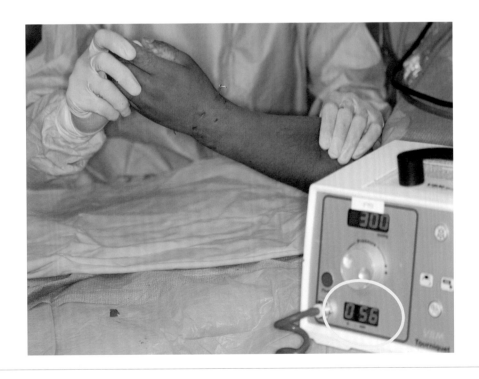

图 10.27　值得注意的是完成整个操作所需的时间：56 分钟，包括拍照片的时间！

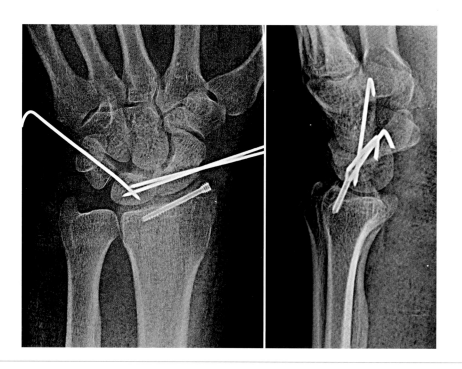

图 10.28 术后即刻 X 线片。

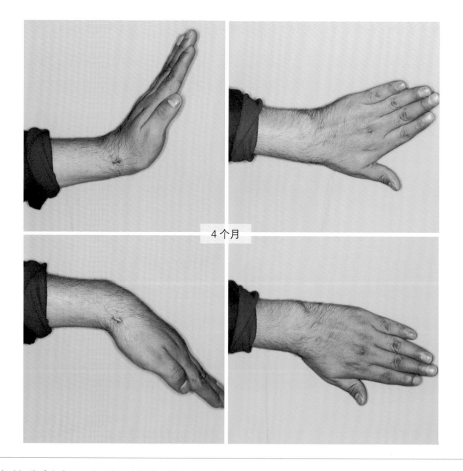

4 个月

图 10.29 如果钢针耐受良好，可以在 6 周时开始投掷锻炼，否则在 8 周时开始进行。10 周后，所有的钢针都被拔掉。图示为 4 个月时的早期结果。

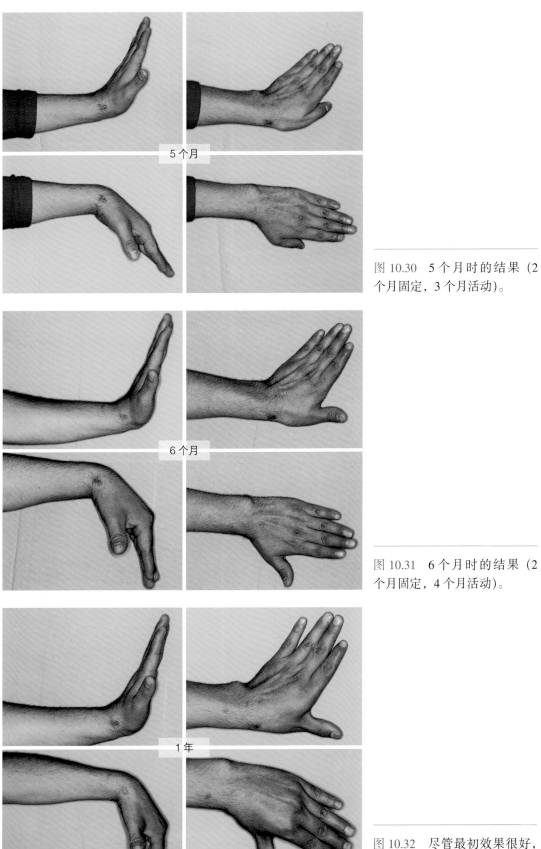

图 10.30　5 个月时的结果（2 个月固定，3 个月活动）。

图 10.31　6 个月时的结果（2 个月固定，4 个月活动）。

图 10.32　尽管最初效果很好，我还是建议患者继续锻炼，因为完全改善需要 1~2 年的时间。

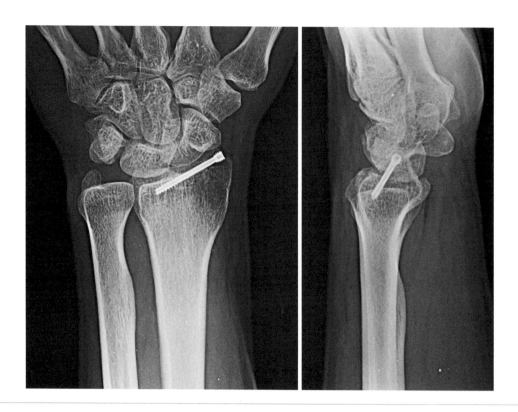

图 10.33　1 年时的 X 线片。

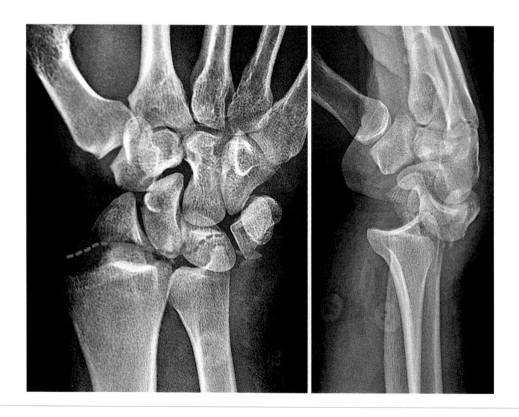

图 10.34　对于更复杂的损伤，我的思维过程是在脑海中勾绘出原始外力方向来评估伤情因素。因此，第一组 X 线片至关重要。

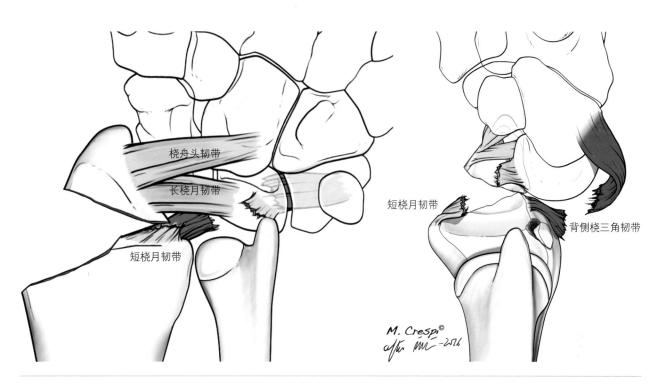

图 10.35　这例茎突骨碎片足够大，其被复位后（RSC 和 LRL 完好无损），可以确保没有尺侧移位的风险。

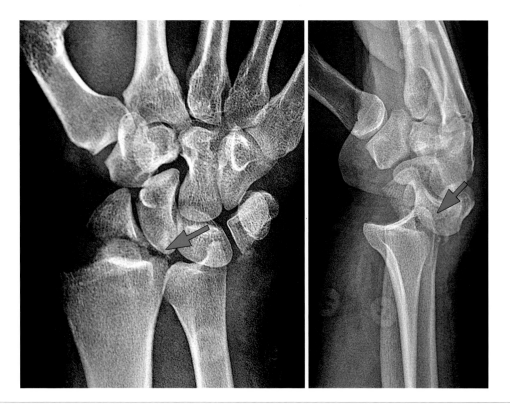

图 10.36　然而，正如图 10.3 所示，外力可能破坏了 DRUJ 的稳定。在这个病例中，桡骨的尺背侧角明显发生骨折和移位，在 CT 上更为明显。

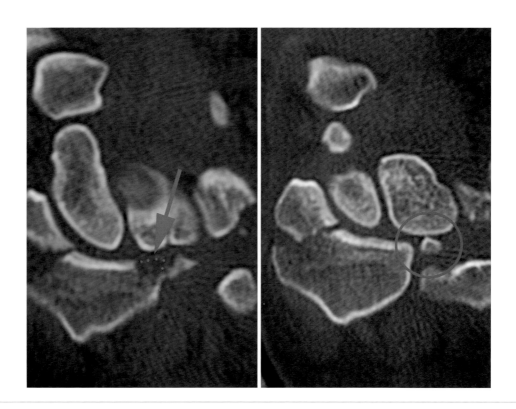

图 10.37 这些 CT 图像的拍摄时间比我们目前具备的处理原始图像的能力要早（参见第 1 章）。尽管如此，我们仍然可以看到桡骨的尺背侧角从其起点撕脱。

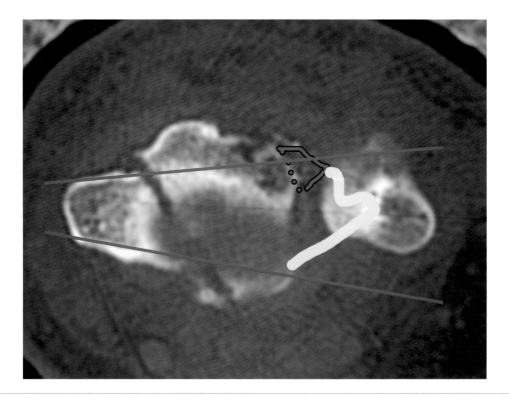

图 10.38 这个尺背侧骨片包含背侧尺桡韧带的止点，其对尺骨的背侧半脱位有限制作用。修复它是稳定 DRUJ 并避免旋前位尺骨向背侧脱位的一个重要因素。

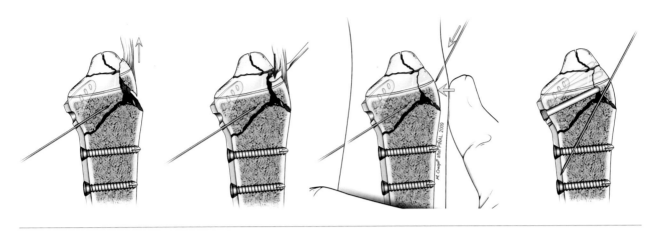

图 10.39　使用类似剥离子的器械可以很好地将小骨片复位。一旦到位，术者拇指维持复位。对于骨片而言骨夹通常太大，可能会将其夹碎。由于体积小，只能用克氏针固定。

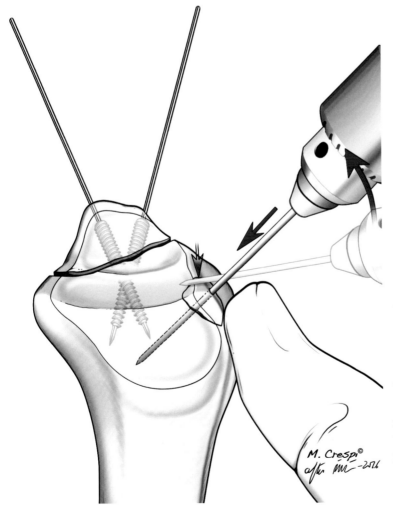

图 10.40　我推荐固定小骨片的技巧就是用克氏针本身作为引导。首先在关节镜下看到克氏针进入关节内，然后在骨片上滑行向外移除。在骨片最坚固部分的位置立即插入钢针，并打入软骨下。

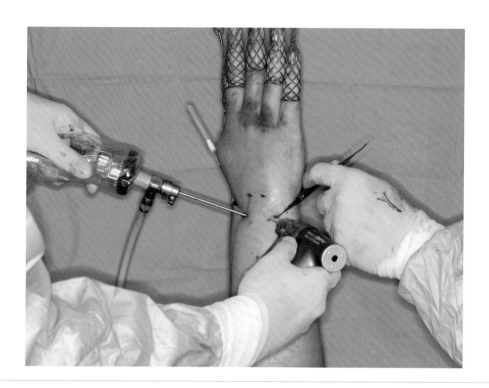

图 10.41　相应的手术视图：助手维持碎片在位，主刀医生用克氏针固定尺背侧的骨片。注意舟状窝骨折片固定已经完成（克氏针在位）。

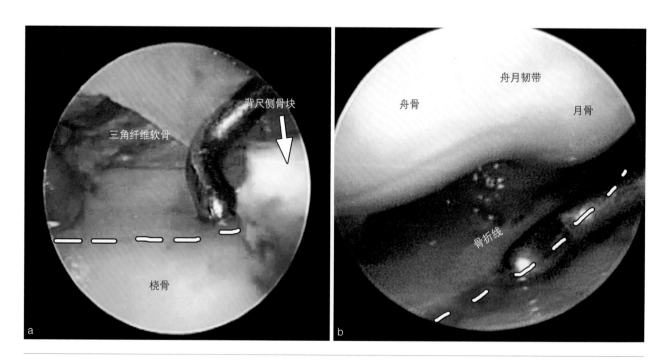

图 10.42　a. 所述操作的关节镜下视图。克氏针先穿到关节内，然后退回去，再从软骨下穿入固定骨折片；b. 关节镜下对外源性韧带的检查结果：正如原始 X 线片所示，LRL 和 RSC 韧带完好无损，避免了尺侧移位。腕尺侧韧带和桡腕短韧带撕脱。然而，在这种情况下此韧带的损伤无明显影响。

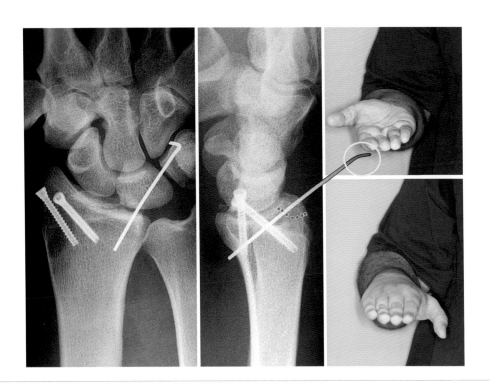

图 10.43　术后 3 周相应的 X 线片检查。由于克氏针口皮肤的激惹以及感染的风险，患者难以做到早期的功能锻炼。另一方面，由于干骺端碎片愈合得相对较快，在第 3 周时拔出克氏针（黄色圆圈），第 4 周开始旋前、旋后训练。插图中显示的是在第 9 周时患者前臂的旋转功能。

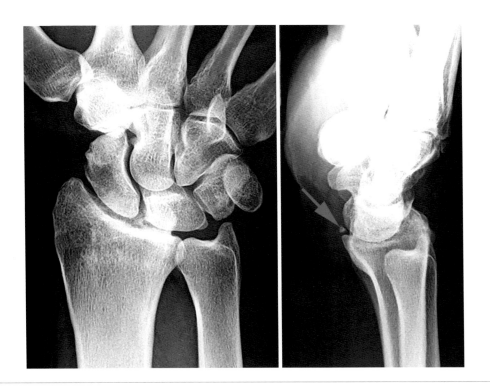

图 10.44　术后 3 年随访的 X 线片，发现与 SRL 一起撕裂的微小骨片现已钙化。腕骨以及下尺桡关节在位。患者恢复了重体力劳动，无任何不适。术后 1 年，应患者要求取出茎突螺钉。

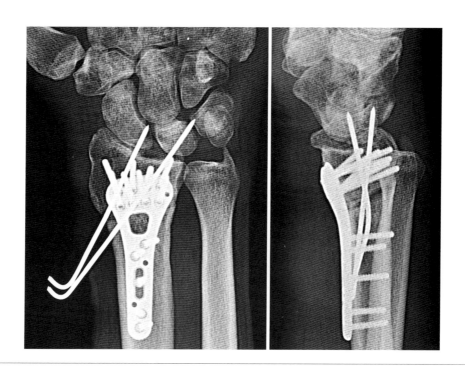

图 10.45　目前还没有机会在关节镜下治疗急性期单纯的桡腕关节脱位，但是我同意 Mark Henry（2010）的观点，他认为使用克氏针从桡骨茎突到腕骨来固定腕关节 6~8 周，可以处理一些非常复杂的桡腕关节损伤。我在慢性桡腕关节损伤的治疗经验方面与他的结果相一致。我常用较粗的克氏针（1.4~1.6 mm），因为小直径的克氏针容易折断或弯曲。为了保护桡神经浅支，常常做一个切口来暴露桡骨茎突以置入克氏针。

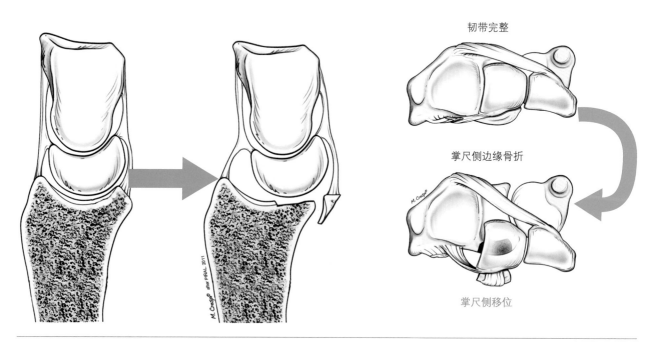

图 10.46　关于第 9 章讨论的掌侧边缘骨折问题，在此处我们进行完整的病例展示。缺少了这个掌侧的支柱将导致腕骨的掌侧脱位，这常常伴随着尺侧移位以及乙状切迹的严重紊乱。

　　如果误诊，术者应该明白月骨软骨可能会迅速退化。我们已经成功地使用掌尺侧入路联合关节镜方法治疗了许多畸形愈合的病例（参见图 2.55~ 图 2.58）。

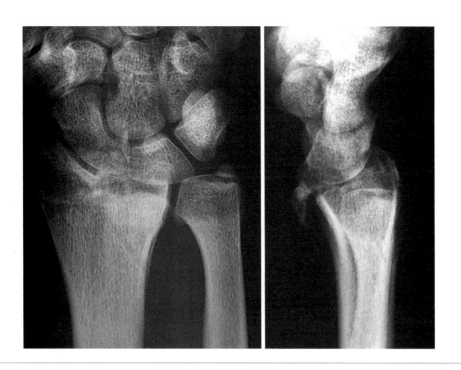

图 10.47　如图所示，由于初始损伤的"良好"表现（通常只是一个小的骨边缘撕脱伤），可能导致对这种骨折严重性的认识不到位。然而，它也可能是一个钢板顶端掌侧边缘骨块没有预料到的移位。当然，即使术者意识到这种损伤，有时也难以诊断，如下例所示。

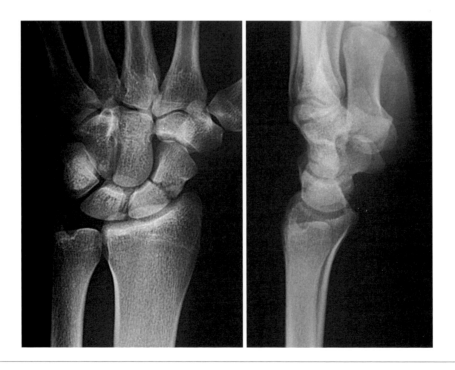

图 10.48　这名 26 岁的警察在骑摩托车时摔倒，导致舟骨粉碎性骨折，没有证据支持有其他的损伤。只是要求做一个 CT 扫描来评估舟骨粉碎程度。

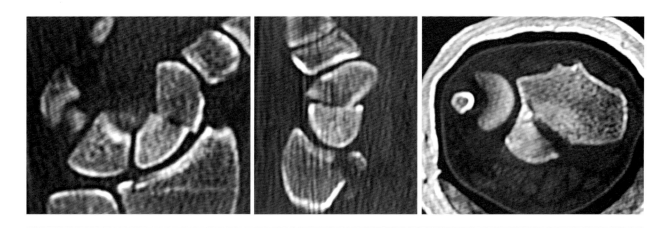

图 10.49　令我惊讶的是，除了舟骨骨折，还有腕骨的掌侧移位，掌侧边缘骨折也很明显（即使在今天，我也无法在 X 线片上看到这掌侧边缘的骨折 !）。

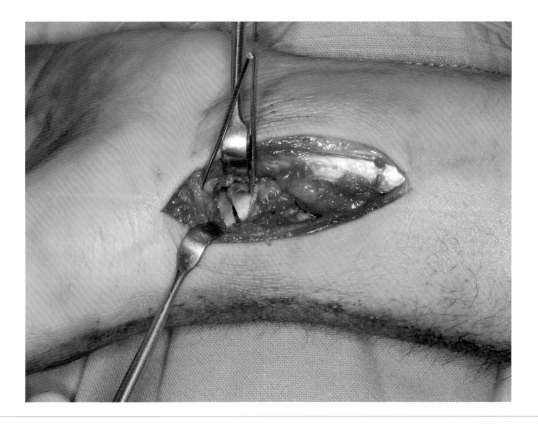

图 10.50　我在使用掌侧锁定钢板（及关节镜）之前，常采用开放延长入路暴露骨折，以 2 根克氏针作为操纵杆直接复位骨折。

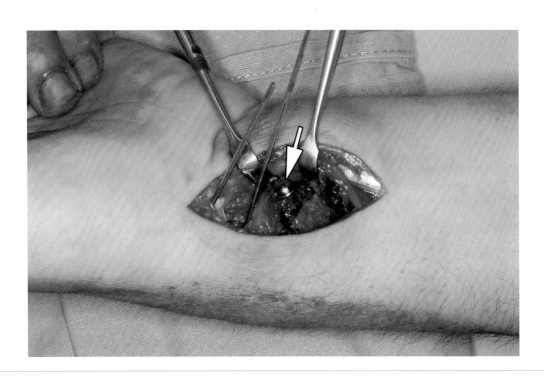

图 10.51 采用类似 Henry 切口复位固定掌侧边缘骨折。干骺端骨折线作为复位的参考依据，手腕、手指过屈，牵开桡侧屈肌及指屈肌腱，可以有足够的空间置入一个带垫圈的 2.7 mm 螺钉（箭头）。

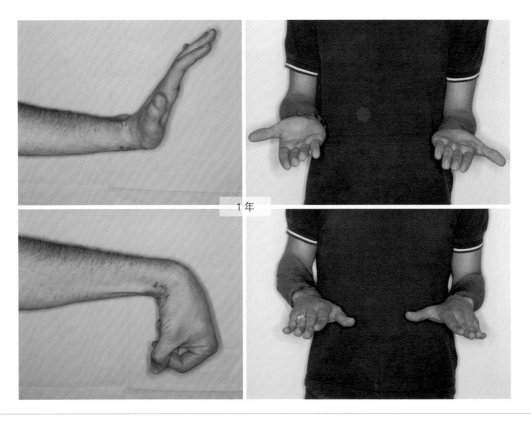

1 年

图 10.52 术后 3.5 个月，患者无任何活动障碍并回单位服役。

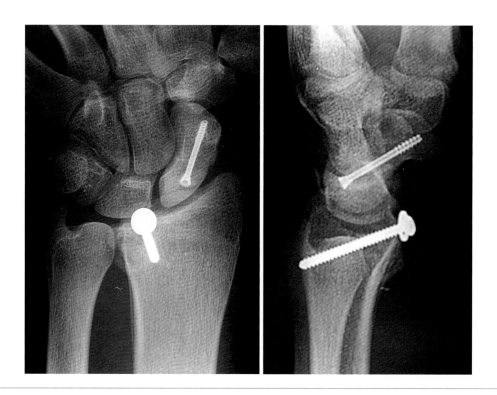

图 10.53　这个患者在 15 年前做过手术，虽然现在我可能会使用掌尺侧入路和一个低位的支撑板（参见图 9.4），但患者并无不适，也不愿意取出桡骨螺钉（尽管我很感兴趣）。

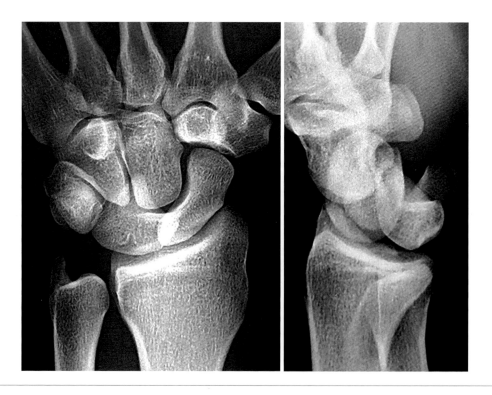

图 10.54　最后，虽然并不完全算是桡骨骨折，但月骨周围骨折脱位也是有讨论价值的。它们的处理方法与前面介绍的非常相似，我倾向于关节镜下只使用两个入路：RMC 和 UMC。

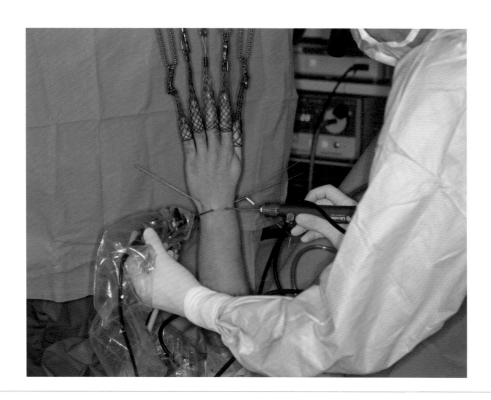

图 10.55 通常这是通过牵引可使得关节自然复位。当关节镜通过腕中关节的入路插入时，可以通过另外一个腕中关节入口插入一个剥离子或蚊式钳，在透视的引导下，使用两根克氏针固定舟骨，一根克氏针固定三角骨。注意，一旦外科医师完成复位，软组织保护器到位，助手就可以打入克氏针。

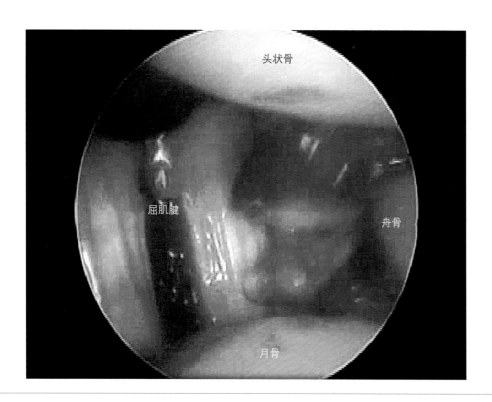

图 10.56 月骨周围脱位的固定。请注意 Poirier 间隙中大的裂隙。

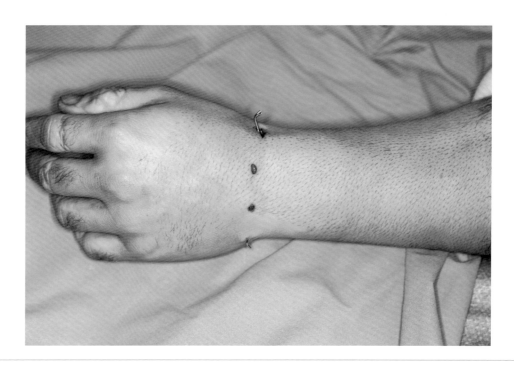

图 10.57　如果整个过程中腕关节灌注较少，则在手术结束时肿胀可以忽略不计。我喜欢把克氏针的一段留在皮肤外面，然而，为了防止发生问题，我对针口的护理非常严格。克氏针每周清洗一次，我要确保任何可能阻碍针口消毒的东西清除干净。克氏针的尖端缠绕纱布，掌侧夹板固定限制患者活动。任何针口的红肿或炎症都可以通过频繁换药和必要时口服抗生素来控制。

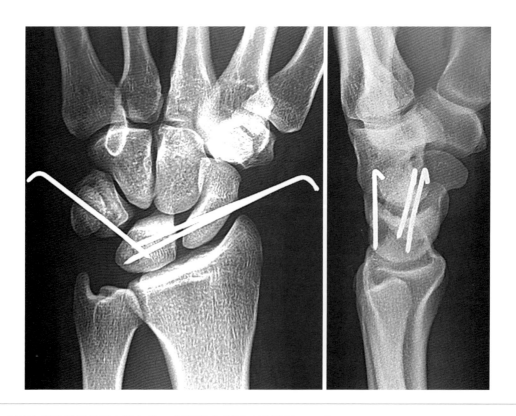

图 10.58　术后治疗以及康复的方法与前一病例完全相同（另见图 10.29）。

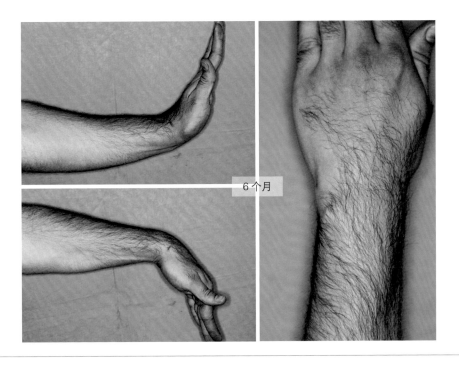

图 10.59　患者腕关节活动很快恢复。

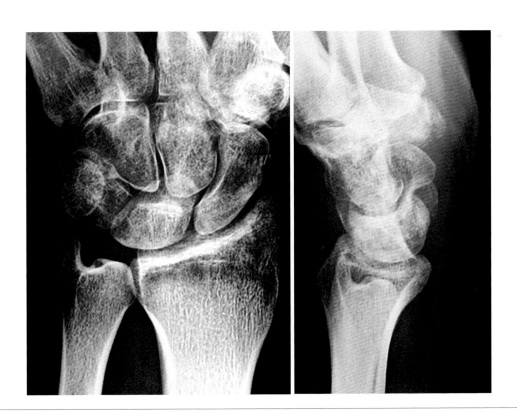

图 10.60　尽管进行了一些剧烈的体力活动（患者是一名大学橄榄球运动员），但复位仍然保持得很好。难以置信的是，韧带已经愈合，但在 Min Jon Park 的理论中也证实了这一点。这是患者术后 1 年 X 线片。

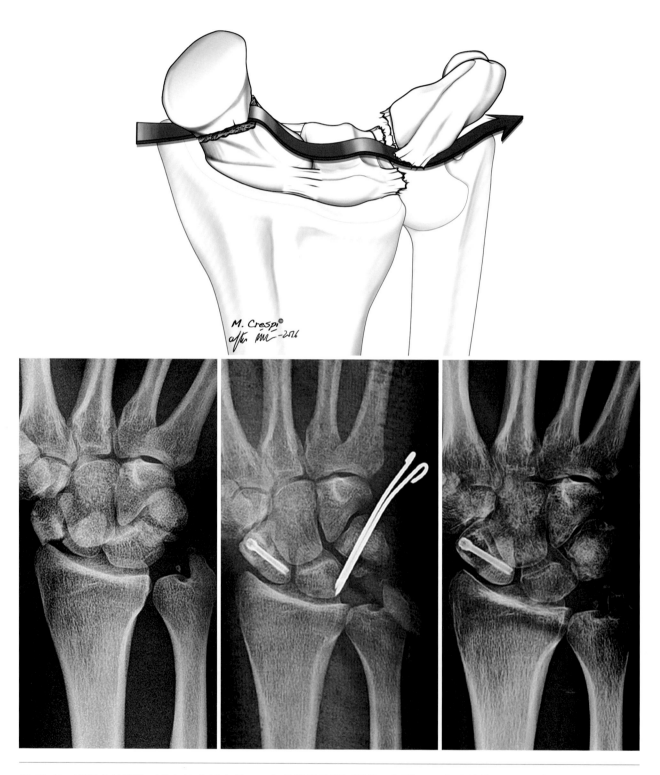

图 10.61 更复杂的损伤（比如这个经舟骨－三角骨的月骨周围脱位）同样可以在关节镜下处理，但超出了本书的范围。这个患者在术后 4 个月的时候恢复了全幅度的腕关节活动。

第**11**章

干骺端粉碎性骨折

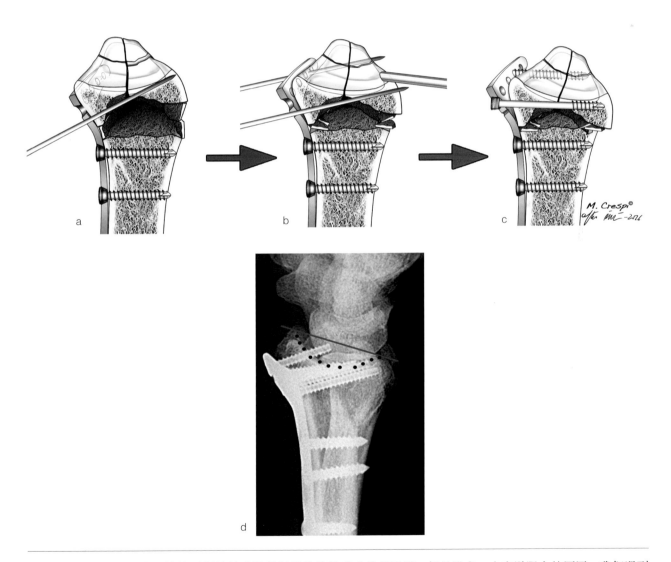

图 11.1　传统观点认为，桡骨干骺端粉碎性骨折是关节镜手术的禁忌证，但是没有一个有说服力的原因，我们遇到的唯一问题是在关节镜手术操作过程中操作杆可能弄碎干骺端的碎骨块导致复位丢失，图 d 是我们遇到的一个典型病例。

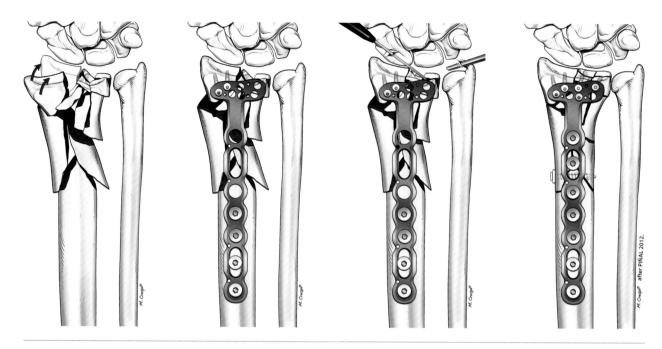

图 11.2 众所周知，克服这个困难的方法是：当你进行关节镜操作时，搭建一个稳定的平台保证复位牢靠，当桡骨存在巨大骨折块时，必须在手术前做好计划，如上图所示。

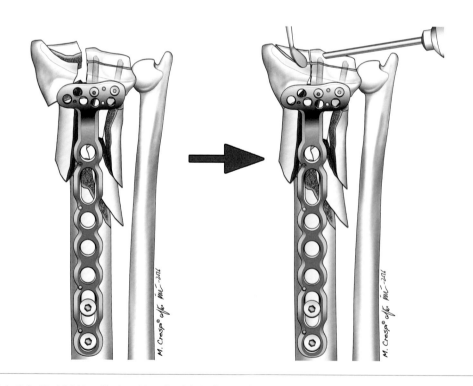

图 11.3 实际上我们另辟蹊径，优选了另一个手术方案，我们先固定了桡骨尺侧骨块，这样有了稳定的平台，关节镜操作起来更方便。简而言之，外科医师应该将较大的骨块作为参照物来重建关节。

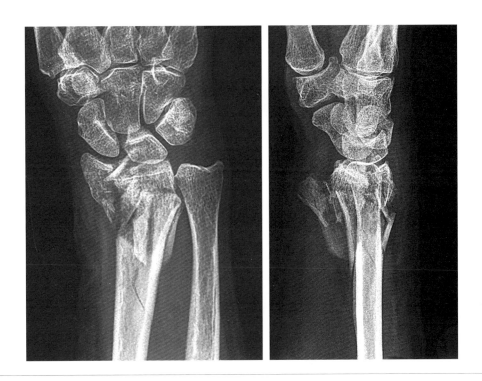

图 11.4　一位 60 岁女性意外受伤，AO 骨折分型 C33（关节内及干骺端粉碎性骨折），最初通过石膏外固定治疗，但是患者并不满意并希望手术治疗。

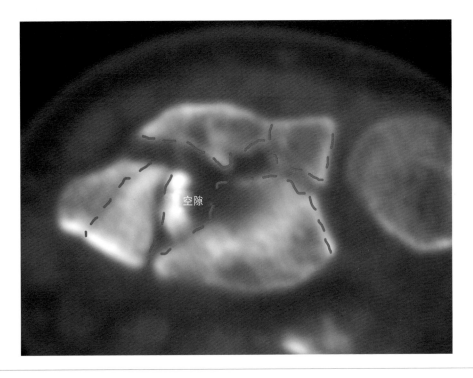

图 11.5　这个案例发生的时候还没有我们现在常用的图像处理技术，只有轴位片和一些 CT 冠状位片。在轴位片上可以清楚地看到关节错位，两块主要的碎骨块位于尺侧。

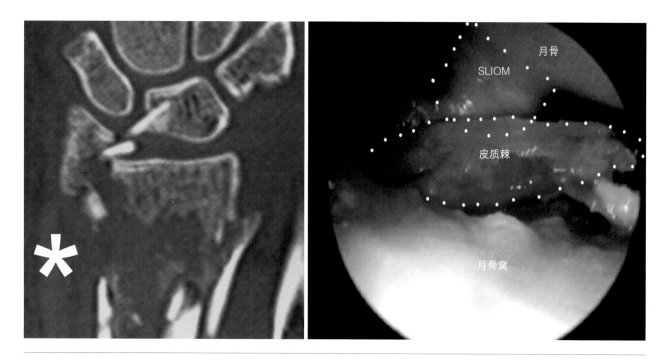

图 11.6　我们获得的唯一可用的冠状位片显示大块的桡骨皮质缺损（星号）位移邻近月骨，这在关节镜下得到证实，关节镜通过 6R 入路，图中可以看见舟月骨间膜（SLIOM）的一部分。

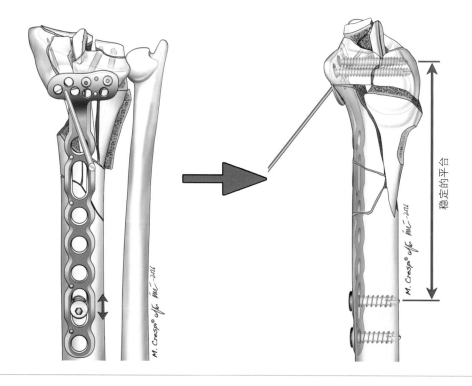

图 11.7　这个病例如下处理：通过桡掌侧入路恢复桡骨高度，使用克氏针临时固定关节面，一旦术中透视满意，置入加长 DVR 接骨板，并打入最近端的螺钉。这样可以在下一步工作完成后微调与尺骨的位置关系，在尺侧的巨大骨块上打入两枚锁定螺钉，这样可以建立稳定的支撑使其在之后的手术过程中不会塌陷，注意接骨板近端的螺钉的滑动孔存在 ±0.5 cm 的滑动范围，这使得固定并不稳定，所以目前还不能使用关节镜探查。术中再次透视，如果尺桡关系满意，在接骨板干部再打入一枚螺钉，这样就搭建了一个稳定的操作平台。

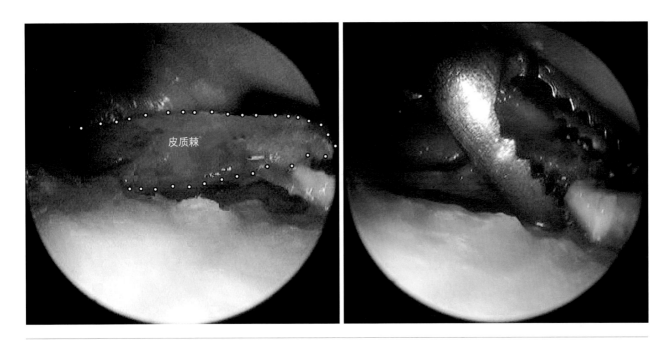

图 11.8　这样就搭建了一个稳定的操作平台，可以先前推进关节镜，避免舟骨窝再次移位。首先使用持物钳通过 3-4 入路将移位的皮质骨块从关节腔内取出。

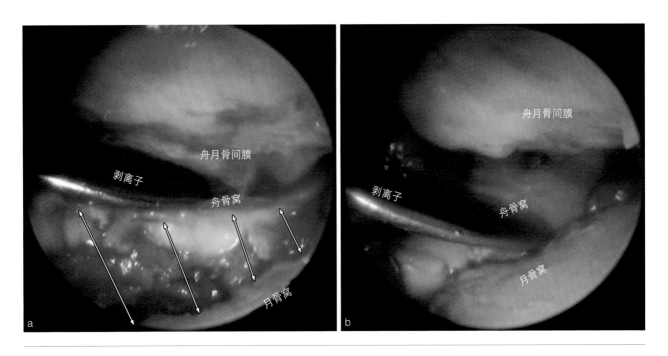

图 11.9　然后将注意力转移至舟骨窝，如图 a，这里存在 3 个主要的碎骨块，都被螺钉推向关节内（箭头显示关节面台阶）。退出自桡骨茎突打入的克氏针，使用剥离子通过 3-4 入路复位骨块，图 b 中关节面台阶得以纠正。

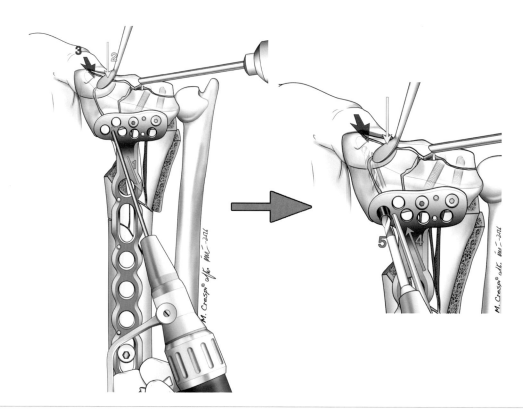

图 11.10　操作总结如下：①略微退回克氏针；②通过剥离子复位骨块；③术者将骨块压向接骨板；④助手打入克氏针；⑤钻头钻孔，拧入锁定螺钉。

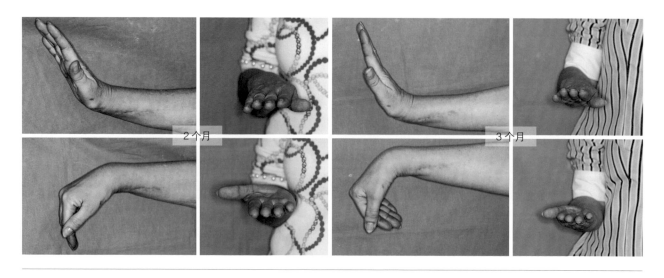

图 11.11　最后将患肢平放在桌上，打入剩余螺钉。如果想取得更好的治疗效果，我会从尺骨鹰嘴取一些骨松质植骨（止血带时间过长），但是我相信对于这个患者不需要植骨。术后立即开始全幅度的功能锻炼。

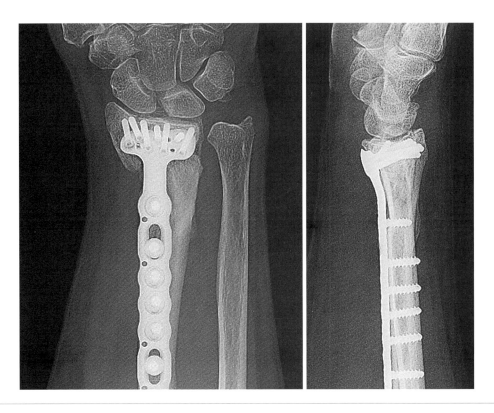

图 11.12　术后 1 年的 X 线片，这例手术我明显放松了警惕，远端的骨块存在桡侧偏移，但是这并不影响患者腕关节的活动度，患者功能恢复很好。

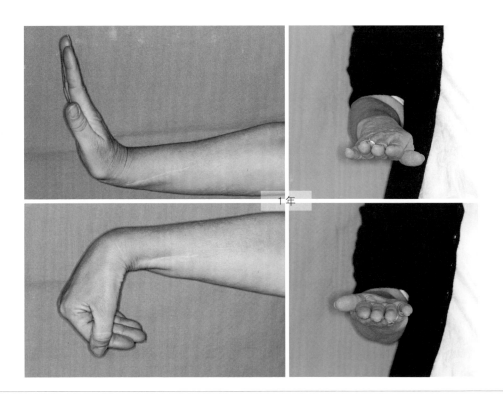

图 11.13　康复后的效果。

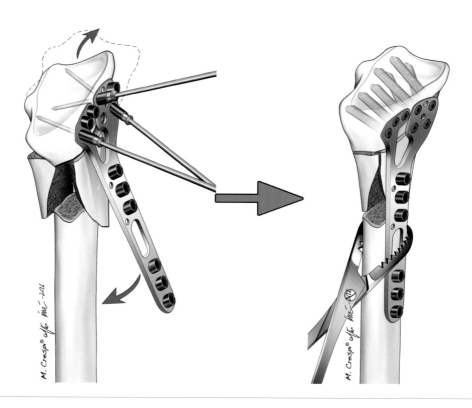

图 11.14　当桡骨干骺端骨折存在巨大骨折块时，我使用间接复位技术，就像处理关节外骨折畸形愈合的 Lanz 法一样，但因为骨干不稳定，所以操作更为困难，我们只能依靠术中透视来确定接骨板放置的正确角度，将接骨板与远端的骨块固定成一个复合体 (先使用克氏针固定，当位置满意后再换成锁定螺钉)，然后再将该接骨板 – 骨块复合体一同复位。

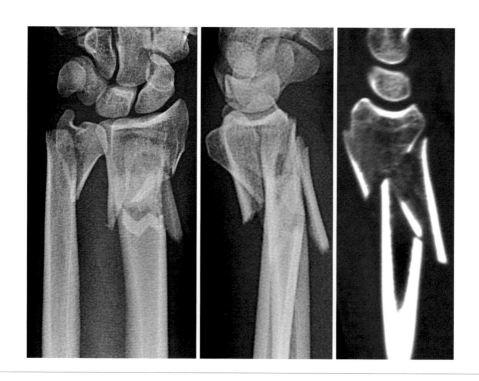

图 11.15　一位 34 岁的患者，因交通事故而受伤，通过 CT 扫描可以看到存在桡骨中段骨折块，可以使用前文所说的复位技术。

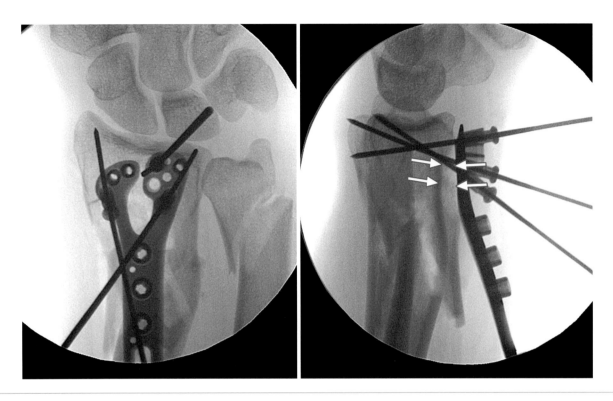

图 11.16　使用临时克氏针固定接骨板与干骺端，如箭头所示，因为关节面骨块存在内在不稳定，接骨板与干骺端骨折块不会完全紧密贴合，因此不要急于打入锁定螺钉，这样会使接骨板从骨面分离，从而增加摩擦屈肌腱的风险。

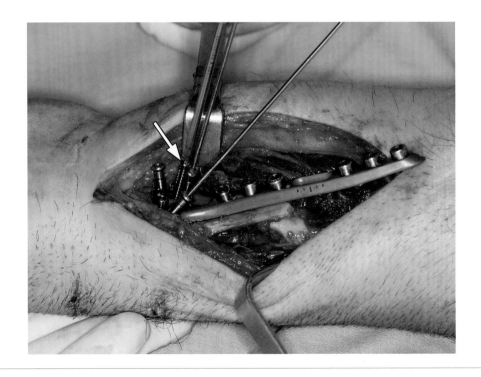

图 11.17　我的德国朋友 Hermann Krimmer 教我如何解决这个问题（一个非常简单的小技巧），在尺侧孔打入一枚非锁定过冲骨螺钉（白箭头）将骨块拉向接骨板，在一些情况下我甚至要打入不止一枚这样的螺钉，我还注意到，在拧紧螺钉前，退出克氏针可以使螺钉的拉力最大化。

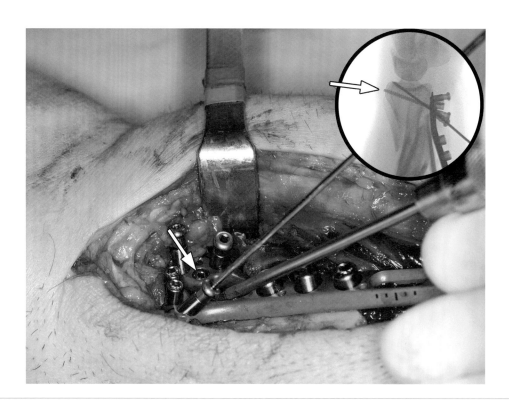

图 11.18　注意接骨板与干骺端骨块贴合非常好，打入剩余的螺钉，使之成为一个整体，最后将之前过长的、非锁定骨皮质螺钉更换为长度合适的锁定钉。

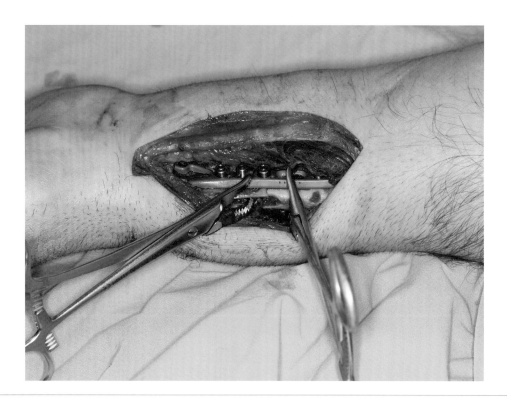

图 11.19　将接骨板 – 远端骨折块整体结构与中段骨折块以及近端骨块一起复位，这样恢复桡骨长度并且没有再次出现高度丢失的风险。

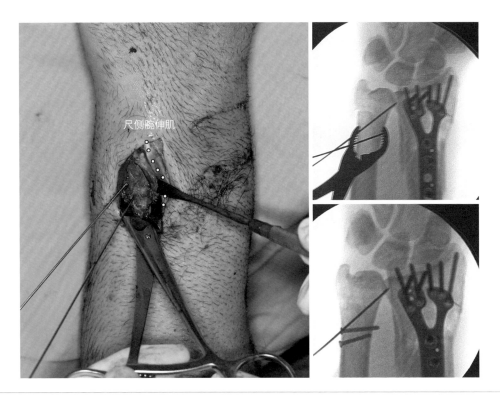

图 11.20　将患者前臂直立，手指指向天花板，通过尺侧入路，牵开尺侧腕伸肌来处理尺骨骨折。我不喜欢为患者取出内植物而做二次手术，所以我没有选用常用的尺骨接骨板，取而代之的是 3 枚 2.0 mm 低切迹拉力螺钉（参见第 12 章）。

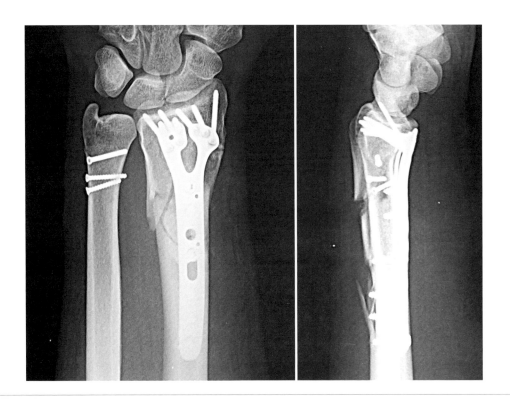

图 11.21　术后 X 线片。

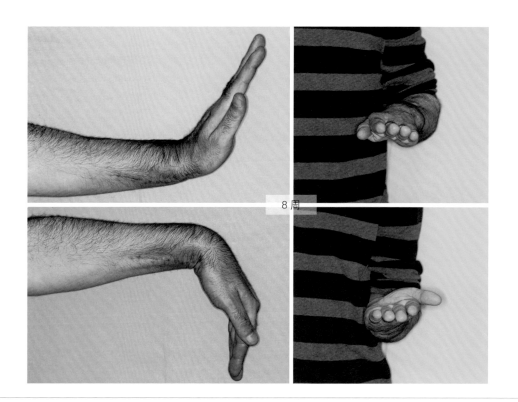

图 11.22　患者术后康复令人满意，术后 3 个月他又回到卡车司机的工作岗位上。

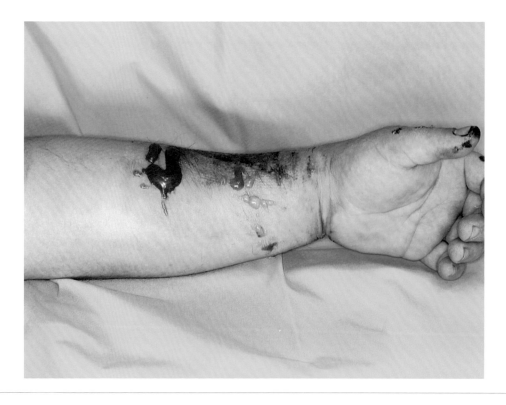

图 11.23　我常规先固定桡骨再固定尺骨，因为桡骨固定后远尺桡关节会增加稳定性，正如前述，如果桡骨粉碎塌陷，几乎不可能将前臂直立，手指指向天花板。当然有时也存在例外情况，这是一位 40 岁的泥瓦匠，前臂压砸伤伴随软组织挫伤。

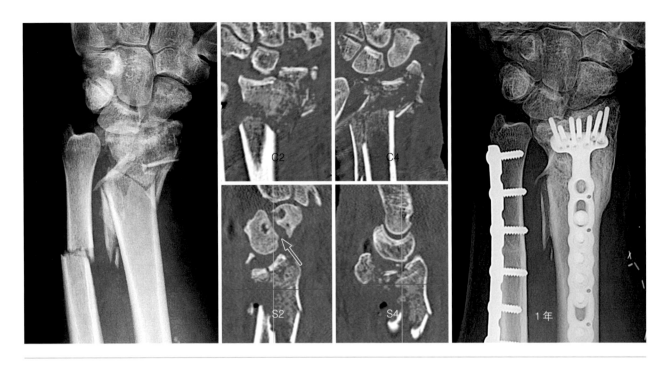

图 11.24　前臂完全不稳定，桡骨粉碎性骨折导致无法作为复位参照物，因此我通过尺背侧入路（详见下章）使用 3.5 mm DCP 接骨板优先修复尺骨，这样为我修复桡骨高度提供参照。同时在关节镜下微调关节面。这位患者同时发现存在陈旧性舟骨骨折（红色箭头），由于医疗保险的原因，我们不能一并进行手术（与这次事故无关）。

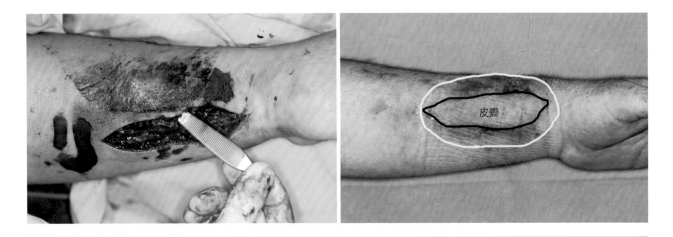

图 11.25　挫伤的皮肤条件非常糟糕，以至于无法覆盖创面，我们在术中做了组织移植，采用同侧上肢游离皮瓣覆盖创面（黄圈），通过这个和下一个案例我要再次强调重视显微外科手术练习，如果你年资尚浅、缺乏信心，请坚持练习显微外科，否则你的职业生涯将举步维艰，如果你到了我这么大年纪还要向显微外科同事求助，这绝不是一点小错误。

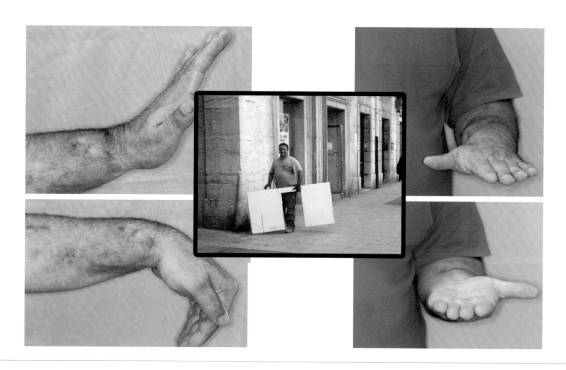

图 11.26　术后 6 个月的结果。通常恢复良好的患者在出院后很难随访，术后 1 年，我在路上偶遇了这位患者，他正在用患肢搬运石块。

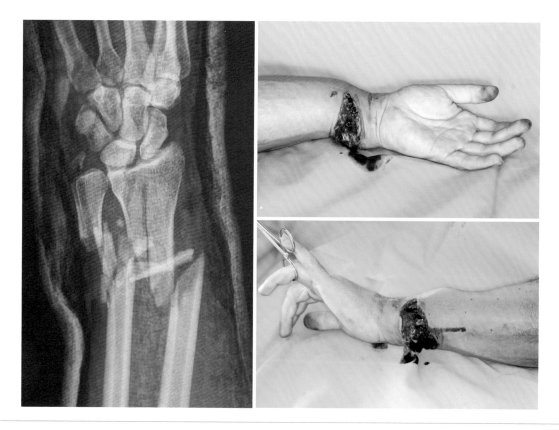

图 11.27　一位 31 岁患者，压砸伤导致桡骨远端关节内骨折伴尺骨骨折，同时合并有软组织缺损及手部血运障碍。除了恢复手部血供以外，我们使用外固定支架固定骨折并暂时缝合尺侧的巨大创口。

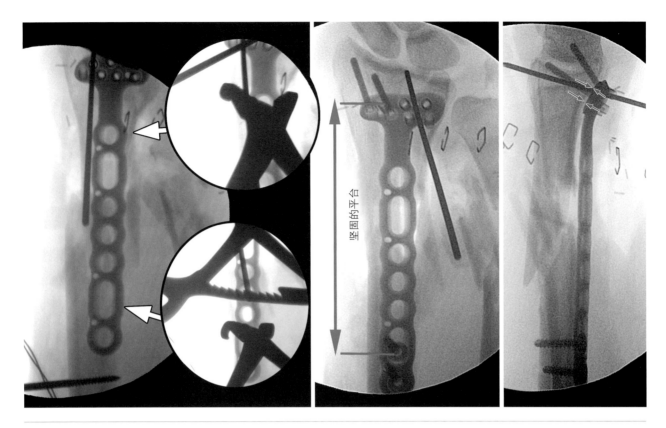

图 11.28　术后第 4 天，计划实施骨折确切内固定手术。通过外固定架及骨夹恢复桡骨骨折力线，这样可以以桡骨为参照物决定高度，如图 11.2 所示，通过打入两枚锁定螺钉固定桡侧骨折块，一枚临时克氏针固定尺侧骨折块，搭建了稳定的框架。当时还没有意识到在打入锁定钉之前置入一枚非锁定骨皮质螺钉有多么重要，所以接骨板与干骺端有一些分离（箭头）。值得强调的是：一旦锁定螺钉打入，接骨板将完全无法移动。

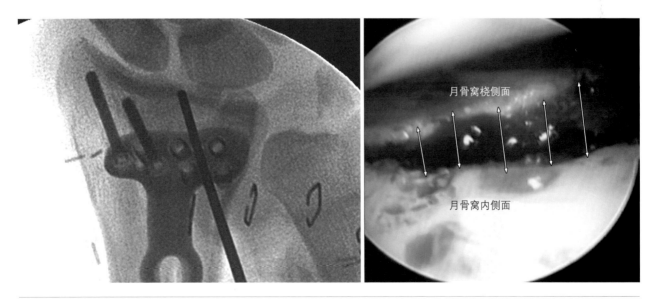

图 11.29　虽然术中透视看见复位相当完美（见图中特写），但是当使用关节镜通过 6R 入路探查时发现月骨窝存在大于 2 mm 的明显台阶。通过拔出尺侧临时克氏针并用探针挤压尺侧骨折块台阶得以复位。手术顺利，桡骨所有的骨块都已经复位。

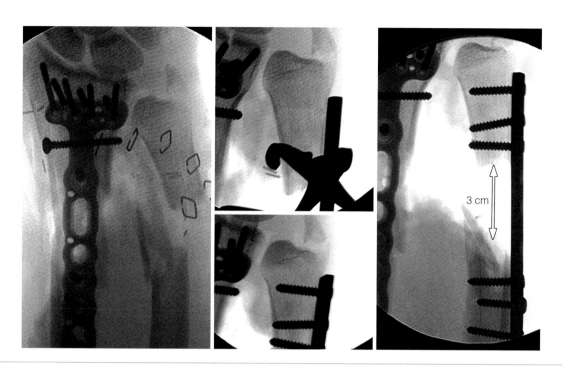

图 11.30　尺骨完全不稳定，不仅仅因为其主要稳定结构（尺骨茎突自隐窝处分离）损伤了，同时远侧斜束也受到损伤，这造成了尺骨头完全漂浮。先将尺骨远端与 AO 2.7 mm 10 孔 DCP 接骨板固定，再调整尺骨高度至正常。注意尺骨头的不稳定及将近 3 cm 的骨缺损造成了远尺桡关节间隙增大。

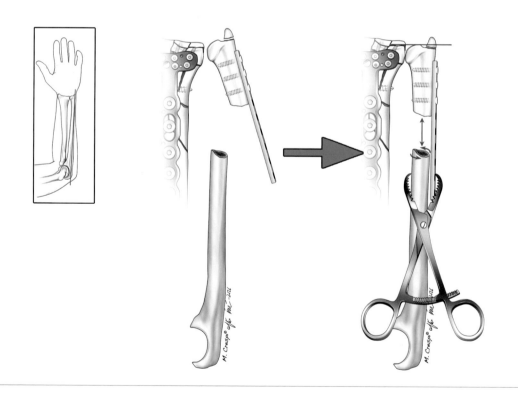

图 11.31　尺骨轴向旋转位移会导致旋前 / 旋后受限，所以纠正旋转位移非常重要。问题是在发生粉碎性骨折时，术者只有两个参照点：尺骨茎突和尺骨鹰嘴，两者应该在同一个平面。为了避免发生旋转不良，我们将患者前臂直立，手指指向天花板，腕关节处于中立位，然后固定钢板的近段。在这个位置下术中透视正位片，尺骨茎突应该在尺侧且与尺骨鹰嘴处于同一直线。如果认为旋转比较满意，可以通过将尺骨远端接骨板向远或向近端移动，直到尺骨无高度变异。

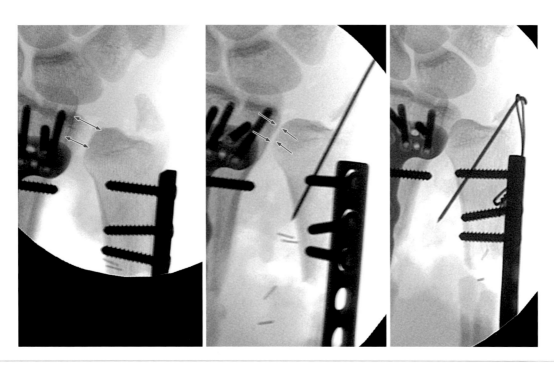

图 11.32　当使用克氏针固定尺骨茎突后，远尺桡关节增大的间隙（箭头）也会随之消失，我们再次强调次级稳定结构对于维持远尺桡关节稳定的重要性（本病例中该结构被破坏了），需要再通过张力带加压进一步固定尺骨茎突骨折块。

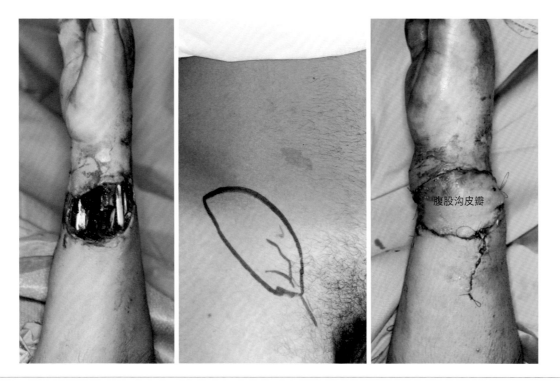

图 11.33　在第 12 章中讨论了尺骨的不同入路，但是本例患者因为存在巨大的软组织缺损所以不用考虑这个问题，我们在置入内植物的手术中同期移植髂部（腹股沟皮瓣外侧）游离皮瓣修复创面。

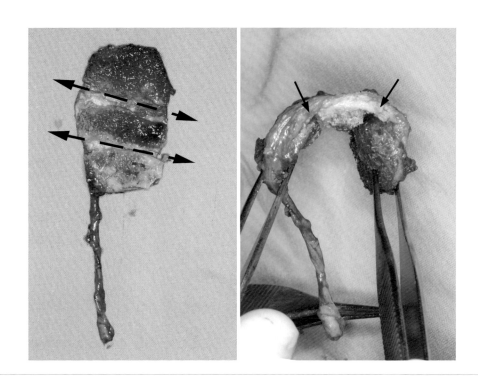

图 11.34　为了解决尺骨骨缺损，在伤后 11 天再次手术移植股骨内侧髁骨瓣，虽然携带的骨皮质很薄，但是强度很好。通过多次修剪，骨瓣可以适应形状的缺损。虽然我们经常使用不带血管的骨移植，但是以下几点原因使我对这种方法倍加青睐：首先由于局部组织血供差，未做血管吻合的植骨需要很长时间愈合，尺骨周围菲薄的皮肤使得接骨板很难长时间放置，内植物取出前患者会感到疼痛、活动受限，因此早期愈合非常重要。

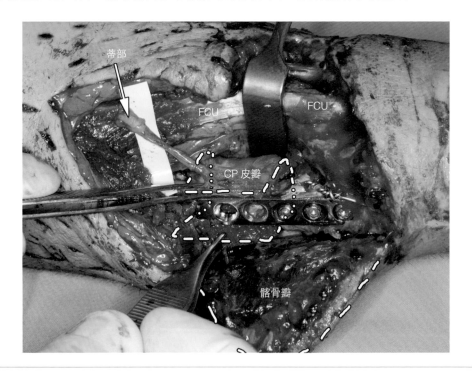

图 11.35　可以看到游离骨瓣填塞在尺骨缺损处，相对着接骨板，蒂部动静脉（黄色背景）分别通过静脉桥接与尺动脉（常用于手部吻合）及皮下浅静脉吻合，之前的髂部皮瓣被掀起并牵向尺侧以暴露术野。CP，骨皮质；FCU，尺侧腕屈肌。

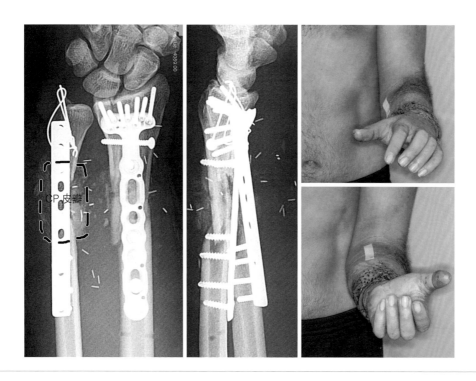

图 11.36　内植物足够稳定，术后立即开始功能锻炼，如图所示，皮瓣移植术后 2 周前臂旋前、旋后情况。

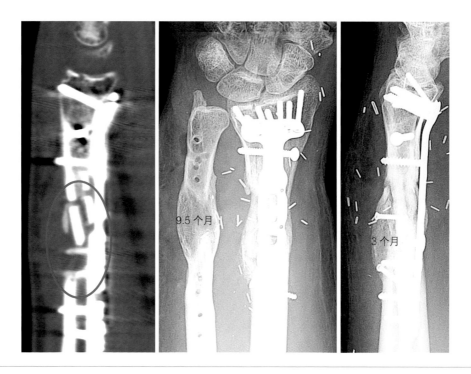

图 11.37　在复杂损伤中，术后并发症非常常见，医师要随时准备好应对措施，患者术后 6 个月开始感到疼痛并诊断为桡骨骨不连。我们通过移植对侧股骨内侧髁骨瓣修复桡骨骨不连，同时尺骨已经拥有足够的强度，取出尺骨内固定。在患者初次受伤后 9.5 个月及桡骨游离骨瓣移植术后 3 个月复查 X 线片。带蒂血管移植非常重要，如果单纯植骨可能需要 1 年时间才能骨性愈合，也需要更长的时间取出内植物。

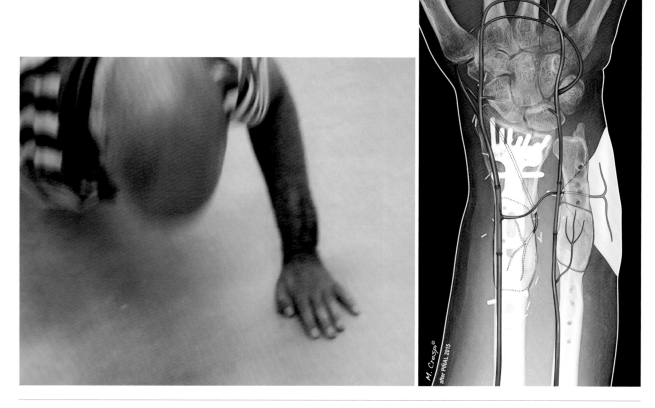

图 11.38　尽管一开始伤得很严重，患者在术后 9.5 个月已经可以完成俯卧撑。示意图展示了游离皮瓣血供情况，显微外科手术提供良好软组织覆盖和缩短愈合时间的重要性不言而喻。

第 12 章

尺骨骨折

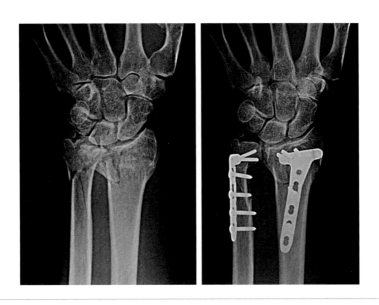

图 12.1 目前接骨板是处理尺骨粉碎性骨折的标准方法，但是不幸的是：我从来都没见过一个患者在取出接骨板之前感到满意。

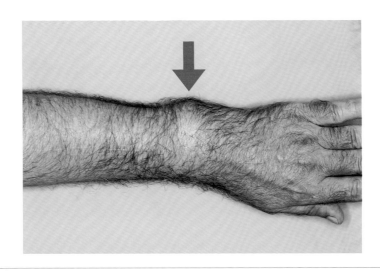

图 12.2 肿胀、尺侧腕伸肌肌腱炎和疼痛是最常见的并发症，这使得我们必须在骨折 6 个月到 1 年时间取出内植物。二次手术也会有问题，患者需要时间离开工作岗位，讨厌再次到手术室，需要再次手部康复治疗，钢板取出后患者感觉才会较好。

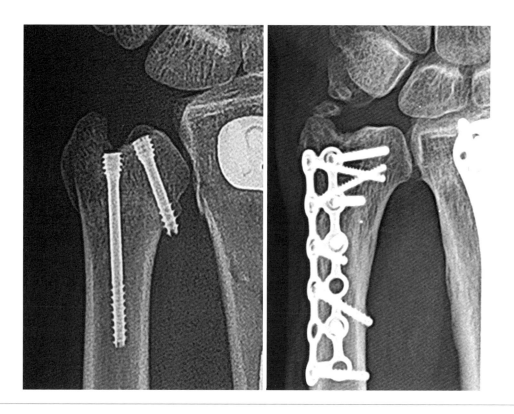

图 12.3　为了克服传统接骨板带来的问题，我根据骨折的位置选择两种不同的方法。

（1）空心螺钉。

（2）低切迹接骨板或双排接骨板。

本章阐述了从 TFCC 撕裂到尺骨干骨折的处理策略。

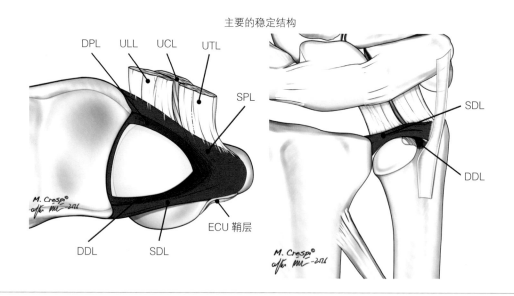

图 12.4　Pogue 等（1990）在 Viegas 实验室发现如果 TFCC 从尺骨隐窝或乙状切迹上满意地彻底游离，桡骨短缩不可能超过 2 mm 或背屈也不可能大于 20°。因此，原则上所有需要手术干预的桡骨远端骨折都应该存在远尺桡关节不稳定，但是并不意味着所有的桡月关节不稳定都需要手术，这要感谢完整的次要稳定结构。主要稳定结构用红色表示：DDL，腕背侧深韧带；DPL，腕掌侧深韧带；ECU，尺侧腕伸肌；SDL，腕背侧浅韧带；SPL，腕掌侧浅韧带；UCL，头月韧带；ULL，尺月韧带；UTL，月三角韧带。

次要的稳定结构

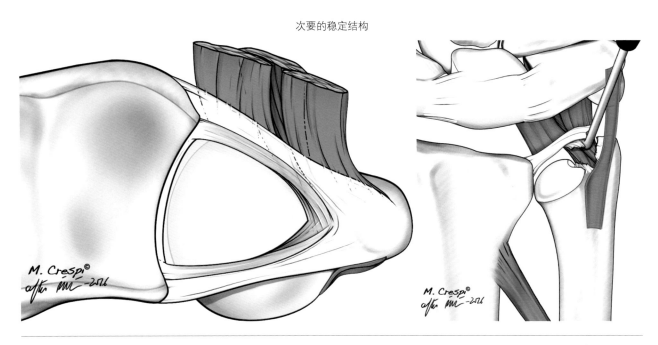

图 12.5　当主要稳定结构撕裂后，次要稳定结构 (绿色)：尺腕韧带、尺侧腕伸肌腱鞘和远侧斜束在腕关节稳定发挥着重要作用，就这一点而言以我的经验，桡骨远端骨折很少需要修复 TFCC。

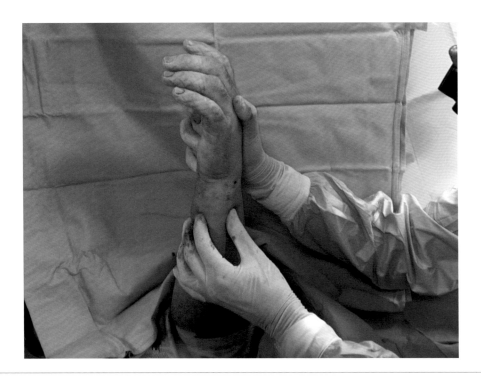

图 12.6　根据我的经验，关节镜探查大大增加了因腕关节尺侧损伤而需要手术的患者，因此按照 Jesse Jupiter 的建议，我修复桡骨后再测试腕关节的稳定性，无论关节镜下看到什么，我只处理那些腕关节桡偏不稳定的患者。将患者腕关节置于中立位，无任何牵引的情况下手指指向天花板，通常检查时，远尺桡关节桡偏时稳定，尺偏时或多或少有一些不稳定，这是因为桡偏时，次要稳定结构限制了尺骨活动。

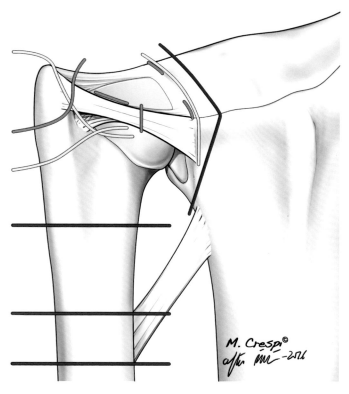

图 12.7　一些位置（红色）的损伤相比较其他位置（绿色）来说更倾向于不稳定，就像前文所述，主要稳定结构和次要稳定结构均被撕裂。具体来说，我在关节镜下看到的大部分 TFCC 损伤都没有严重到需要治疗（绿色）。但是经过"黄色"路径的损伤往往造成不稳定并可能需要手术治疗，对于经红色路径的损伤我常常选择手术治疗，但是我必须承认，我的理念更倾向适合于年轻并积极要求治疗的患者，我非常热衷于通过手术治疗来避免后续产生的问题。另一方面，目前 65 岁之后仍有很长的生存期，所以大部分老年患者同样适用于我的治疗理念。

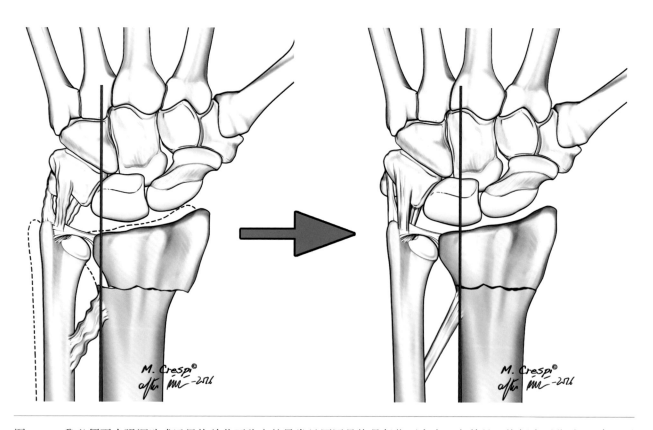

图 12.8　我必须再次强调造成远尺桡关节不稳定的最常见原因是桡骨复位不完全。尤其是"桡侧水平位移"（参见图 2.16~ 图 2.18），这是由于远尺桡关节次要稳定结构松动造成的。关注桡侧的位置可以纠正大部分术中远尺桡关节不稳定。

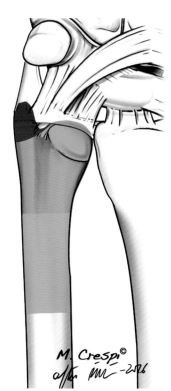

尺骨茎突入路

尺骨陷窝入路

尺骨头入路
（ECU–EDM）

尺骨背侧入路
（ECU–FCU）

图 12.9　对于尺骨不同位置的骨折和不同类型的固定方法，我使用以下几种入路。

（1）尺骨茎突入路（红色）：针对尺骨茎突骨折。

（2）尺骨隐窝入路（蓝色）：针对 TFC 撕裂和尺骨头骨折。

（3）尺骨头入路（ECU–EDM）（蓝色）：针对尺骨颈和尺骨头骨折。

（4）尺骨背侧入路（ECU–FCU）（绿色）：针对尺骨干远端骨折。

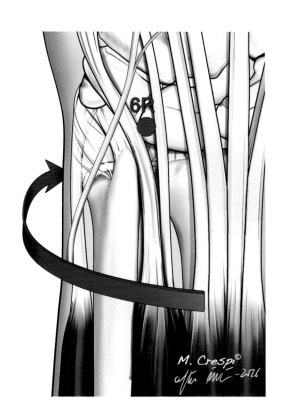

图 12.10　尺骨茎突入路。当腕关节处于旋后位时，在 6R 入路尺侧处做一个小切口可以直接暴露尺骨茎突尖部。尺骨茎突基底部骨折可以通过这个小切口探查，只有累及尺骨隐窝的不稳定骨折需要处理，使用临时克氏针或者骨钩固定尺骨茎突。

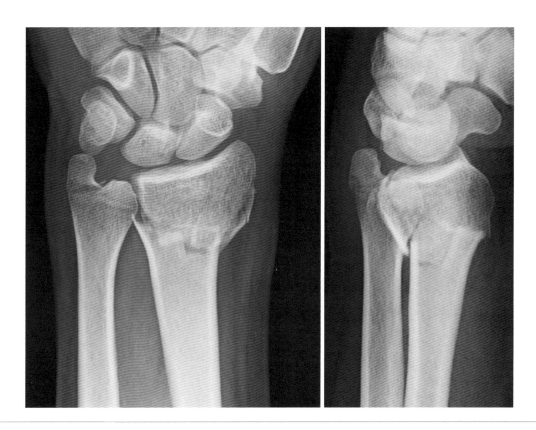

图 12.11　这种累及尺骨隐窝的尺骨茎突基底部骨折会造成远尺桡关节不稳定。

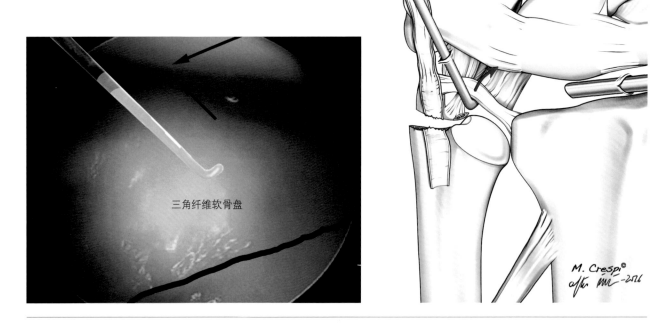

图 12.12　在桡骨远端骨折通过掌侧接骨板固定后应在关节镜下检查 TFCC 在尺骨上的附着点，关节镜下通过 3-4 入路将探针插入 TFC 下部，如果 hook 试验阳性可证实 TFCC 损伤（例如 TFCC 可以被探针提起触及月骨）（如黑色箭头所示）。尺骨也同时存在轻微桡偏。如果存在巨大骨块，通过微创方法固定尺骨茎突，可以获得稳定的复位。

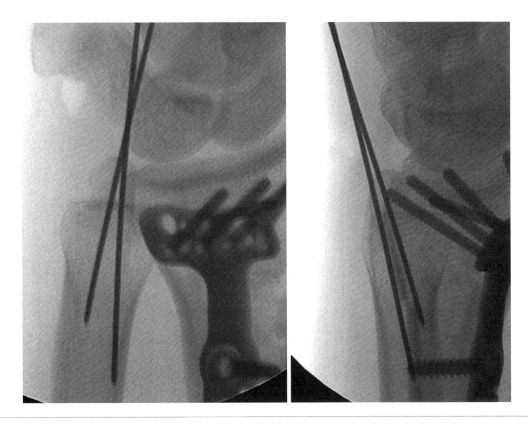

图 12.13　通过一个小切口，尺骨茎突复位后通过两枚临时克氏针固定，一枚沿轴向固定，另一枚防止骨块旋转。

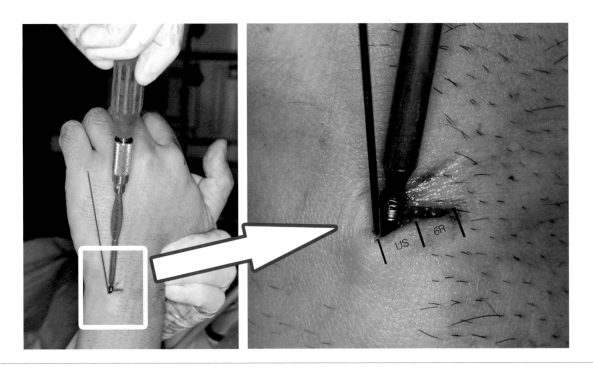

图 12.14　针对这种情况，我使用"自攻 – 自钻"无头螺钉，通常是 2.0 mm 直径，特别要说明的是：我更加熟悉由 Styker 推出的 Autofix™ 的螺钉（需要申明的是，没有任何商业行为）。我发现如果在这种情况下使用连续螺纹螺钉存在一定危险性。US，尺骨茎突。

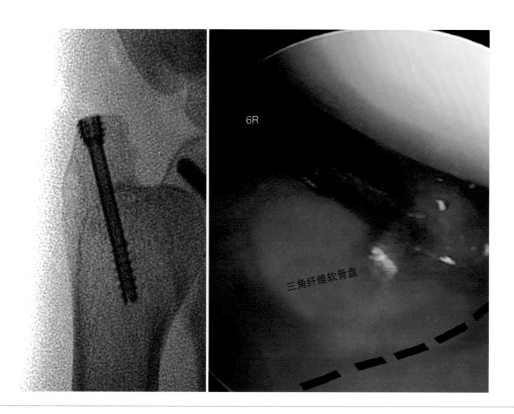

图 12.15　固定尺骨茎突后我们在关节镜下再次探查，这次 TFCC 稳定，并且 hook 试验阴性。

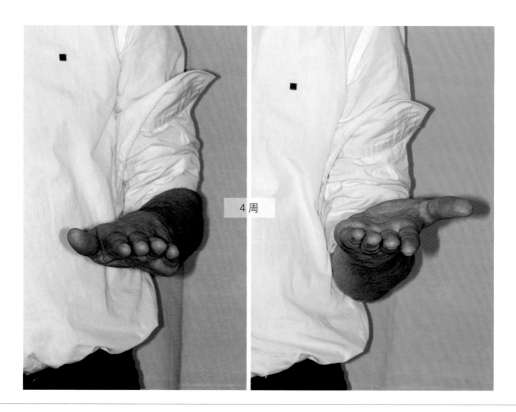

图 12.16　术后立即开始主动及被动旋前旋后康复锻炼。如图所示，患者 4 周后可以完成完全无痛的旋前旋后动作，虽然我没有足够的数据支持，但我认为对大的尺骨茎突骨折进行固定可以减少疼痛。

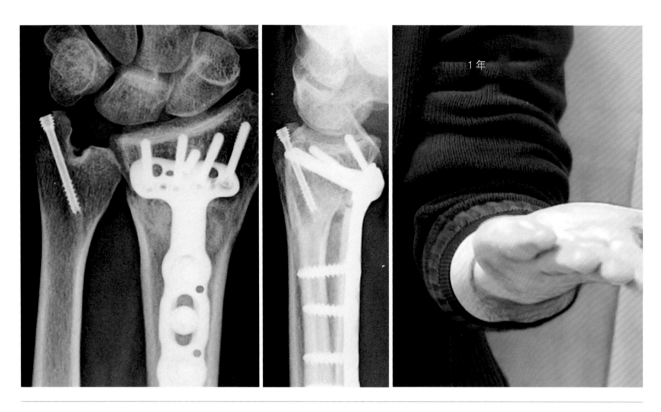

图 12.17　术后 1 年的情况。

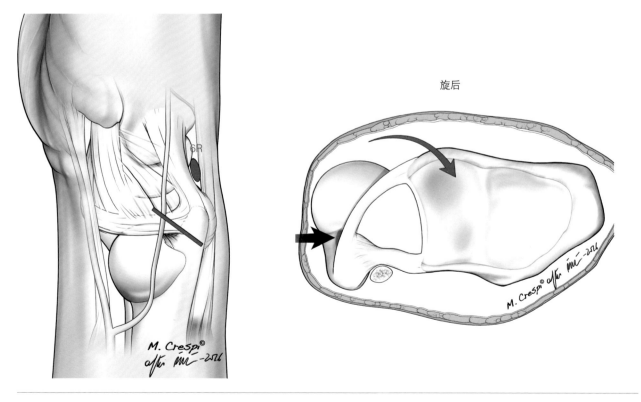

图 12.18　尺骨隐窝入路。在尺骨茎突基底部自近端背侧向远端掌侧切开 1.5~2 mm 切口可以直接暴露尺骨陷窝，该入路可以避免干扰到 6R 入路。使用剪刀钝性分离暴露尺骨陷窝，唯一容易损伤的结构是尺神经背侧支，其走行与切口垂直。行该入路时，前臂需要完全旋后竖直向上，否则尺骨陷窝就不在皮下，可能会破坏一些重要结构。

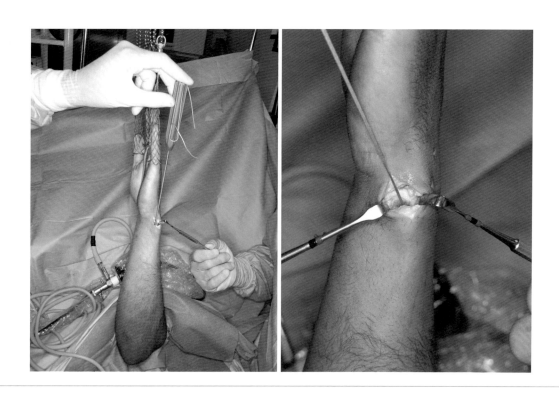

图 12.19　尺骨隐窝入路可以允许置入一枚骨锚重建 TFCC 止点，我发现在急性损伤中适应证并不普遍。但是，我认为该入路在以下两种情况下是最佳并应该被首选的：①重建 TFCC 慢性不稳定损伤；②微创技术修复尺骨骨折。

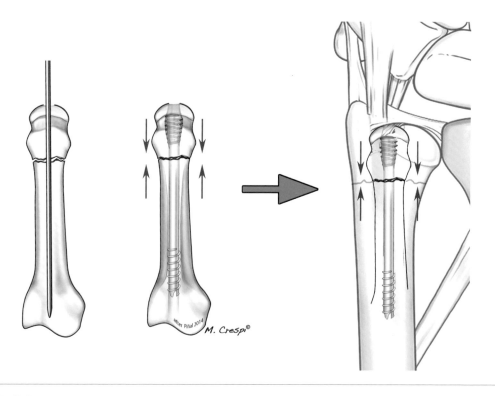

图 12.20　我们推荐使用埋头空心螺钉固定掌骨及指骨骨折（JHS Am 2014）。同样的，可以将这个理念应用在尺骨颈横行骨折上。

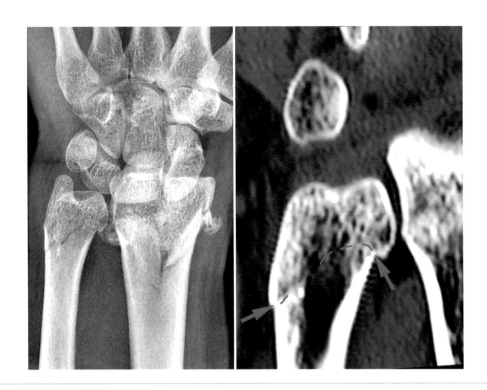

图 12.21 对于这种情况我使用 3.0 mm 或 4.0 mm 直径的 Autofix™ 螺钉，其他类型的空心螺钉假如螺纹不是很锋利 (Acumed)，也可以用。如图所示：一位尺骨颈合并严重桡骨远端骨折的患者，在桡骨使用接骨板固定后，尺骨也一并被处理。

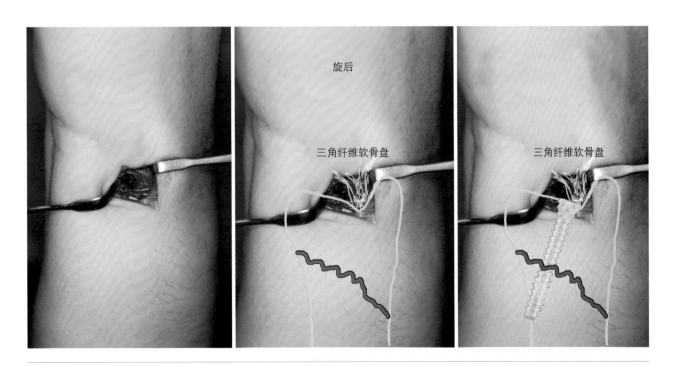

图 12.22 短斜行的尺骨颈骨折可以通过尺骨隐窝入路置入一枚空心螺钉来纠正。在这种情况下尺骨隐窝被 TFCC 阻挡，但是完全暴露尺骨陷窝，因为螺钉只需要打在尺骨头而并不需要完全埋入尺骨隐窝。

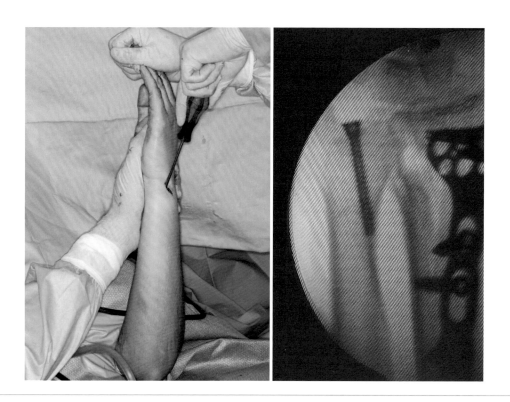

图 12.23　术中视图。注意：手指竖直向上，前臂处于旋后位。

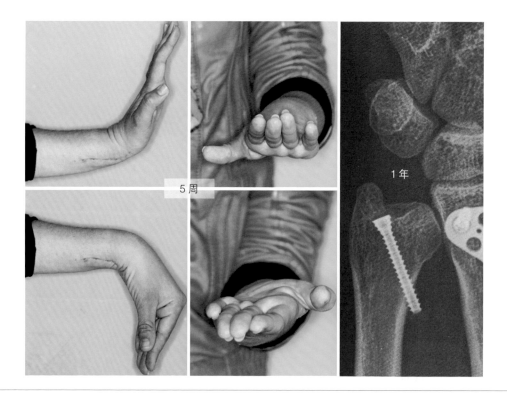

图 12.24　术后立即开始关节功能锻炼，图中可以看到 5 周后的训练结果，没有慢性疼痛后遗症，右图是术后 1 年的 X 线片。

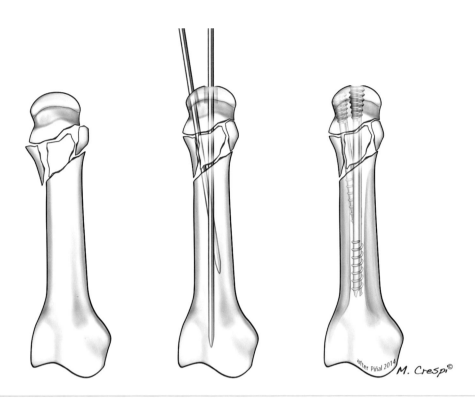

图 12.25　遵循固定掌骨的思路，空心螺钉可以搭建更复杂的结构，这种 Y 形结构可以被用来固定掌骨和尺骨颈粉碎性骨折。

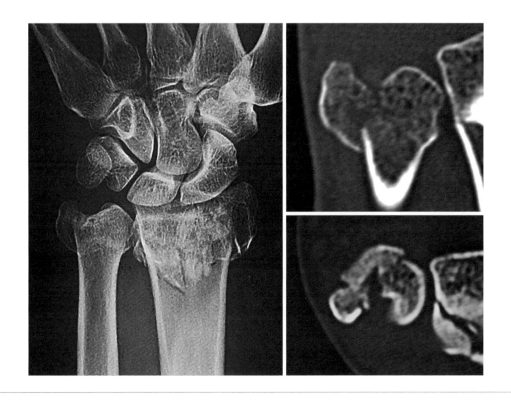

图 12.26　42 岁工人，桡骨远端关节内骨折合并尺骨头粉碎性骨折。

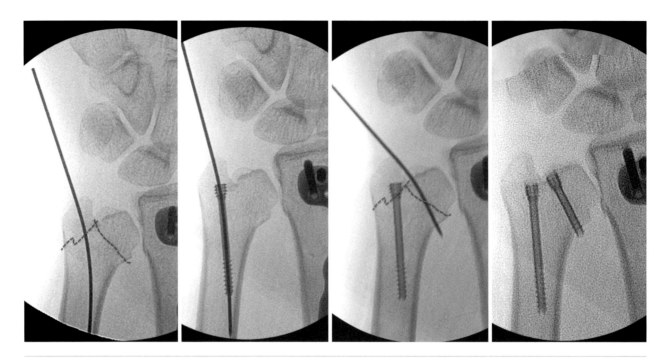

图 12.27　如图所示，通过尺骨隐窝入路固定尺骨头骨折。

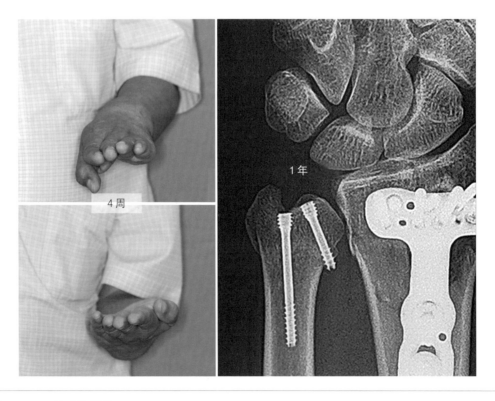

图 12.28　术后立即开始功能锻炼。

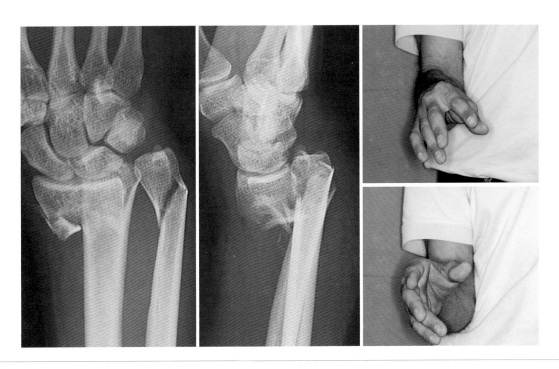

图 12.29　在非常有挑战的情况下使用空心螺钉固定可以收到很好的效果（也有不理想的情况，见图 12.52）。这个 30 岁的土木工程师因为从自行车上摔落造成桡骨远端关节外骨折和尺骨骨折，通过单一尺侧入路完成手术，现在术后 5 周，达不到正常的活动范围，伴随剧烈疼痛并且手指麻木，来电咨询是否正常。他没有带 X 线片，我们建议他复查了 X 线，图中显示的是刚骨折时的 X 线片和目前的旋前旋后情况。

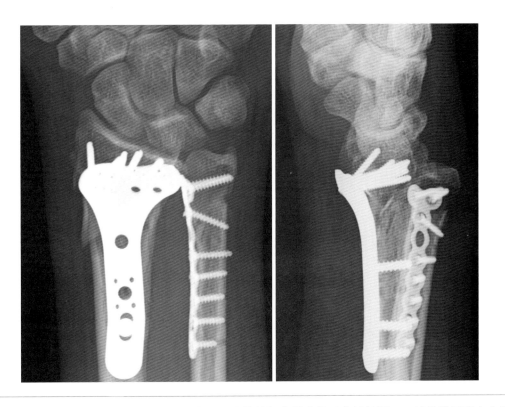

图 12.30　尺桡骨通过单一掌尺侧入路进行内固定，尺骨接骨板在前臂旋后位被放置，一旦前臂回到中立位，接骨板就会撞击乙状切迹。顺便一提，我并不认为同时处理尺桡骨骨折时，掌尺侧入路是一个很好的选择（参见图 2.51）。因为正中神经和尺神经都会面临牵拉损伤（这例患者正中神经和尺神经支配区都感觉麻木）。

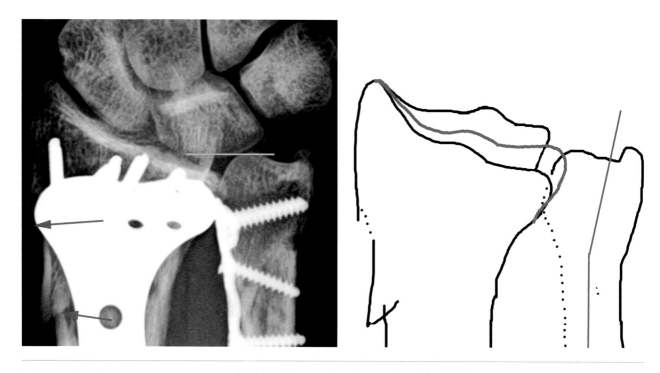

图 12.31　这个特写镜头凸显了除了去除尺骨内固定接骨板以外的亟待解决的一些问题。

（1）过度矫正掌倾角因为螺钉阻挡在侧位片不易发现，但是在正位片上可以看到，与锐利的背侧缘相比，乙状切迹圆钝的掌侧缘太偏于近端。

（2）尺骨正变异（绿色线条）一定程度上也是因为掌倾角增大导致（因此，复位桡骨后及时确认位置），并且通过桡侧缘（红色箭头）可以明显看到桡骨短缩。

（3）此外，尺骨头尺偏移位畸形是因为接骨板（支撑作用），这也要被矫正从而避免远尺桡关节不稳定。

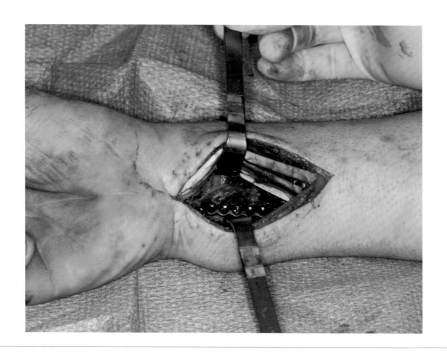

图 12.32　首先按原切口进入，暴露尺骨接骨板。在屈指肌腱和 FCU– 尺动脉与尺神经之间（参见图 2.51）牵开，松解被瘢痕组织压迫的尺神经，探查见尺神经完整未断裂，可以看到，即使在完全旋后位，尺骨接骨板也已经撞击乙状切迹。

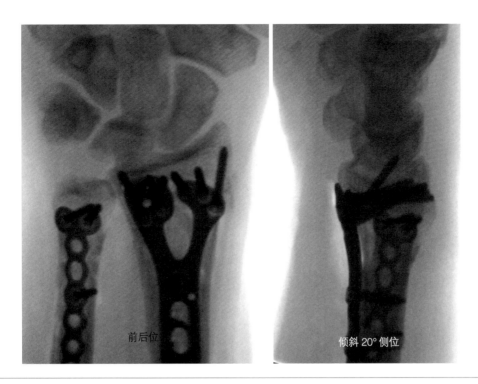

图 12.33 经过一个标准的桡掌侧入路固定桡骨，重新置入新的接骨板以代替之前的来纠正掌倾角和桡骨短缩，注意，到此为止为了保证整体稳定性，我们没有处理尺骨，因为尺骨粉碎得非常严重。术中避免了旋前动作，以防进一步损伤乙状切迹软骨。

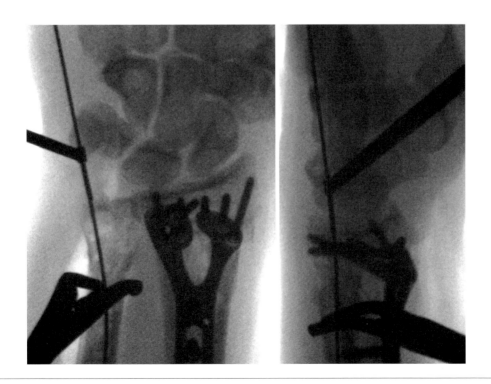

图 12.34 采用尺骨茎突入路使用套筒保护软组织，打入一枚 1 mm 导针，术中透视确保克氏针在髓腔内，此时尺骨并不稳定，我们使用一把点状复位钳复位尺骨。

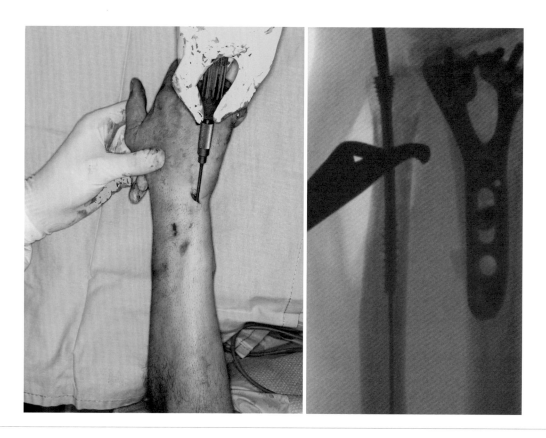

图 12.35 打入 4 mm 埋头螺钉，将前臂处于旋后位以确保螺钉插入尺骨隐窝，注意，我们使用复位钳复位骨块，这样可以防止因螺钉加压作用而导致的骨折端塌陷。

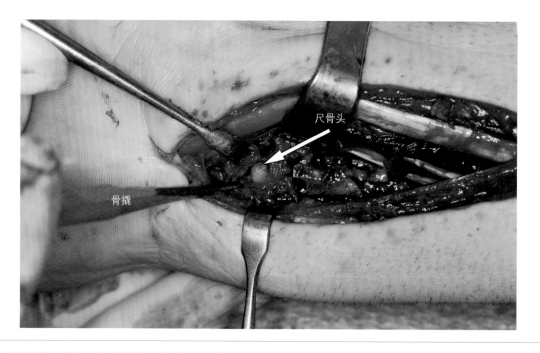

图 12.36 打入另一枚空心钉来锁定尺骨头。先将患肢旋后位置于桌面上，将尺骨头推向掌侧，并使用 kleinert 骨橇将其勾住，使尺骨头向掌侧脱位，以腾出足够的空间为另一枚空心钉打入导针（1 mm 钝头克氏针）。

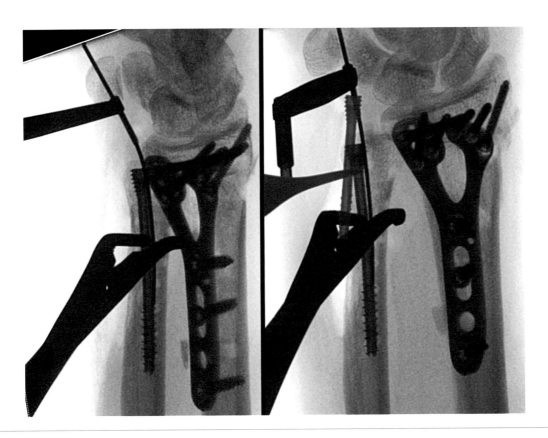

图 12.37　通过套筒打入导针，保护尺侧血管神经束。通过直接对比确定螺钉长度，术中透视再次确认（测深器因为空间不够无法使用）。这个方法的理念是通过第一枚螺钉与第二枚结合，在骨折线近端尺骨头区域创造一个三角形支撑结构（Y 形支撑）。

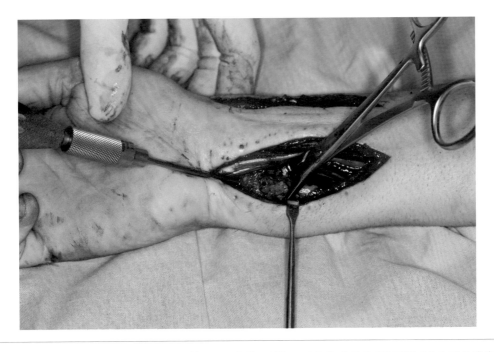

图 12.38　打入一枚 3 mm 空心螺钉直到被前一枚 4 mm 螺钉阻挡，再次旋后手腕保证螺钉进入尺骨隐窝，从尺骨鹰嘴取骨填充桡骨及尺骨的骨折间隙。

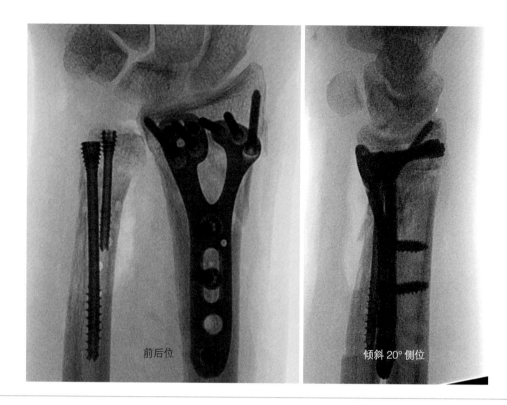

图 12.39　最后，我们要确认在腕关节全幅度运动时内植物保持稳定。

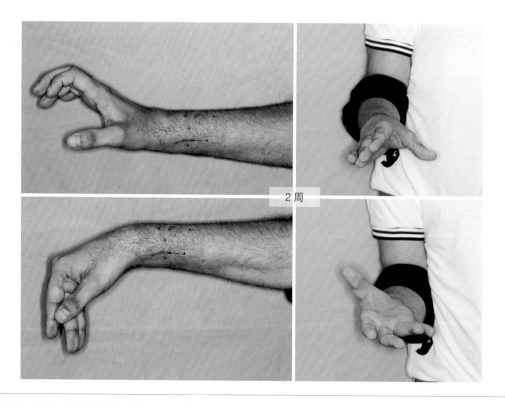

图 12.40　术后 2 周患者腕关节活动度明显改善，注意图中患者佩戴的肘部护具（常规的滑冰运动护具），我们建议患者佩戴 5 周以防止不慎摔倒导致的肘关节骨折。

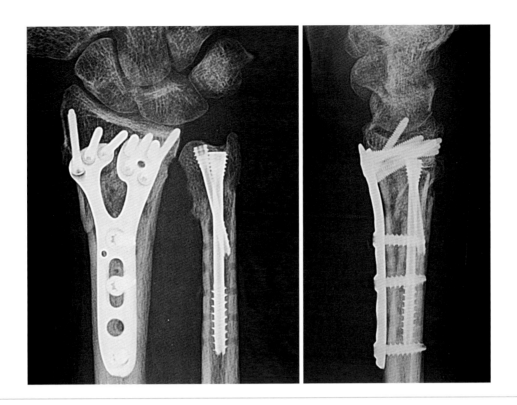

图 12.41 术后 6 周尺骨已经完全愈合。

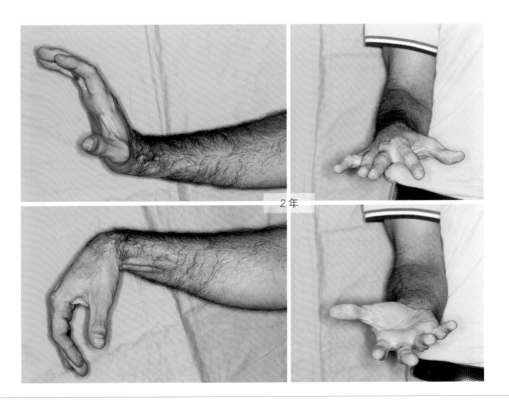

图 12.42 术后 2 年腕关节活动度。

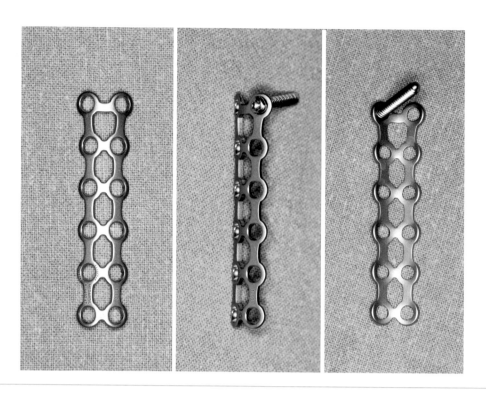

图 12.43 在一些十分严重的粉碎性骨折中，接骨板也可以使用。但是其主要问题是，尺骨颈骨折专用接骨板对于周围皮肤软组织菲薄的人来说过于庞大。在接骨板被取出前，由于肌腱炎、神经炎常常会使患者不满意，我通过使用 2 mm 低切迹接骨板配合锁定螺钉来避免这个问题。如果存在骨缺损，我倾向于使用尺骨鹰嘴植骨来填补骨缺损。

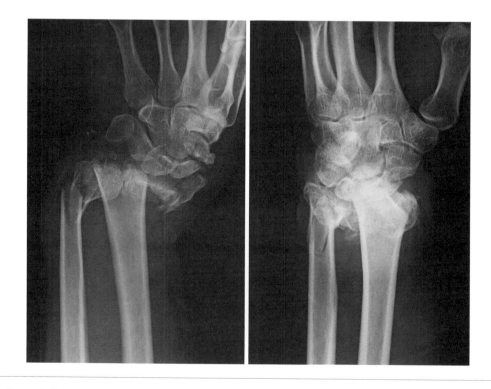

图 12.44 一位 45 岁的泥瓦匠，既往腕关节外伤史合并舟骨骨折不愈合，存在棘手的尺骨骨折，我们通过"尺骨头入路"置入接骨板来处理尺骨骨折，通常情况下是先处理桡骨骨折，再处理尺骨骨折。

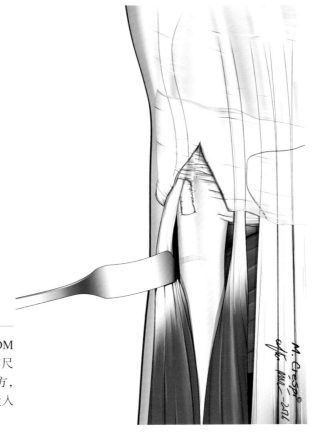

图 12.45　"尺骨头入路"与经典 ECU–EDM 类似，但是不需要通过远尺桡关节来暴露尺骨头，尺侧腕伸肌腱鞘是最需要保护的地方，将手指竖直向上，牵开 ECU 肌腱后小心置入接骨板。

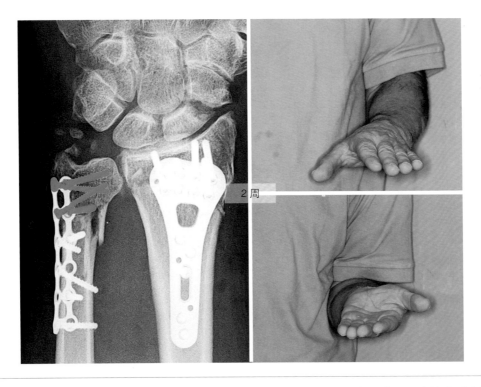

图 12.46　图中红色锁定螺钉与接骨板锁定，来固定粉碎性骨折的截断处。内植物很牢固，允许术后立即开始活动度恢复的功能锻炼。如图所示，患者术后 2 周的活动情况。

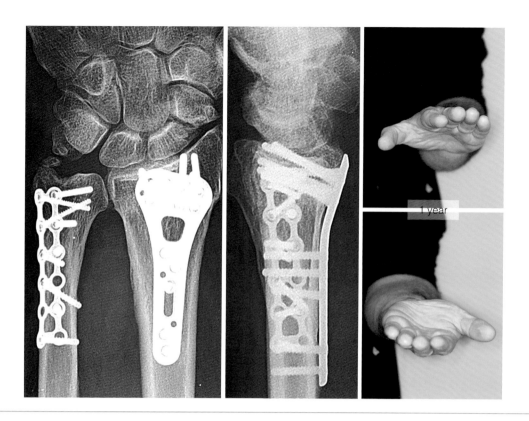

图 12.47　术后 1 年。

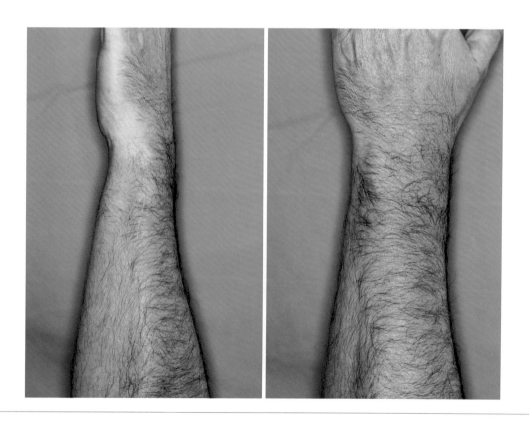

图 12.48　置入接骨板后 2 年，尽管接骨板非常靠近远端，但是患者满意度很好，并没有出现肿胀与畸形。

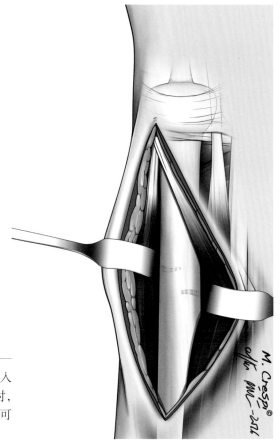

图 12.49　尺背侧入路（ECU–FCU）。标准尺背侧入路用于处理尺骨颈近端骨折，当腕关节处于旋前位时，在 ECU 与 FCU 之间做纵行切口，将 ECU 牵至背侧可以立即暴露出尺骨。

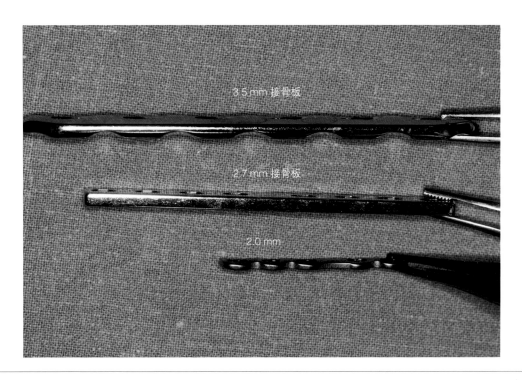

图 12.50　根据患者体格和骨折位置不同，我选择 2.7 mm 8~10 孔接骨板或者更低切迹接骨板。上图比较了三种用于修复尺骨骨折接骨板的切迹。上面是 3.5 mm AO 接骨板，中间是 2.7 mm AO 接骨板，下面是我最常用的 2.0 mm Aptus 低切迹接骨板。

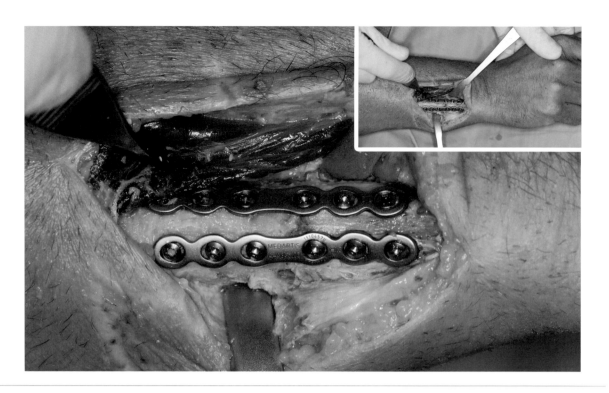

图 12.51　使用两块平行的 2 mm 低切迹接骨板固定尺骨远端骨干骨折，将手平放在桌面上，接骨板置于尺侧腕屈肌和尺侧腕伸肌之间，我们用这种方法来处理尺骨骨折（如图所示）甚至是尺骨截骨术，但是到目前为止还没有在桡骨远端骨折中用过。

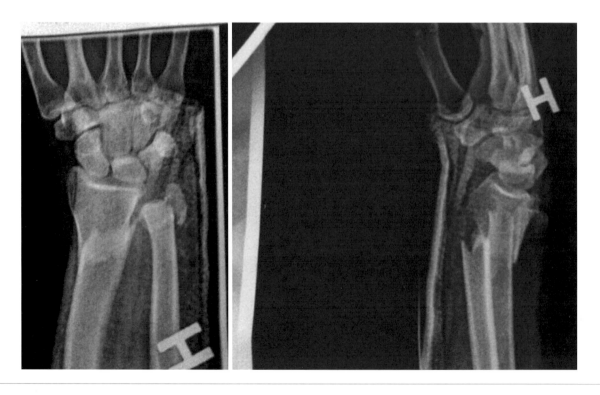

图 12.52　在本章的末尾，我还是要告诫大家：常在河边走，哪有不湿鞋。内固定还是存在一定的局限性，这是一位 31 岁电脑工程师，同时也是极限运动爱好者，在欧洲的边远地区摔伤后导致严重骨折，她的家人咨询了我，他们给我带来这些 X 线片（纸质打印版），尺骨除了尺骨颈粉碎性骨折外似乎没有其他问题，当她一下飞机就转到手术室准备手术。

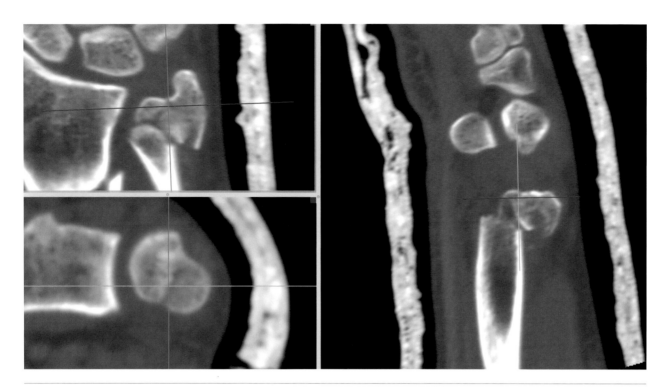

图 12.53 在她进入手术室之前，进行了 CT 平扫，确认存在尺骨颈粉碎性骨折，我们草率地决定使用两枚 3.0 mm Y 形空心钉固定骨折。

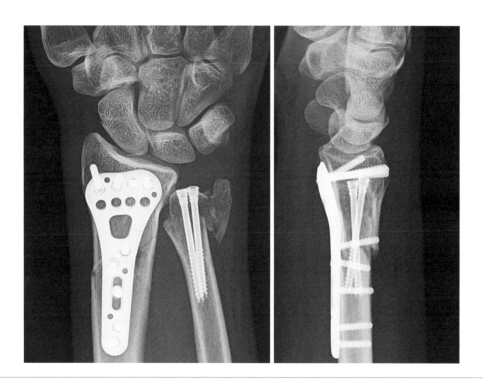

图 12.54 手术中骨折复位很完美，也经过术中透视验证，术后 1 周患者腕关节几乎可以做全幅度运动，但是当拆线之后，患者主诉疼痛加重并且腕关节活动度下降，我们复查了 X 线片，看到了图中很不理想的照片。

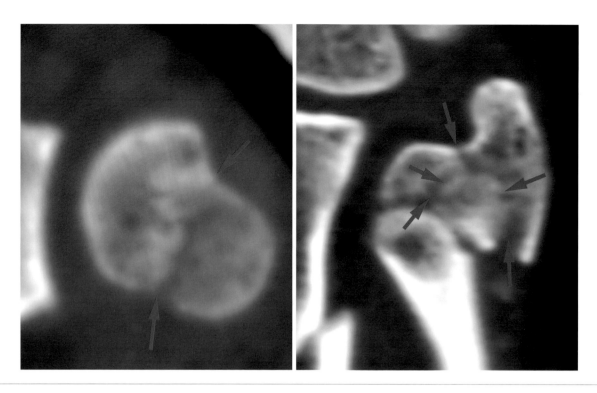

图 12.55　再次评估术前 CT 我们发现，尺骨头存在矢状平面骨折，打入空心螺钉很有可能使骨折位移进一步加重。

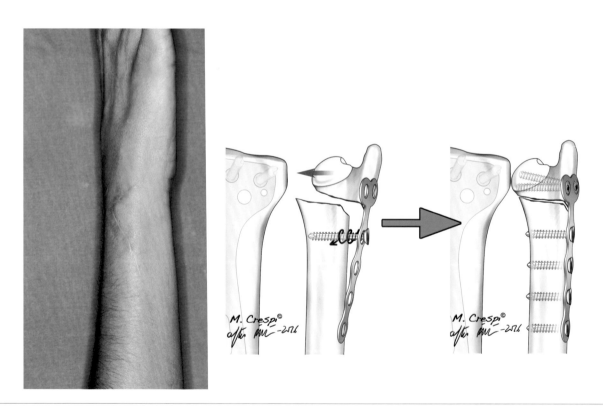

图 12.56　我们立即再次安排手术，通过尺骨颈入路取出空心螺钉，更换为 2.0 mm 低切迹接骨板提供支撑，远端打入两枚锁定螺钉增加粉碎骨折部分的牢固程度，术中没有植骨，术后使用糖钳石膏固定，允许腕关节活动，4 周后再开始旋前旋后功能锻炼。

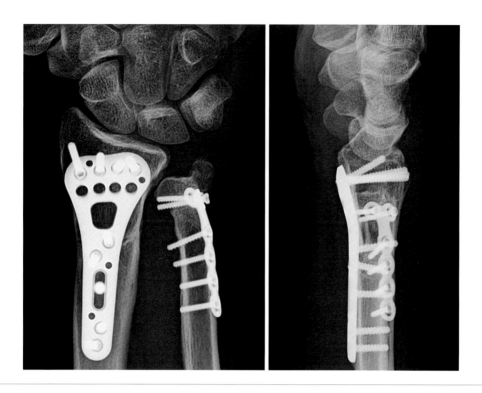

图 12.57　术后 1 年复查 X 线片。

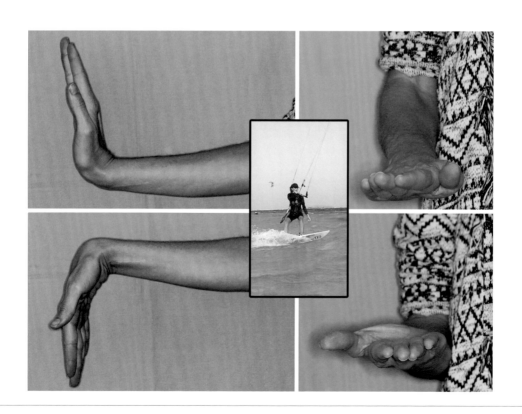

图 12.58　术后 4 个月患者恢复极限运动（患者提供的插图），2 年内没有因内植物而感到不适。

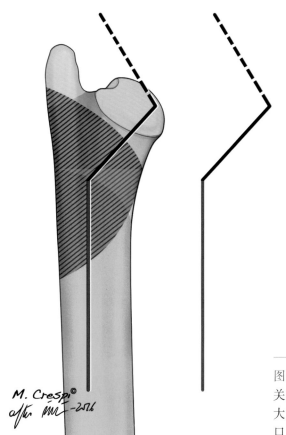

图 12.59 总而言之，根据骨折的位置不同各种入路都可以选择。关节镜对我们手术帮助很大，但是如果不结合全面的体格检查会大大增加因腕关节尺侧损伤而需要手术的患者数量，通过延长切口，我们可以完成尺骨任何部位的手术。

第13章

爆裂型骨折的处理：病例一

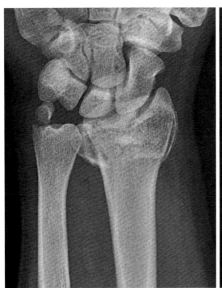
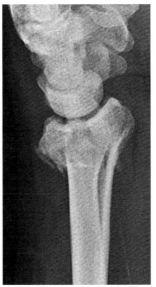

图 13.1 我将桡骨远端爆裂型骨折定义为有 4 个或更多关节骨块和（或）游离骨软骨块（del Piñal，2010）。从一拿到片子你就会意识到这是一个棘手的问题，但不要惊慌，因为如果你能遵循以下这些原则，大多数病例都能得到妥善处理：复位掌侧 – 尺侧骨块恢复桡骨高度；复位从大骨块到小骨块；从尺侧到桡侧。X 线片为：42 岁男性，画家，高处坠落伤（从梯子上摔下来）。

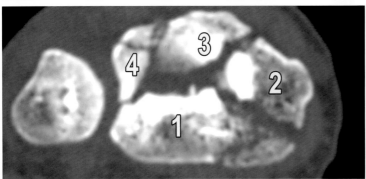

A1

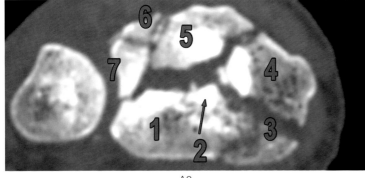

A2

图 13.2 CT 轴位片上看起来要较 X 线片严重。关节内至少有 4 个碎块，而最严重的是在 A2 图片上，可以看到 7 个碎块。

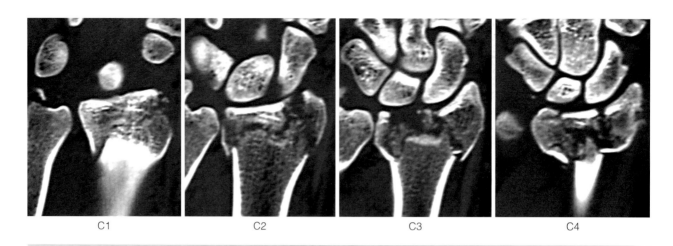

图 13.3 C4 图片主要显示背侧大部分粉碎。

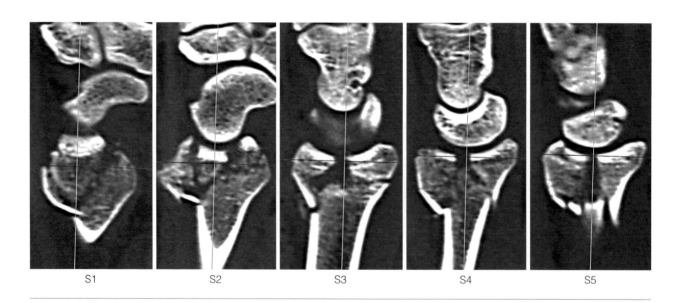

图 13.4 CT 矢状位图进一步显示了骨折的细节。尽管严重，但术者结合 S4、S5 和 A1 图片，可以发现掌尺侧有一大骨块，而且幸运的是，这也是重建桡骨的关键骨块，并在心中可大致勾勒出骨折情况，并确信可以做到"有的放矢"，而你也就是"幸运"的医生！

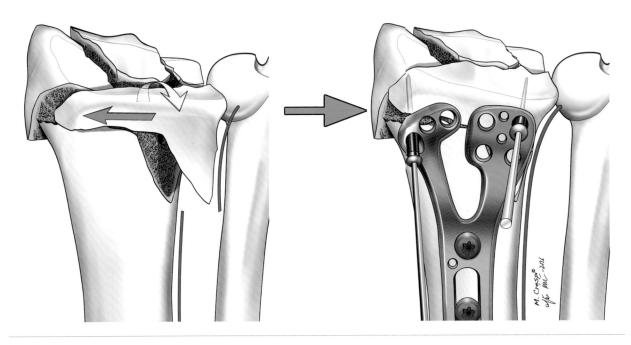

图 13.5　如示意图所示，掌尺侧有一大骨块，如实际病例中，术者可以利用这一骨块，恢复桡骨高度，并可避免任何向尺侧或桡侧移位、对线不良的风险。

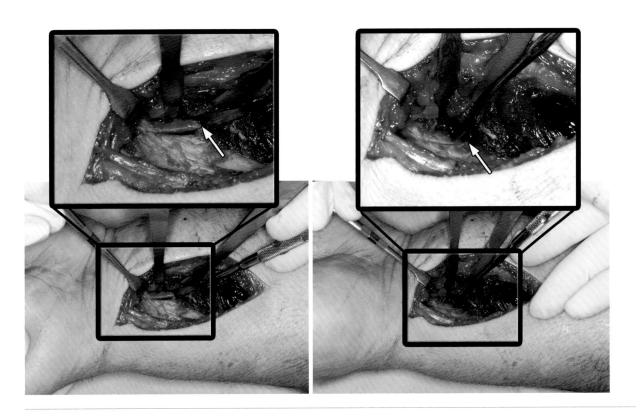

图 13.6　牵引恢复桡骨高度。注意，当用骨剥（箭头）按压掌尺侧骨块时，掌侧干骺端就可以解剖复位。因此，骨折块远端关节部分也会自动复位。当我们在处理大骨块时，就不存在桡侧移位风险。

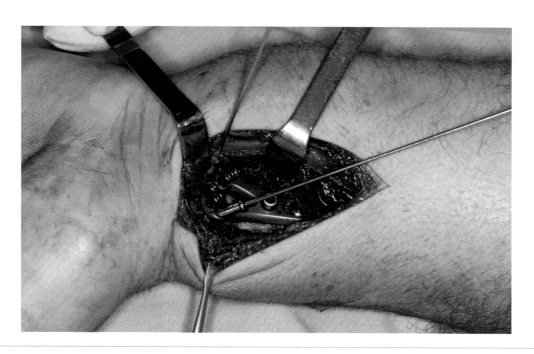

图 13.7　按常规复位固定骨块：螺钉维持钢板位置，克氏针临时复位关节。对这些爆裂型骨折治疗的主要目标是减少不稳定骨块的数量，然后在关节镜下对关节面复位进行微调。

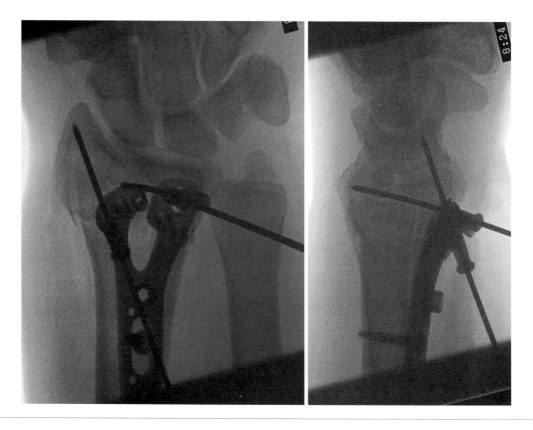

图 13.8　关节镜术前的 C 臂机透视图。桡侧关节面复位看起来很糟糕，但无须担心。需谨记的是：镜下观察要从尺侧向桡侧进行，这样镜下视野可以在稳定的平台上推进（参见图 3.30 和第 11 章）。此时，将手固定在腕关节镜牵引架上，并对尺侧部分进行检查评估。

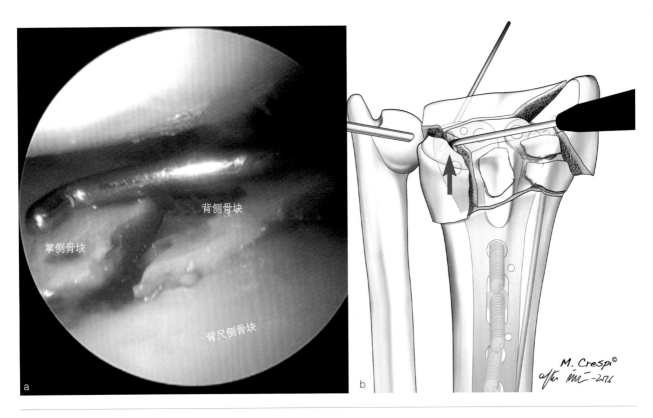

图 13.9　在关节镜视图中，月骨面复位仍然不完美（a）。退出最尺侧的克氏针，用探针对复位进行微调（b）。

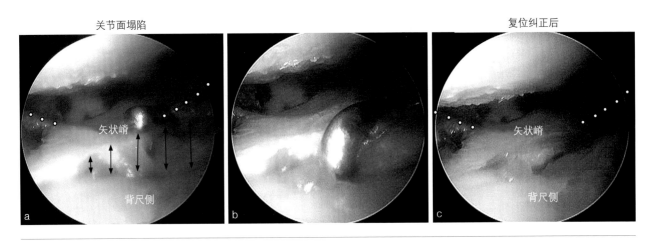

图 13.10　镜头退回到尺骨头顶部（a），背尺侧骨块用探针钩住（b）并拉向远端，直至与关节面其他部分一致（c）。此时，再用持骨钳进行加压。

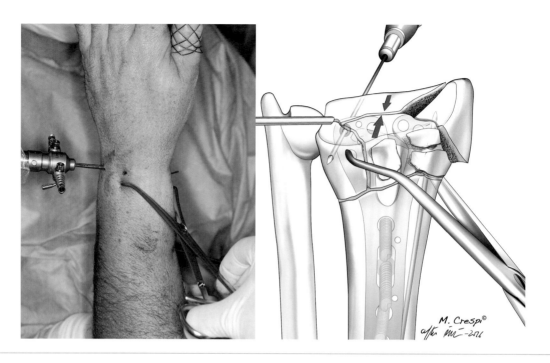

图 13.11　一旦尺侧复位满意，用持骨钳加压，助手可用克氏针固定。

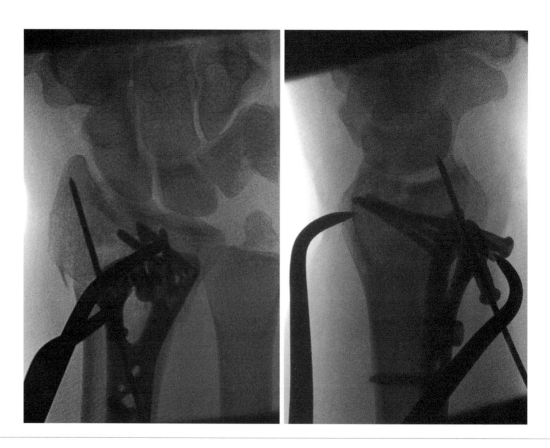

图 13.12　为坚强固定尺侧关节面，拧入钢板尺侧分叉内全部锁定螺钉。一旦尺侧柱得到良好支撑，就要将手术重心转移到舟骨面。关节镜可以向桡侧推进而不用担心骨块塌陷。

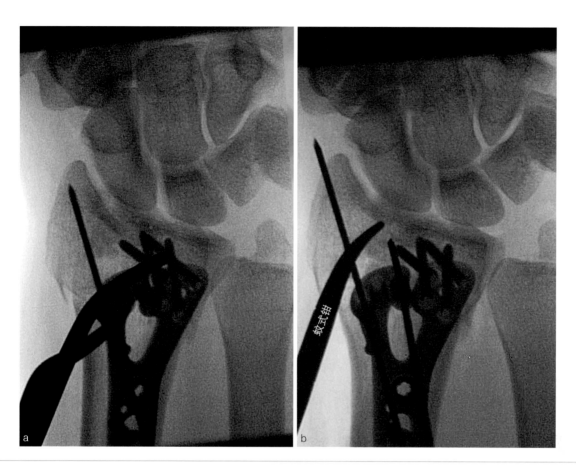

图 13.13　C 臂透视引导下，用蚊式钳经掌桡侧进入，复位舟骨窝。尽管较术前（a）有显著改善，看起来似乎复位也完美（b），但镜下观察并非如此（图 13.14）。

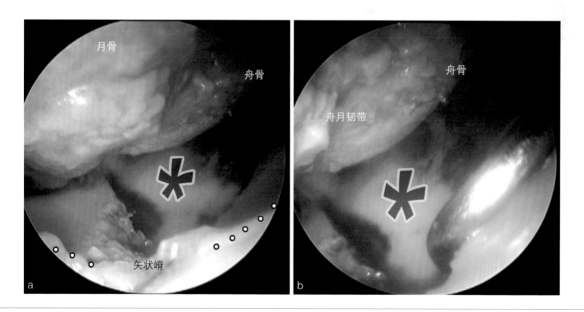

图 13.14　a. 尽管 C 臂下看起来复位良好，但镜下发现舟骨窝骨块仍有塌陷（星号）；b. 探针部位的塌陷至少有2 mm。同时需要注意的是，舟骨和月骨关节面软骨表面上似乎有慢性磨损。同样舟月（S–L）韧带似乎也有慢性撕裂，但这有无影响，还需稍后进行评估。

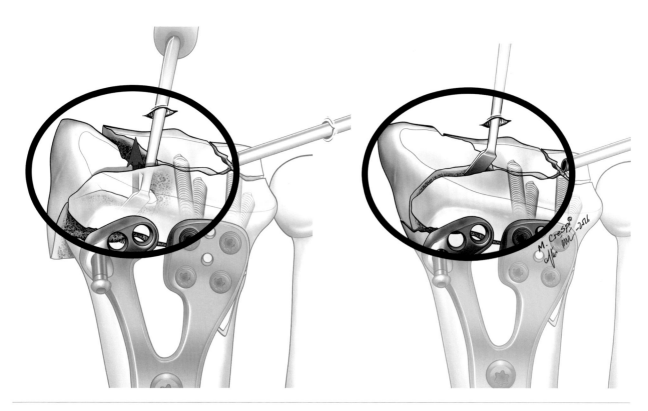

图 13.15　用探针复位小的骨折块可能会导致医源性骨折。除了从骨块下方推顶复位外（参见第 6 章），还可以用稍宽一点器械将其从塌陷部分进行提拉。我们使用肩关节器械包中的 4 mm 骨膜剥离子，以免骨块碎裂。这比第 6 章中描述的技术要快很多，但并不是每次都能成功。

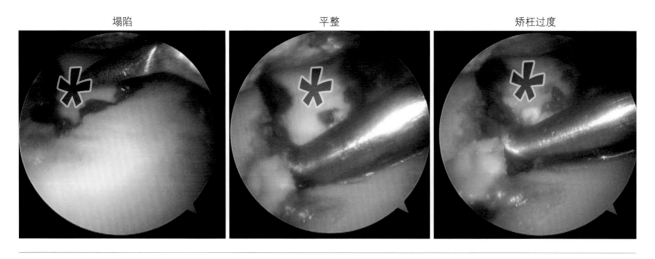

图 13.16　骨膜拉钩可用作铲子，缓慢放松骨块以复位舟骨窝骨块（星号）。

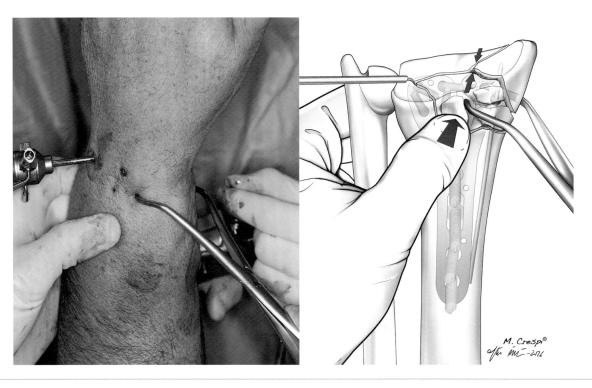

图 13.17　为了闭合关节间隙，需要进行额外加压。然而，当骨折粉碎时，则不能用持骨钳。术者的拇指虽不大雅观，但同样能用于加压。

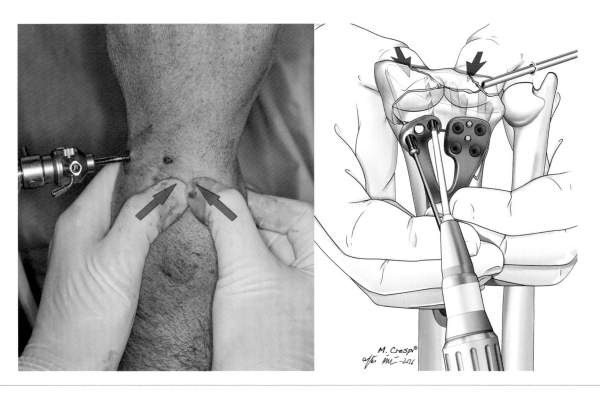

图 13.18　术者用拇指按压复位舟骨面。与此同时，另一位医师在钢板桡侧分叉部分拧入锁定螺钉。通常，整个固定过程要在术者直视下进行，因为在钻孔和螺钉拧入过程中骨块可能移位。

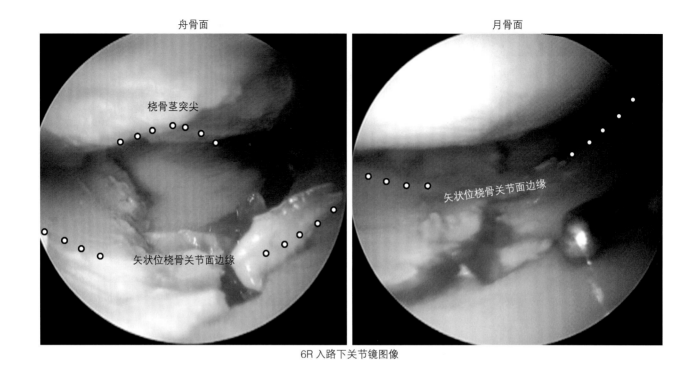

图 13.19 手术结束时，桡腕关节面得到复位。

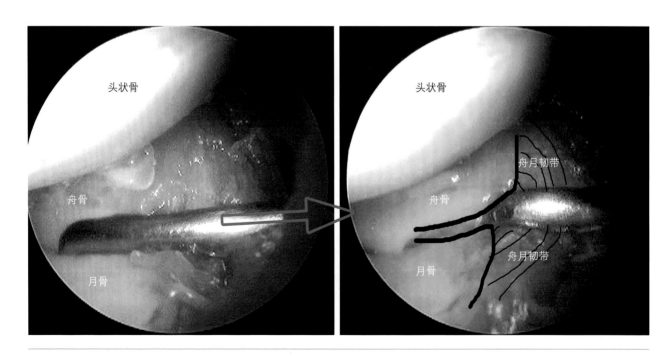

图 13.20 由于怀疑 S–L 韧带是否完整，因此在手术结束之前检查了腕中关节，发现韧带和关节正常。请注意，当用探针向背侧推拉 S–L 韧带时，探针会缠绕在 S–L 韧带上（红色箭头）。

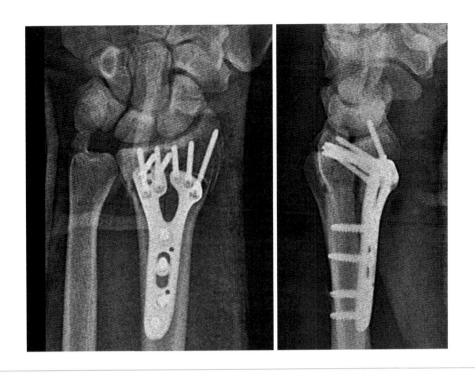

图 13.21　术后即刻 X 线片。

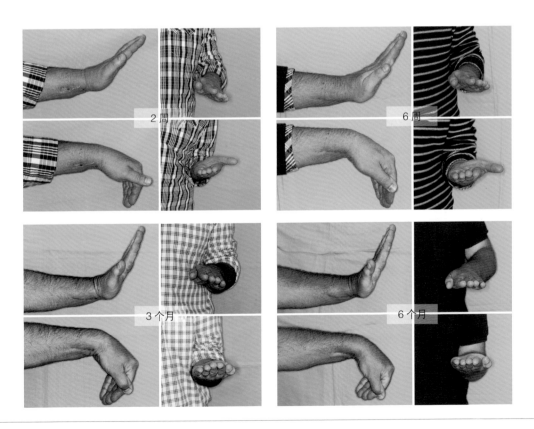

图 13.22　术后就开始恢复关节活动度的功能锻炼，但在 2 周时发现患者腕关节活动差。因此，患者被送去接受正规的康复治疗，进展很好。虽然，患者在 3 个半月时出院，但定期随访 1 年。我学到的一件事是：对于这种严重的骨折需要至少 6 个月到 1 年才能定形，并且需要定期随访和提出治疗意见，直到患者达到"理想"结果。

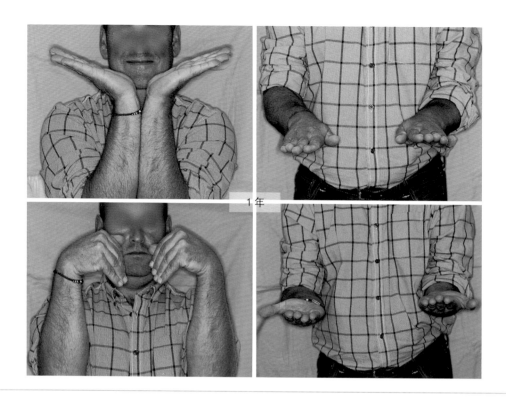

图 13.23 术后 1 年时的运动范围。

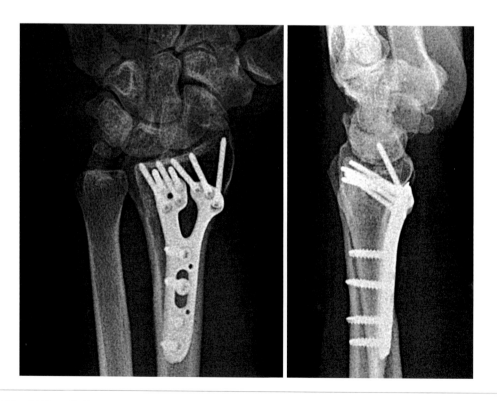

图 13.24 术后 1 年的 X 线片。

第 14 章

爆裂型骨折的处理：病例二

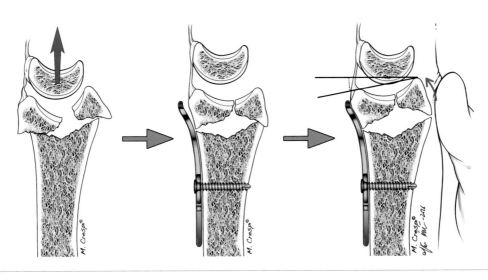

图 14.1 掌背侧缘骨折有许多困难和并发症，首先这种桡腕关节掌尺侧脱位的严重性在第 9 章和第 10 章已经讨论；另外就是螺钉穿透关节的风险很高（参见图 22.4）。这是因为在典型的桡骨远端骨折中，是将干骺端作为掌侧关节面骨块的复位标志，当向背侧施压时，掌侧干骺端与钢板服帖，并且在大多数情况下，骨块也会自动复位。

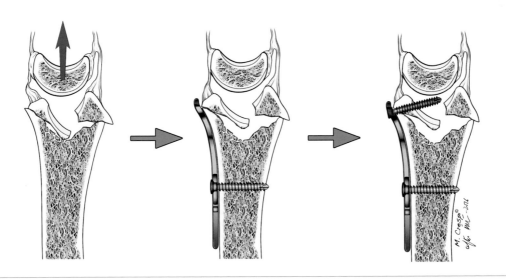

图 14.2 在掌背侧缘骨折中，通常对复位关节面骨块的角度没有任何头绪，并且螺钉穿透关节的风险要高很多。这也为我们提供了在处理桡骨远端骨折时使用关节镜的另一理由。我们将通过下面的病例讨论这种复杂的边缘型骨折及相关问题的处理方法。

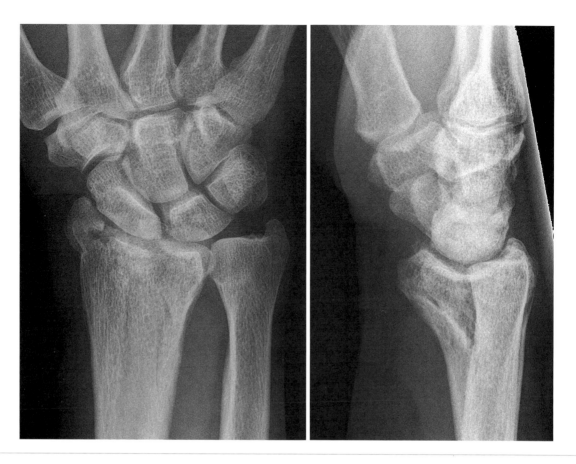

图 14.3　49 岁泥瓦匠从脚手架坠落时致粉碎性关节内骨折。同时还合并有需急诊手术的脊柱骨折，因此，我们首次见到患者是在伤后 10 天。

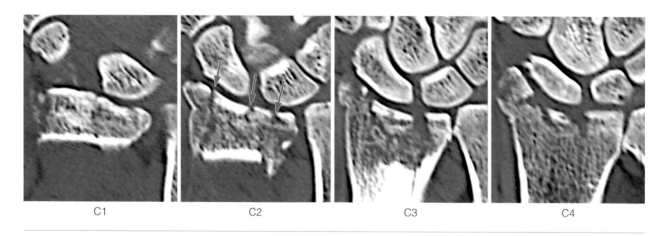

图 14.4　在 CT 冠状位片中很明显地看到骨折粉碎的严重程度，特别是在 C2 中，可以看到 3 条骨折线（箭头）。

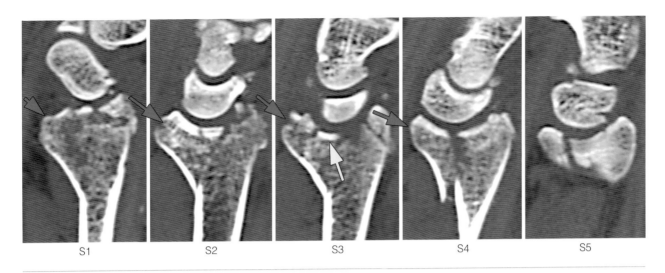

图 14.5　CT 矢状位片更令人担忧：一个复杂的掌侧剪切骨折，一个游离的骨软骨块（黄色箭头）和一个边缘型骨折（红色箭头）。

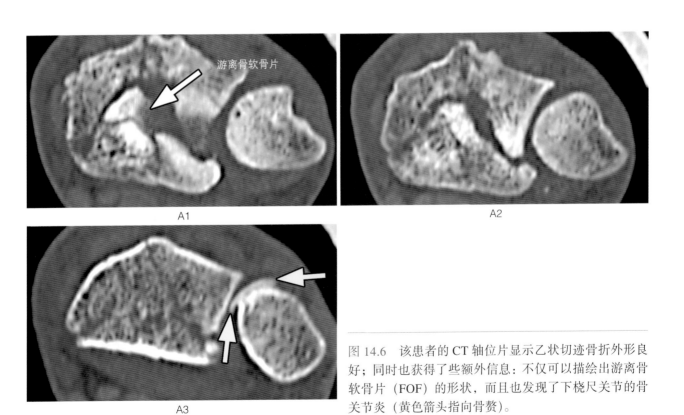

图 14.6　该患者的 CT 轴位片显示乙状切迹骨折外形良好；同时也获得了些额外信息：不仅可以描绘出游离骨软骨片（FOF）的形状，而且也发现了下桡尺关节的骨关节炎（黄色箭头指向骨赘）。

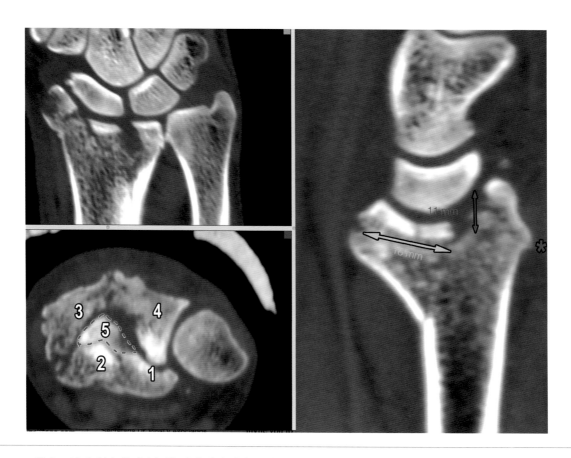

图 14.7　总之，这个复杂的病例不仅有复杂的掌侧边缘剪切骨折，而且还有 5 个关节面骨块（1~5），其中还有一个游离骨块。请注意，有一骨块相对于桡骨背侧缘已下沉 11 mm，这意味着桡骨背侧缘也有骨折（星号），而不能用于复位参照。在矢状位图中测量骨块 2 和 5 的长度，这有利于搭建复位平台（图 14.9）。

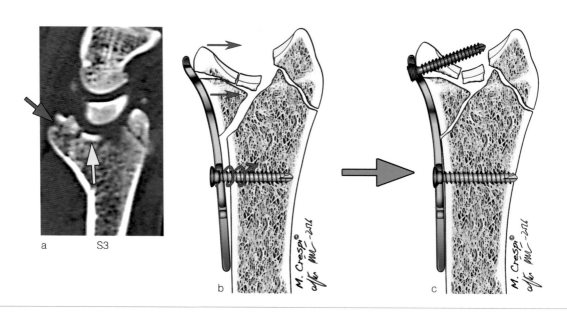

图 14.8　按照传统做法，掌侧支撑钢板可用来处理掌侧剪切骨折，但边缘型骨折或有游离骨软骨碎块则不行。在图中（a、b）这种情况下使用掌侧支撑钢板将会导致灾难性后果（c），因此为了规避困难，可采用平台式复位。

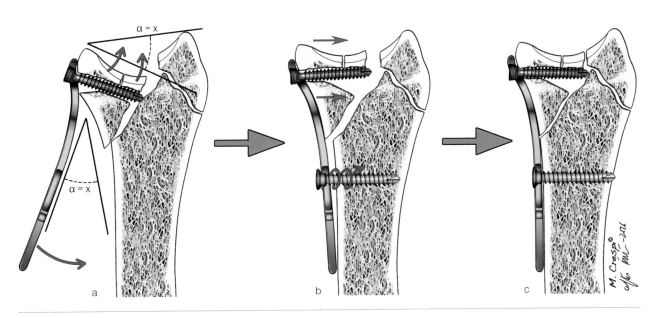

图 14.9 a. 将钢板以一定的预期矫正角度置于桡骨掌侧边缘（类似于 Lanz 截骨术）；b. 在边缘骨折端和游离骨软骨块的正下方拧入两枚 14 mm 锁定螺钉。用拉力螺钉将钢板的干部与桡骨干骺端固定，远端塌陷的骨折块将自动复位；c. 进一步拧紧螺钉，可闭合关节内间隙。

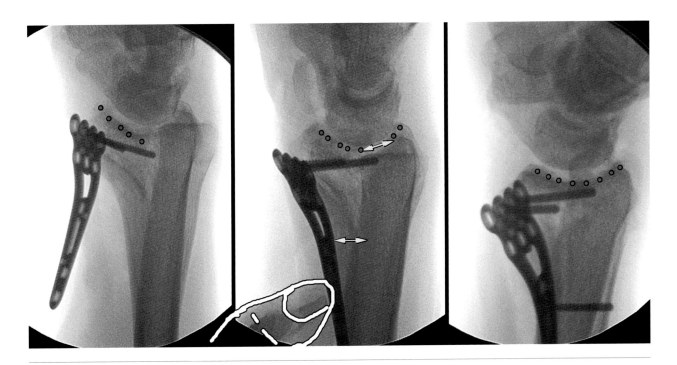

图 14.10 对应的手术视图。请注意，通过简单地将钢板固定到桡骨干上，在关节中心处的塌陷骨块就已经解剖复位，但还留有少许间隙（黄色箭头）。 基本上在这种情况下，我们已将骨折简化为简单的掌侧剪切骨折。 随后根据测深，更换 14 mm 螺钉。

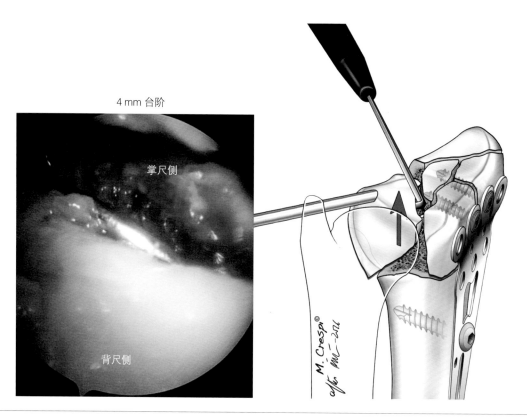

图 14.11　手部牵引，一旦血凝块被冲掉，关节镜画面将会很清晰。虽然在透视时骨折复位似乎很好，但在镜下仍然可以看到向尺侧有一明显的台阶。而桡侧部分通过之前的操作已得到很好复位。当关节镜位于尺骨头顶部时，可以看到肩关节探针正在抬起尺背侧骨块。

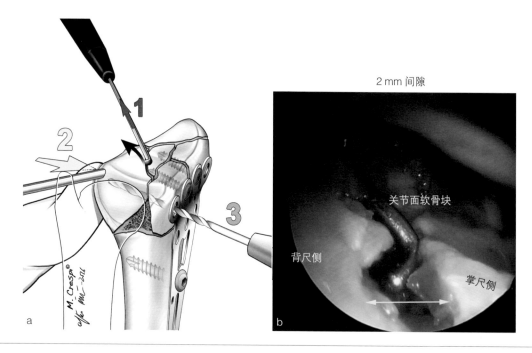

图 14.12　a. 关节一旦复位平整 (1)，术中就向前按压以减小间隙 (2)；b. 尽管我们做出了最大努力，但仍残存 2 mm 间隙。可用拉力螺钉 (3) 尝试进一步缩小间隙。

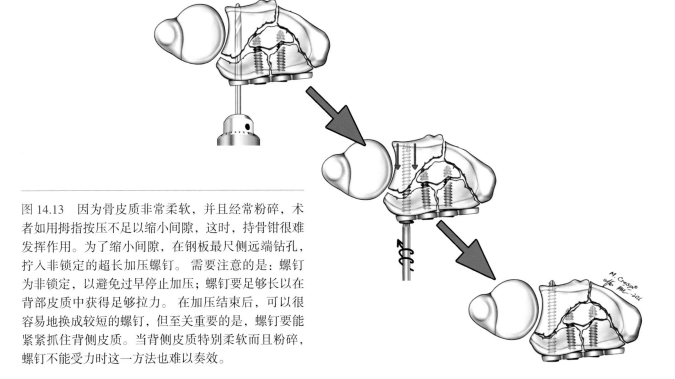

图 14.13　因为骨皮质非常柔软，并且经常粉碎，术者如用拇指按压不足以缩小间隙，这时，持骨钳很难发挥作用。为了缩小间隙，在钢板最尺侧远端钻孔，拧入非锁定的超长加压螺钉。需要注意的是：螺钉为非锁定，以避免过早停止加压；螺钉要足够长以在背部皮质中获得足够拉力。在加压结束后，可以很容易地换成较短的螺钉，但至关重要的是，螺钉要能紧紧抓住背侧皮质。当背侧皮质特别柔软而且粉碎，螺钉不能受力时这一方法也难以奏效。

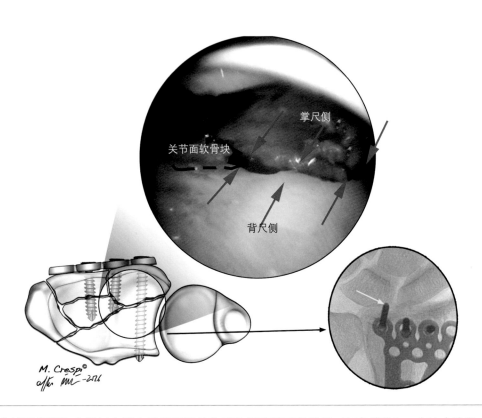

图 14.14　关节镜下观察拉力螺钉在缩小关节间隙的作用和间隙矫正的效果（红色箭头）。在这个阶段，关节内操作已完成，手部牵引状态下拧入其他螺钉，然后将手放在手术桌子上，用长螺钉更换 14 mm 螺钉，以便螺钉能够拉住背侧骨块。

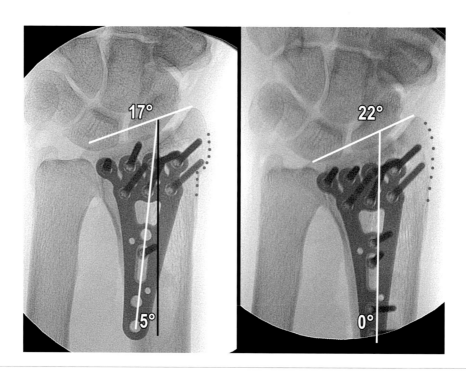

图 14.15　要注意在关节镜操作过程中，因向桡侧移位会导致一些复位丢失。在左侧透视图像中，Ross线看起来正常，但尺倾角是 17°，桡骨茎突弧形中断，出现双线，并且钢板的尾部略微偏移——所有的现象都说明远端骨块向桡侧移位。这将通过图 2.29~ 图 2.30 中讨论的方式来矫正。

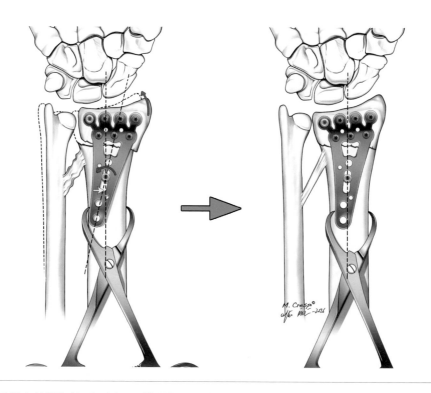

图 14.16　将钢板干部上的螺钉松开一圈，用持骨钳的一脚夹在桡骨桡侧，一脚夹在钢板尾端尺侧，远端向尺侧旋转的同时夹紧持骨钳，直至钢板尾部桡骨纵轴一致。在固定阶段，可用直径 1.4 mm 克氏针在钢板克氏针孔内临时固定，然后拧入余下的螺钉。

　　重要说明：请记住，桡骨向桡侧移位与下尺桡关节不稳定有关系。

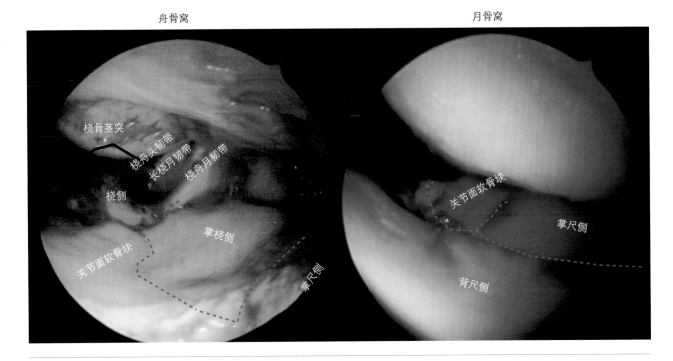

图 14.17 最后的关节镜检查 (6R 入路图像),关节面解剖复位。

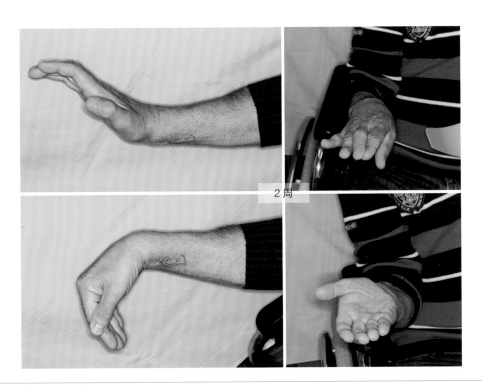

图 14.18 拆线前的活动范围。

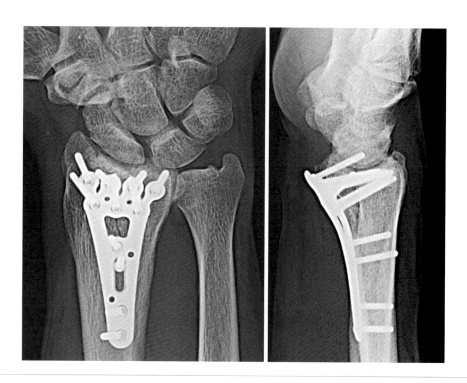

图 14.19　术后 1 年的 X 线片。

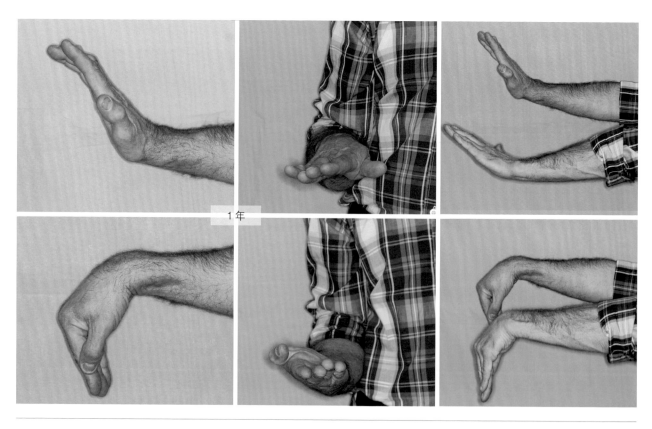

图 14.20　术后 1 年的随访，患侧腕关节屈伸运动与对侧非常相似。但患者因脊柱手术的原因直至术后 6 个月才恢复原来工作。拆除内固定钢板可能会对腕关节背伸活动有进一步改善（参见第 9 章），但患者拒绝了手术，并说："我非常感谢你，但我厌倦了手术。"

第 15 章

爆裂型骨折的处理：病例三

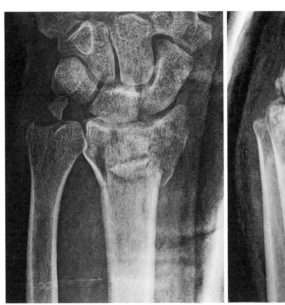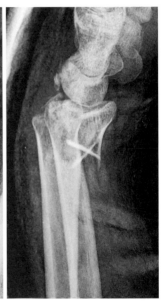

图 15.1　39 岁男性，既往有边缘认知能力障碍的病史，在担任助理园丁期间外伤导致骨折。尽管他希望手术治疗，但复位后的 X 线片看起来还可以。然而，复位后的 X 线片可能会误导我们，并且石膏也会遮蔽许多信息。另外，复位也可能会给对原始创伤的评估带来一些错觉。因此，我总是要看最初的 X 线片，因为它可以给我更多的信息。

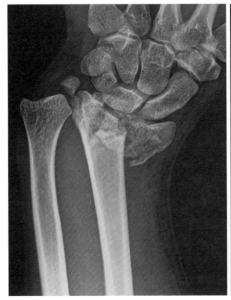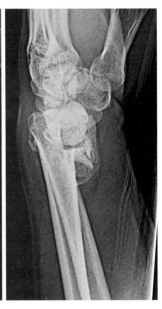

图 15.2　事实上，最初的 X 线片显示的是另外一种令人恐慌的爆裂型桡骨远端骨折，并且患者可能不配合治疗。这种骨折有诸多特性，并较之前的骨折更为复杂。

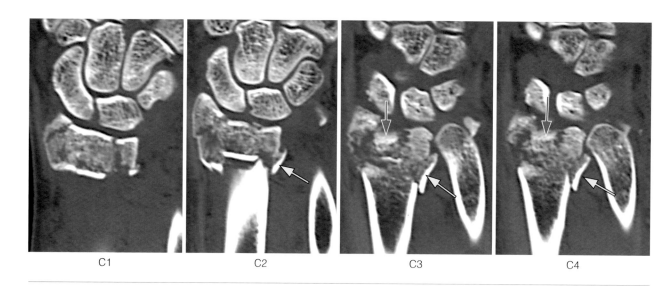

图 15.3　冠状位片上显示出预后不佳的两个特点：尺侧柱丢失（黄箭头）以及骨软骨面骨块（FOF）下沉（红箭头所示）。

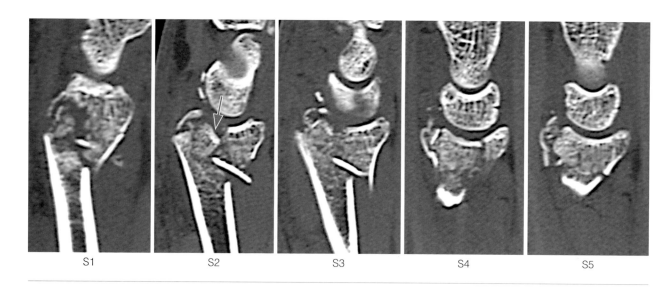

图 15.4　矢状位上所示图，红箭头所示为 FOF。

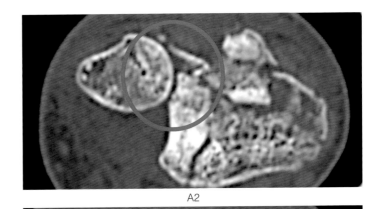

A2

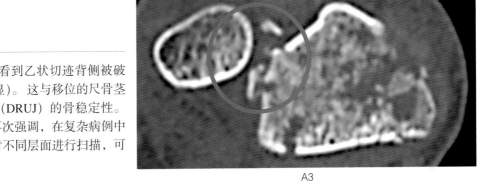

A3

图 15.5　CT 轴位片上可以看到乙状切迹背侧被破坏（在 C3 和 C4 片中很明显）。这与移位的尺骨茎突一起可影响下尺桡关节（DRUJ）的骨稳定性。面对这组图片，我不得不再次强调，在复杂病例中进行 CT 检查的重要性。对不同层面进行扫描，可提供非常有用的信息。

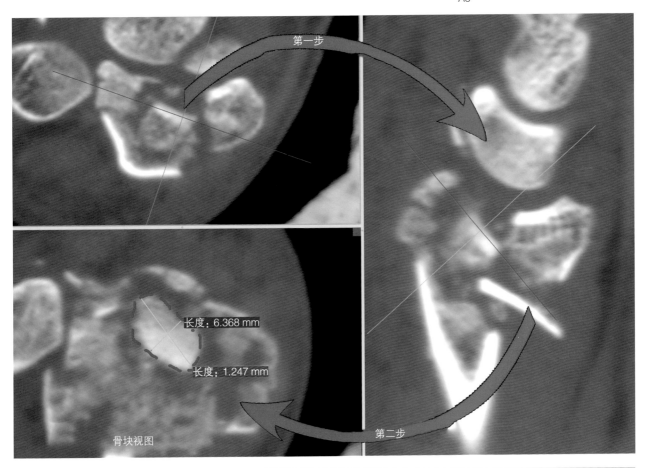

图 15.6　在这个骨块视图中，是一个 12 mm × 6 mm 的骨块。

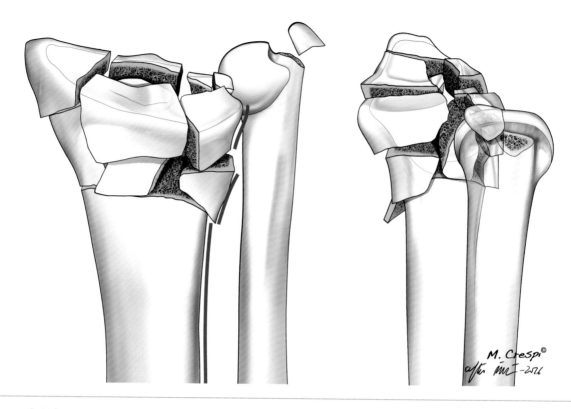

图 15.7　在研究 CT 片后，我勾勒出了畸形的"图片"。粉碎的桡骨尺侧柱和大的关节面软骨块极大地预示了骨折预后不良。然而，最令人担忧的是乙状切迹骨质紊乱。

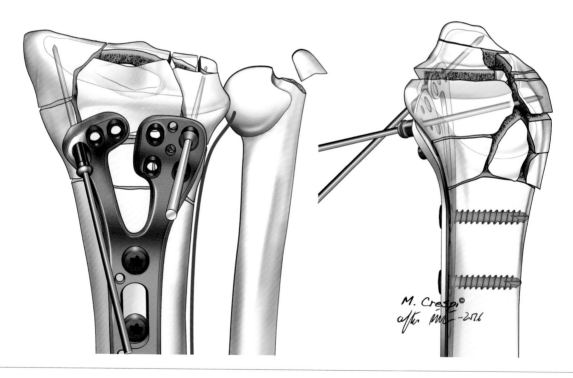

图 15.8　正如关于干骺端–骨干骨折（参见第 11 章）所述，第一步是创建一个稳定的平台，以避免在关节镜操作期间的二次塌陷。在这个病例中，一中等大小的骨块向桡侧移位，而另一个向尺侧移位，因此第一步操作主要是复位这两枚骨块，可用克氏针临时固定。

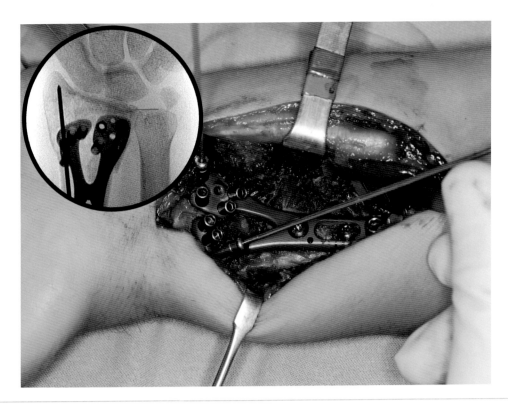

图 15.9　关节部位克氏针临时固定，而钢板近端则用螺钉固定，现在手部已做好关节镜操作准备。 请注意透视时 DRUJ 关系已恢复。

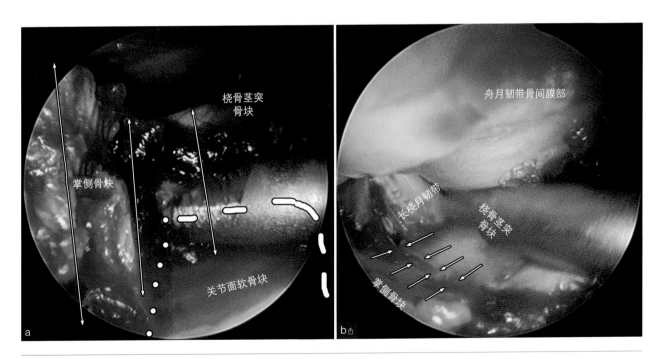

图 15.10　a. 从关节镜探查（6R 入路向桡侧观察的视野），可以清楚地看到关节面软骨块仍然有超过 5 mm 的塌陷； b. 然而，掌侧和桡骨茎突骨块复位良好（双箭头）。下一最重要的步骤是：维持复位并坚强固定。

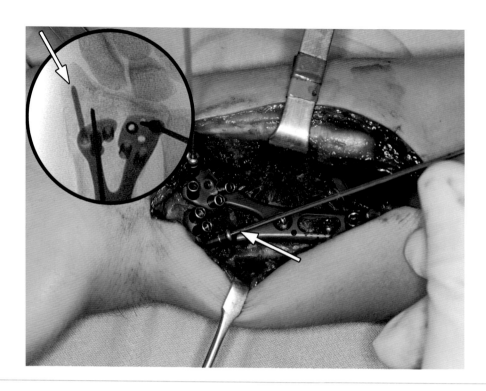

图 15.11 将手放在手术台上，在钢板最桡侧的孔内拧入一枚锁定螺钉作为支撑柱。需注意，在拧入螺钉之前，在稍尺侧的螺钉孔内用克氏针临时固定，以维持复位。然后，在关节镜下对尺侧关节面骨块进行微调。

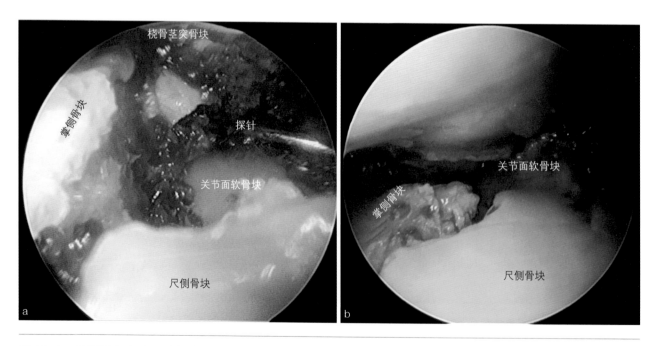

图 15.12 手部再次牵引，用肩关节探针（a）抬起关节面软骨块，并要过度复位，略微高于边缘关节面。因为如果下面的干骺端骨质缺损，还会再次塌陷（b）。

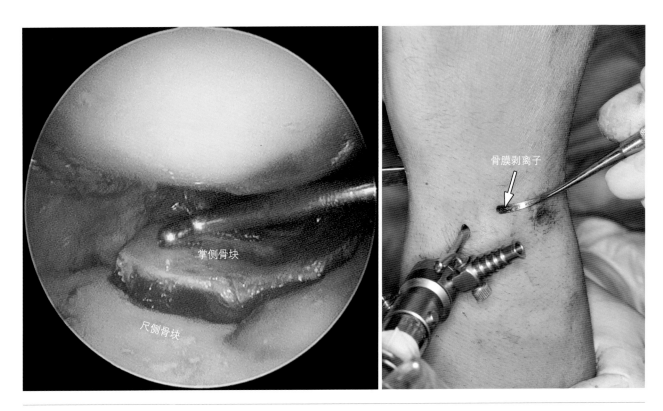

图 15.13　注意力转移到关节的其他部分。很罕见地出现了掌侧骨块向尺侧过度复位，因为这只有在干骺端粉碎，缺乏复位标志，桡骨高度不准确时才会发生。这可以在钻孔和拧入螺钉时用薄的骨膜剥离子按压抬高的骨块来微调。具体操作见右图。

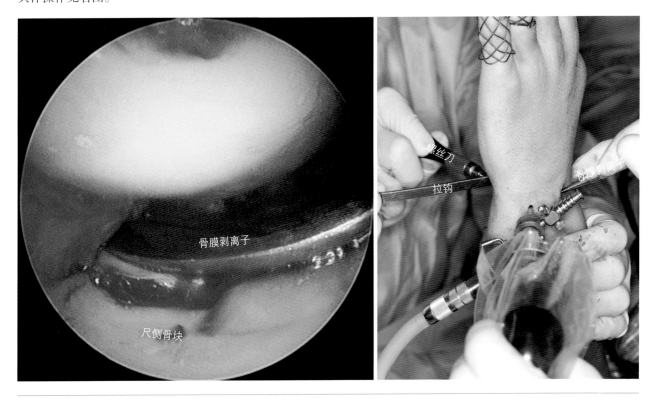

图 15.14　术中对掌侧骨块进行微调的关节镜图像。术者用骨膜剥离子按压骨块，助手钻孔并拧入相应的锁定螺钉。

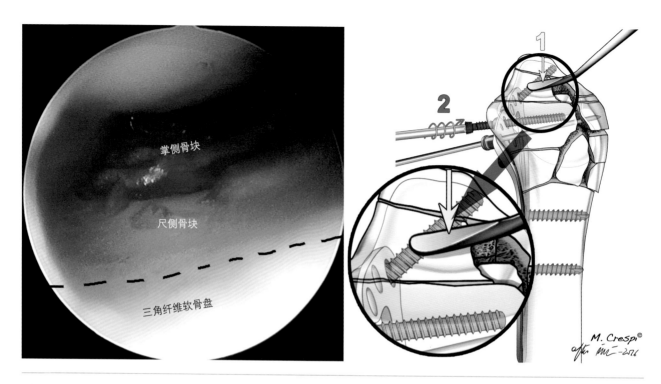

图 15.15　最终的复位后图像，骨块复位操作简单地说就是，一位医生用骨膜剥离子按压骨块（1），而另一位医生拧入锁定螺钉（2）。

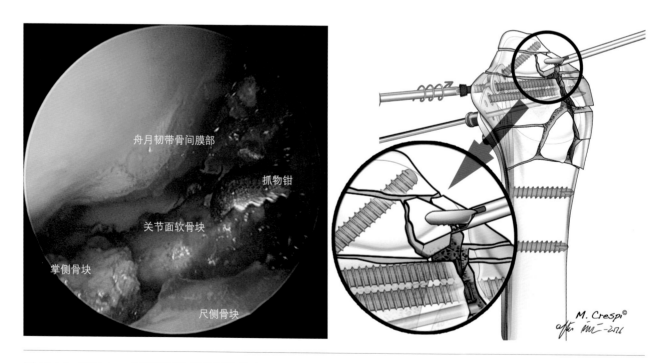

图 15.16　通过 3–4 入路用抓物钳控制住非常不稳定的关节面软骨块，同时，助手在其下方钻孔并拧入一枚支撑锁定螺钉。

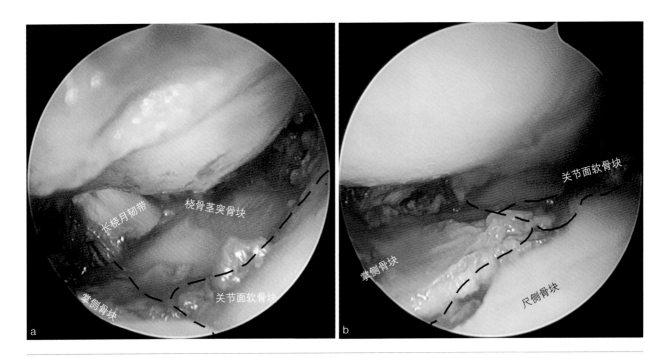

图 15.17　桡腕关节最终外形。a.桡侧半关节；b.尺侧半关节。

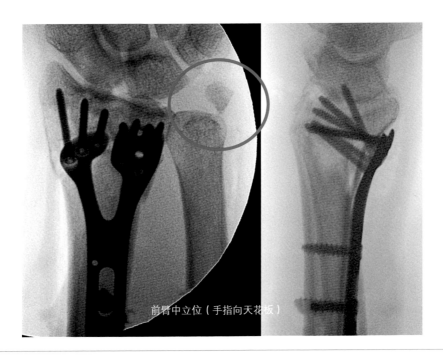

图 15.18　由于乙状切迹损伤且合并有移位明显的尺骨茎突基部骨折（这最可能会形成撞击游离体），因此，我选择了固定。然而，必须承认，我越来越不热衷于对腕尺侧进行手术，除了尺骨头或颈部骨折。

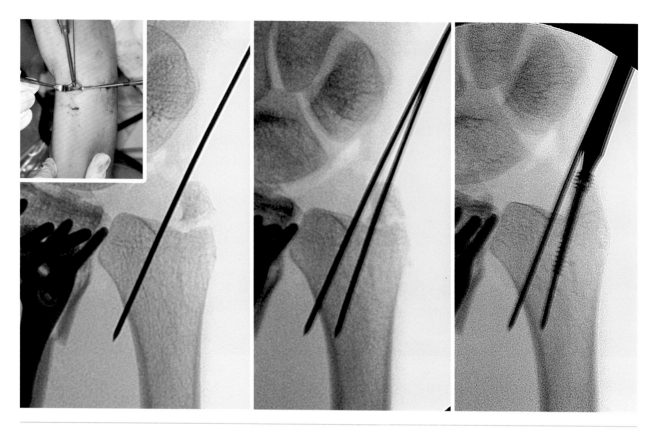

图 15.19 尺骨茎突的固定方法，手指竖直向上（参见图 12.10）。首先打入一枚克氏针阻挡尺骨茎突，然后在骨折中心钻入另一枚克氏针，通过克氏针用 2.0 mm 空心螺钉固定（参见第 12 章）。

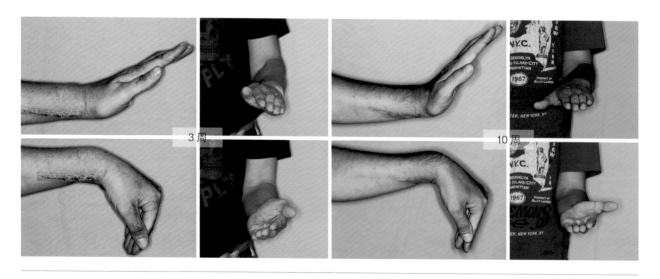

图 15.20 考虑到损伤的严重程度，术后立即开始活动度功能运动，患者恢复良好。在 3 个半月时，出院并恢复原来工作。

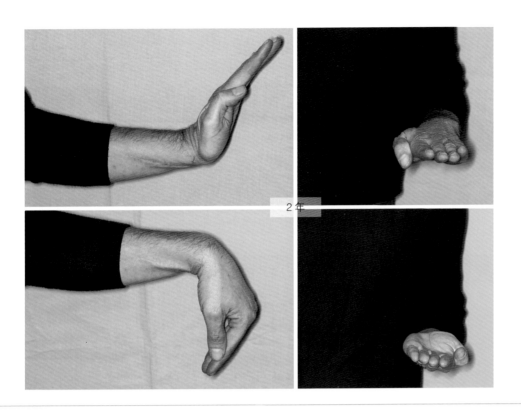

2 年

图 15.21 患者恢复良好，并且无痛感和 DRUJ 不稳。

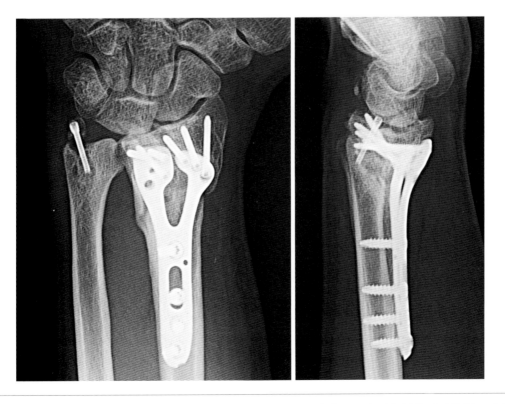

图 15.22 在最近随访中发现关节间隙变窄，特别是 DRUJ。原因仍不清楚，也许因为损伤不可修复，或者需要进行 DRUJ 关节镜检查。我必须承认我们还有改进的地方。

第 16 章

桡骨远端关节外骨折畸形愈合：关节镜技巧和策略

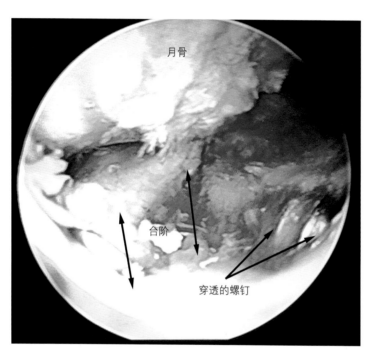

图 16.1 本章不再重述 Diego Fernandez 和 Jesse Jupiter 关于关节外截骨所做的卓越工作。首先，他们的理论覆盖面很广；其次，现在也很少出现关节外畸形愈合。相反，更为常见的是错误地认为桡骨远端骨折固定很容易，而导致在关节内发生灾难性并发症。这里显示了未矫正的关节台阶以及穿透关节面的螺钉，这共同导致了腕关节主要软骨排列紊乱。

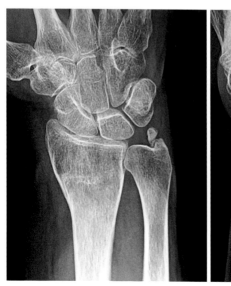
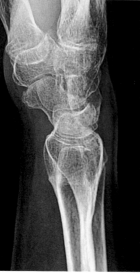

图 16.2 本章重点讨论 3 个问题：尺骨茎突撞击、旋后受限和腕关节内瘢痕阻碍关节活动，这些问题可能组合发生，也可单独出现，如果只进行关节外截骨术可能无法解决，但它们都可以从关节镜检查中受益匪浅。下面这个病例包含了所有的 3 个问题，这位 71 岁妇女在关节外骨折 15 个月后出现弥漫性腕关节酸痛，外院进行骨折复位和石膏固定后，骨折愈合及对位对线良好。

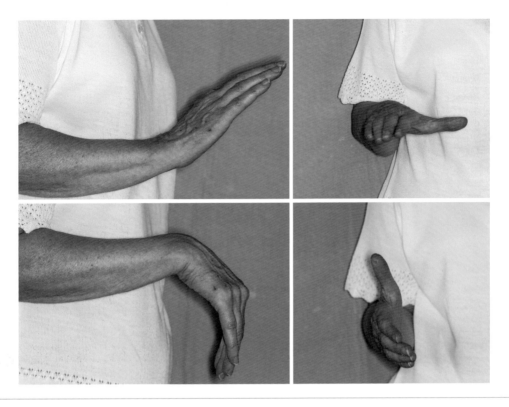

图 16.3 尽管桡骨整体对位对线良好，但她仍抱怨腕关节疼痛并有背伸和旋后受限。她很沮丧，因为这对她日常生活影响很大。要制订治疗计划，为了改善关节活动，松解关节内粘连，并解决其他任何可能遇到的问题。

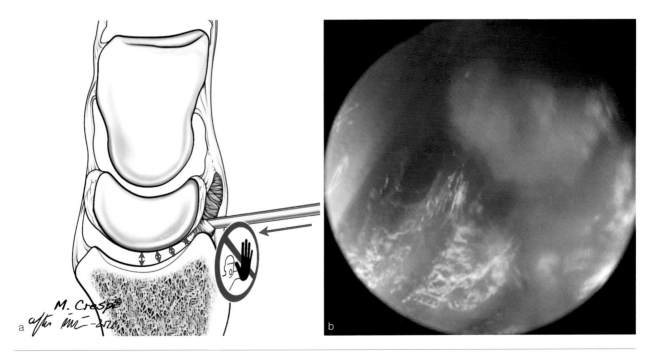

图 16.4 骨折后的关节镜操作要比平常更难。因伤后瘢痕，很难触摸到关节镜入路，有时即使牵引至 15 kg，也很难拉出关节间隙。a. 如果试图进行标准关节镜操作，可能会破坏镜头，损伤软骨，或形成骨洞；b. 刚进入关节内的典型视图——茫茫的一片红色。

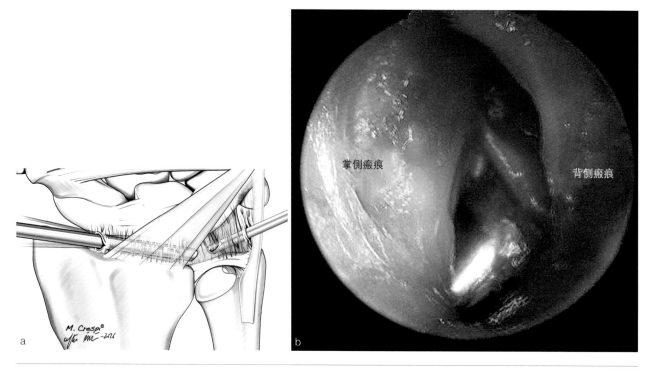

图 16.5 策略是通过桡骨背侧缘将镜头"潜入"关节，并尝试找到从 6R 入路进入的刨削头。 a. 一旦镜头和刨削头间的三角形成，就可以清除瘢痕组织和已瘢痕化的背侧关节囊，直到有足够的操作空间；b. 成功地形成三角。

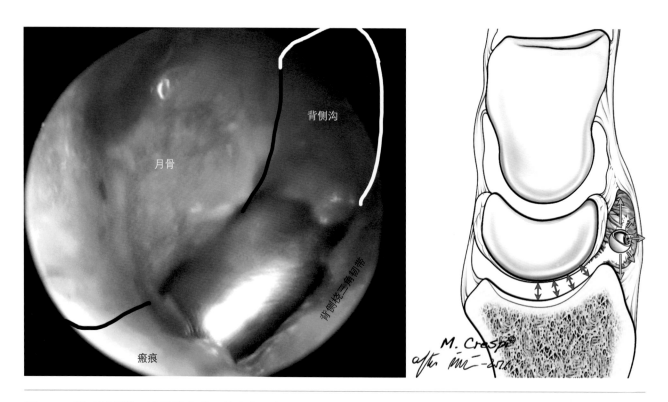

图 16.6 摆动刨削器，清除关节囊上的瘢痕，直至重新形成背侧沟。为防止其他损伤，必须小心背侧伸肌腱和掌侧软骨。

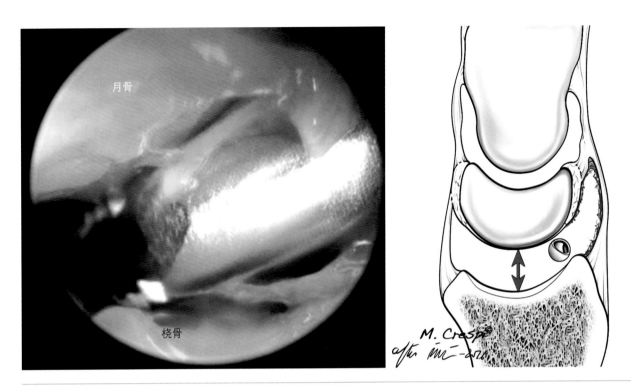

图 16.7　至此，关节空间要大很多，关节镜也可轻松移动。如果需要，切换操作和视野入路，可清除背侧关节囊在桡侧和尺侧角残留的瘢痕。

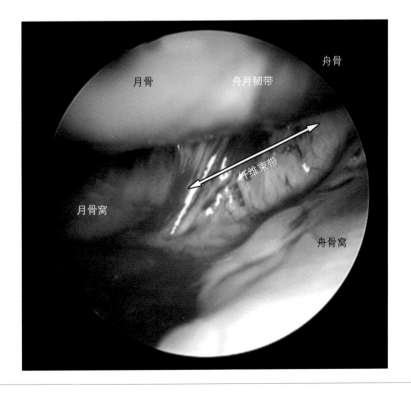

图 16.8　典型的瘢痕束带是位于桡舟月韧带掌侧附近（或台阶区域）。束带有时很厚，可能要用到剪刀或强力篮钳。松解再加上术者的轻柔被动背伸，手术结束时被动活动应该能恢复正常。

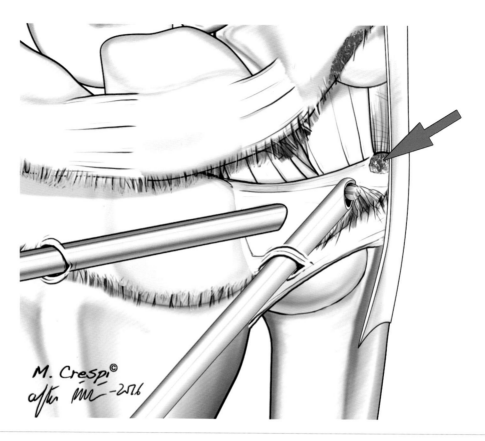

图 16.9 一旦清理出足够大的关节空间，关节镜可从 3-4 入路继续向关节尺侧推进。如果存在尺骨茎突撞击，则会因瘢痕组织广泛增生而难以清楚辨别正常的组织结构。有一个需要记住的提示：尺骨茎突位于 TFCC 尺侧止点掌侧和尺骨隐窝（箭头）附近。该患者大量增生的滑膜就是一个定位尺骨茎突的线索。

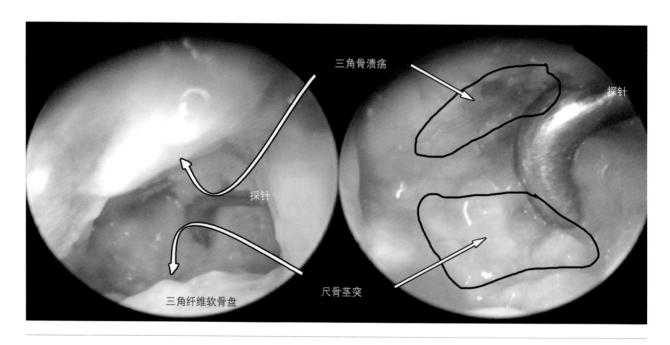

图 16.10 刨削器磨平尺骨茎突，直至露出骨松质。

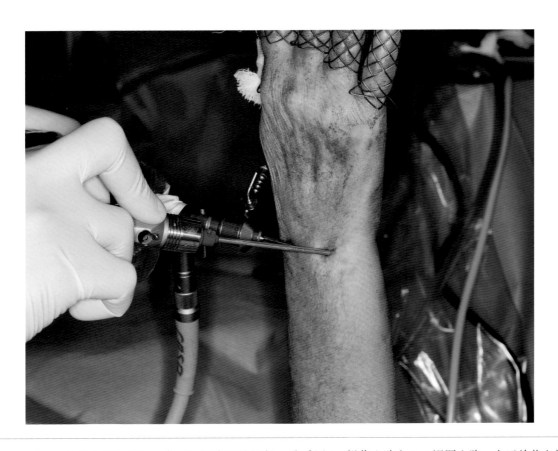

图 16.11　2.9 mm 的骨性刨削器很适合用于切除尺骨茎突。我采用 6R 操作入路和 3–4 视图入路。由于关节空间非常有限，操作器械或镜头可能会从关节脱出，并可能相互影响。

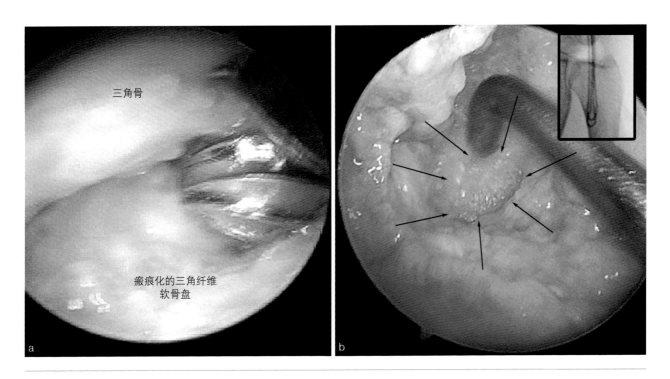

图 16.12　a. 该图像显示了桡骨远端骨折后软组织极其紧密；b. 箭头所指的是尺骨茎突切除后留下的骨床（较之前一点要大很多），并有相对应的透视图。

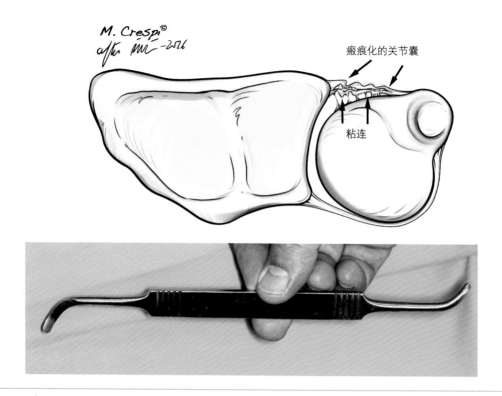

图 16.13　该患者最后一个要解决的问题是旋后受限。根据我的经验，当没有骨性结构损伤时，掌侧关节囊与尺骨头之间的粘连会导致旋后受限（del Piñal 等，2018），关节镜下松解效果良好。肋骨骨膜剥离子略微弯曲，外形理想，正好适用于尺骨头掌侧松解，可用来松解掌侧尺骨头和关节囊之间的粘连。

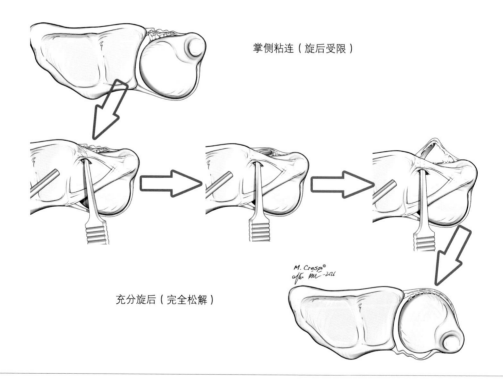

图 16.14　从桡腕关节进行松解，并做如下总结：将骨膜剥离子引入到 TFCC 的掌桡侧角，并轻轻旋转直至关节囊松弛。然后用骨剥进一步向尺侧、掌侧缓慢松解关节囊与尺骨头间的粘连，直至尺骨头完全松解。至此，应该可以充分旋后。轻柔被动旋后前臂可完成全部矫正。

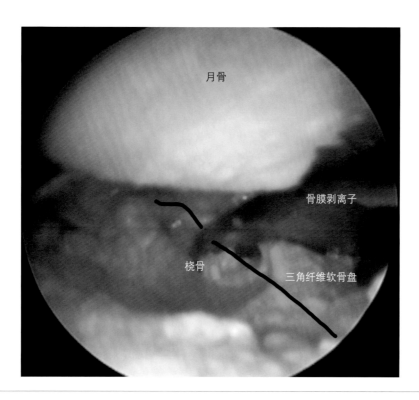

图 16.15　在 TFCC 的掌桡侧角已形成了一缝隙，并通过这一缝隙完成了前图中骨膜剥离子的操作，从而达到了充分旋后。

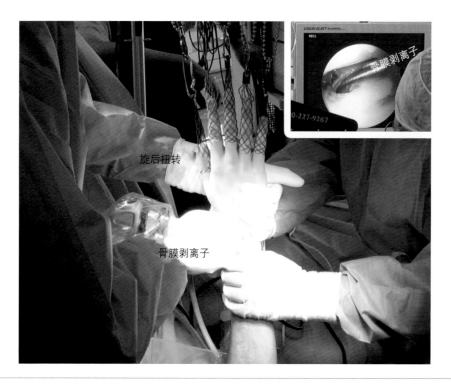

图 16.16　结合导入的骨膜剥离子进行外部操作。术者用左手轻轻将前臂旋后，同时用右手操作骨剥以扩张关节囊和松解粘连（图片为不同患者，但他们都有旋后挛缩）。

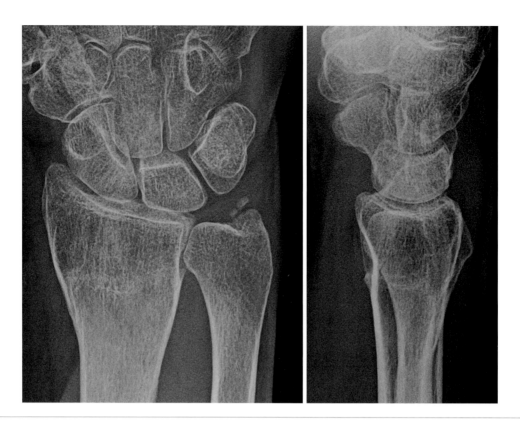

图 16.17　术后前臂旋后位石膏固定 4 天，之后立即开始恢复活动度的功能锻炼。图为行松解术后 1 年时的 X 线图像。

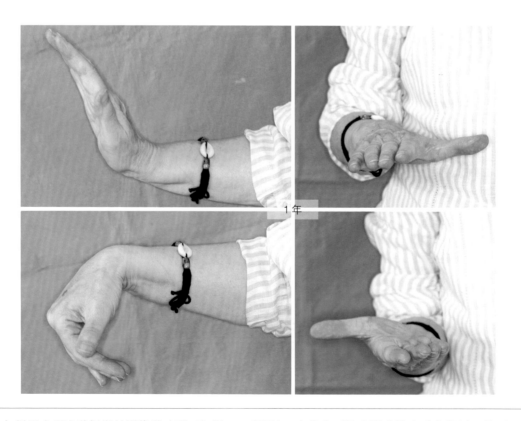

图 16.18　如果只出现这种轻微的影像学畸形（如图 16.2 所示），有些人可能会说这没有手术指征。然而，术后患者的运动范围和腕关节疼痛改善明显，患者非常高兴，而这应该是我们外科医师永远追求的目标。

第17章

关节内畸形：基本概念

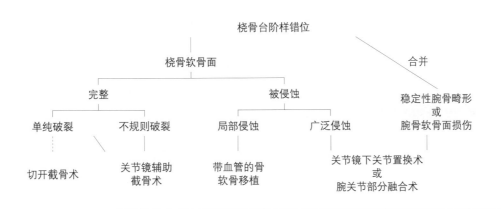

桡骨台阶样错位

桡骨软骨面 ——— 合并

完整 ——— 被侵蚀

单纯破裂　不规则破裂　局部侵蚀　广泛侵蚀

稳定性腕骨畸形
或
腕骨软骨面损伤

切开截骨术　关节镜辅助截骨术　带血管的骨软骨移植　关节镜下关节置换术 或 腕关节部分融合术

图17.1　近年来，一些研究使我们有了安全可靠的治疗方法来治疗关节内畸形。我在治疗过程中依据这样的方案来选择如何治疗关节内畸形。涉及的相关因素是桡骨和腕骨软骨的损伤状况，以及是广泛损伤还是局部损伤。

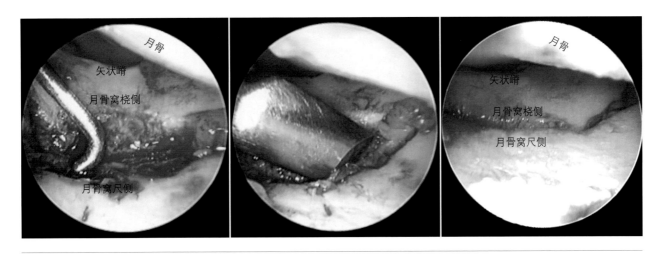

图17.2　当桡骨软骨有台阶时，我会选择关节镜辅助下截骨术，在关节镜辅助下可以准确通过骨折线进行截骨，也可以直接观察复位情况。虽然这里列举了几个案例，但总体来说只有两种截骨技术：直线截骨术和泪线样截骨术。

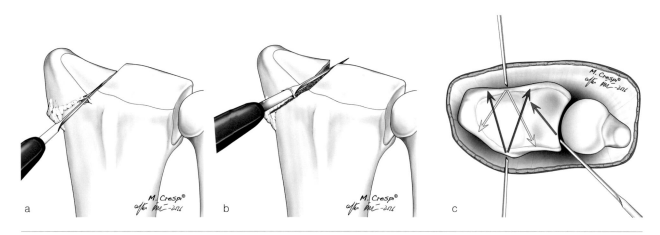

图 17.3 直线截骨术。骨刀沿着骨折线，这是最简单且容易的方法（a、b）。但是，它需要畸形愈合线与截骨入路一致（c）。

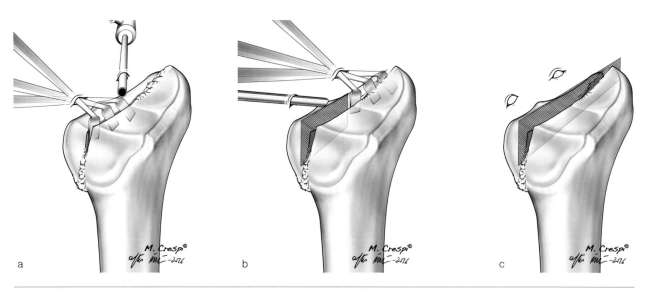

图 17.4 泪线样截骨术。间隔切断使骨折处减弱，直到骨折块脱落（a、b），这种方法适用于畸形愈合线与任何入路都不一致的情况（c）。

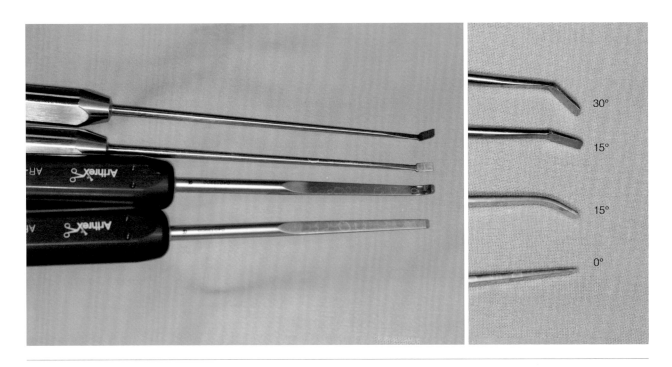

图 17.5 我使用肩部手术中常用的骨膜剥离器来凿骨（Arthrex AR -1342-30° 和 AR-1342-15°）。这些骨膜剥离器的宽度为 4 mm，足够坚固，可以用锤子轻轻敲击，将骨块凿开，最近，我采用直形和弯形骨刀（Arthrex AR-1770 和 AR-1771），以适用于不规则形状的骨折线。

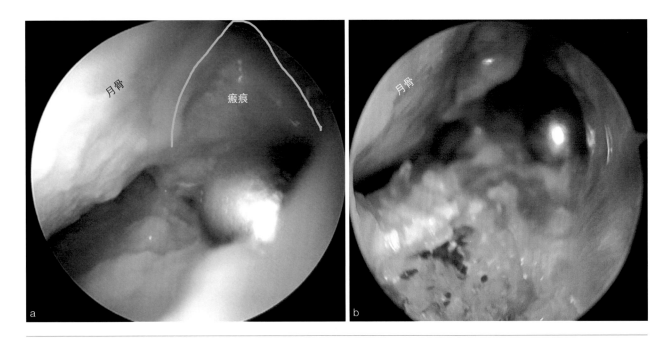

图 17.6 关节腔内典型的特征是瘢痕和非协调性的（a）。背侧腔内的瘢痕组织已用绿色线条勾勒出来。首先，腔隙内需要清除瘢痕组织。我比较喜欢应用的器械是一把 2.9 mm 的刨削器。一旦腔隙暴露出来，就需要识别出畸形愈合线（b），CT 可以提供帮助，因为骨折线可能被瘢痕组织填充，可以用一个薄的骨膜剥离器把骨折线划出来。

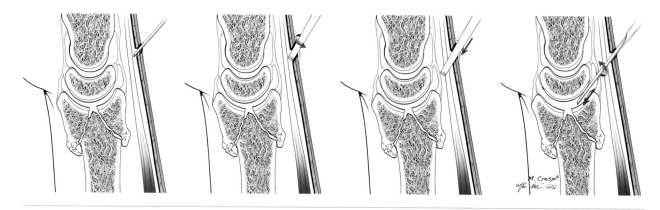

图 17.7　为了避免骨刀通过入口进入关节腔时割破伸肌腱的风险，骨刀的刀口应平行于肌腱进入，然后在关节腔内旋转。操作必须轻柔，因为不管是掌侧进入还是背侧进入，都有切断肌腱的风险。

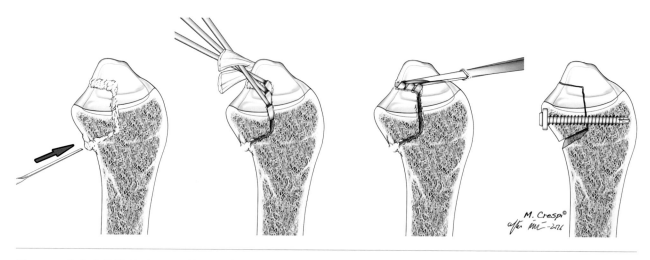

图 17.8　在大多数情况下，不可能通过单一入路暴露所有骨折畸形愈合面，因此，我们最好应准备多种骨刀和入路，当然同时联合开放性手术方法更容易撬动错位的骨块。手术最终目的是复位碎骨块，而不仅仅是关节镜检查。

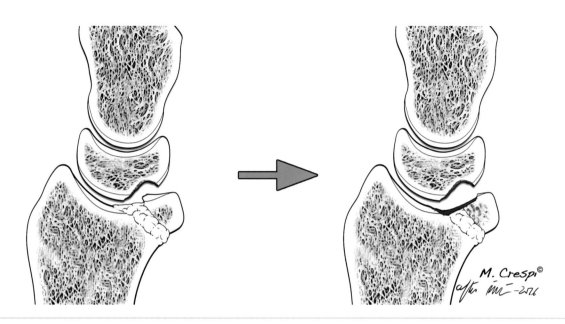

图 17.9　随着时间的推移，任何台阶样畸形都会对腕关节造成镜像损伤。在这种损伤发生后，重新复位骨折块已经没有多大意义。在这些情况下，我首选的方法是切除台阶使关节面光滑，这样可以避免进一步刺激损伤关节面，即所谓的"关节镜下关节成形切除术"（del Piñal 等，2012）。

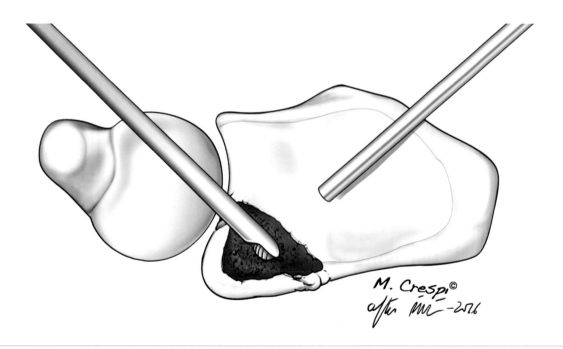

图 17.10　磨平台阶至关节面水平。这可能被视为一种破坏性手术，然而其基本原理与近排腕骨切除或四角融合完全相似，即将负荷集中到健康区域，去除损伤区的负荷。

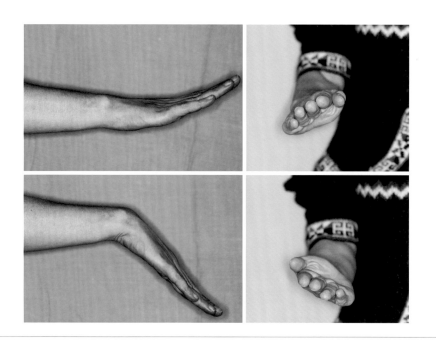

图 17.11 这名 39 岁的职业舞蹈家在 9 个月前从自行车上摔下导致桡骨远端骨折，她已经接受了掌侧锁定钢板的治疗，但是主诉关节活动受限和持续疼痛。医生已经建议她行部分关节融合治疗，但她担心这样会限制她的专业表现，并寻求其他治疗方案。

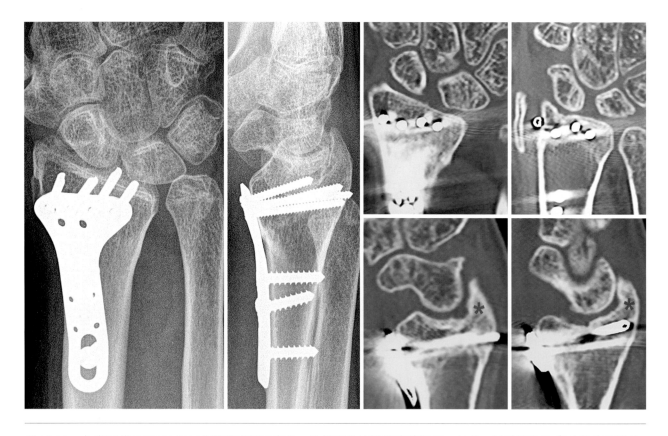

图 17.12 术前 X 线片和 CT 显示桡腕关节严重紊乱，并伴有骨块阻碍背伸活动。另外，尺腕移位和舟月骨分离明显。但她并没有尺侧疼痛的表现（由于尺侧移位），她主要的愿望是恢复腕关节活动范围，最终决定切除背侧异常骨块（星号）。

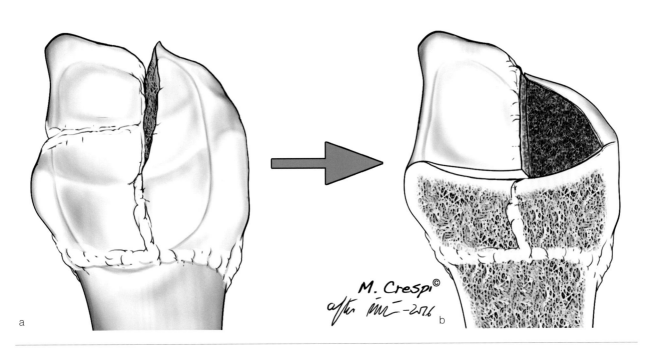

图 17.13　a. 手术前模拟图像；b. 对背侧异常区域进行关节成形切除后的预测外观。

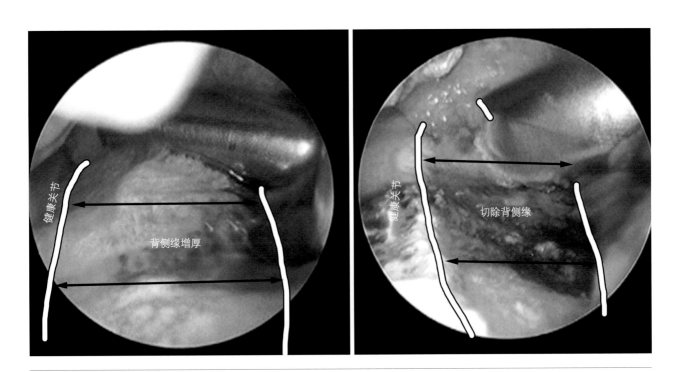

图 17.14　图为类似的问题（在不同的患者中），背侧缘增厚骨块（白色轮廓，a）已被切除（b），两张图片中都突出显示了健康的关节。

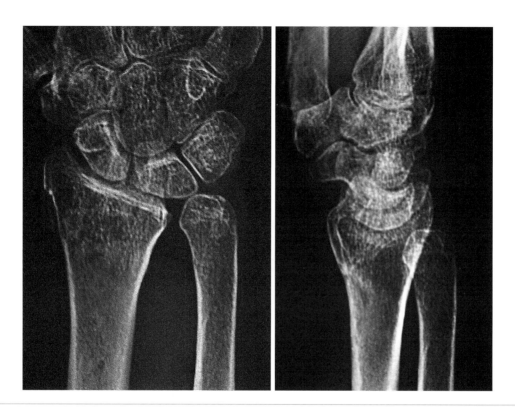

图 17.15 术后 3 年的 X 线图片（互联网上传的图）。图片显示尺侧移位和舟月骨分离没有进一步发展，舟骨部分屈曲可能是由于桡骨背侧缘阻碍了舟骨背伸所致。

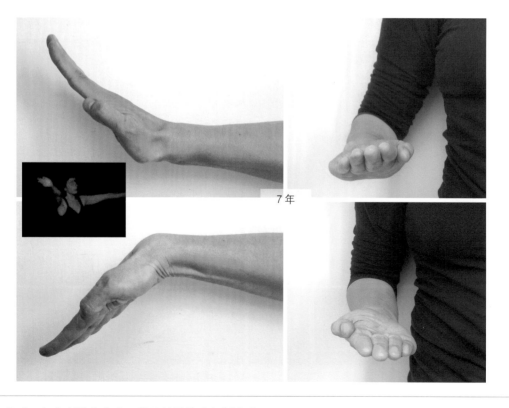

图 17.16 术后 7 年患者没有疼痛，并且继续从事舞蹈专业。

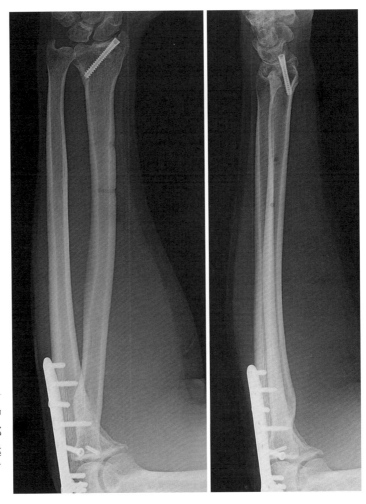

图 17.17 当有广泛损伤或腕骨固定畸形，某种形式的关节融合术还是必要的。这名高级特种部队警官在 6 个月前一次摩托车事故中发生桡骨远端骨折。尽管他没有肘部并发症，但是他出现了腕部疼痛和腕关节功能受限。

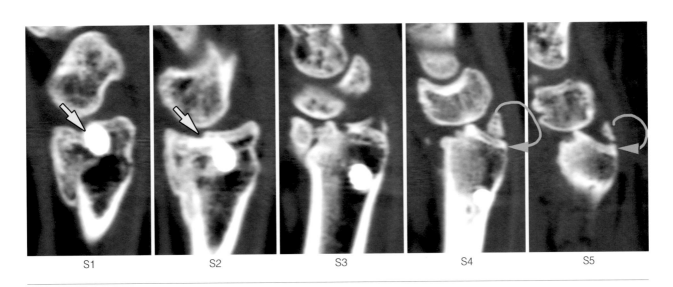

S1 S2 S3 S4 S5

图 17.18 CT 图片显示，腕关节中立位，不仅舟骨窝内（黄色箭头）有明显的台阶样畸形，而且存在伴随月骨脱位的桡腕关节背侧脱位，坚强的桡腕掌侧韧带从桡骨起点处撕裂，绿色箭头显示其理论位置。

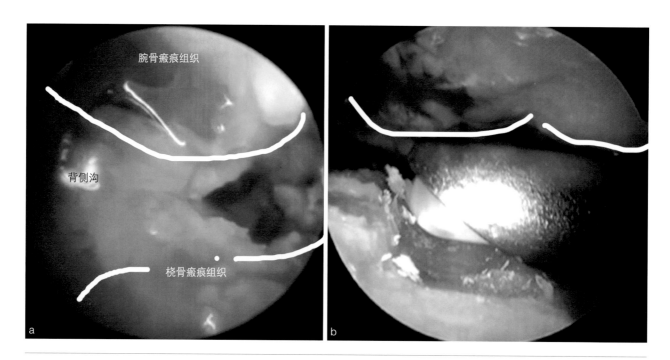

图 17.19 a. 在这些类型的损伤中，可以预计关节内会出现大量的瘢痕组织，三角成形需要大量的时间和足够的耐心，在清除瘢痕组织后，暴露损伤后决定继续行关节融合术；b. 磨除桡骨损伤的关节面。

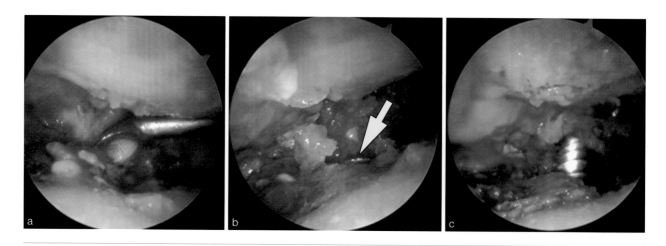

图 17.20 清除瘢痕骨质及瘢痕组织，显露正常的骨松质。在小刮匙（a）的帮助下，找到了埋入桡骨茎突内的螺钉（b，箭头）并在关节镜下取出（c）。

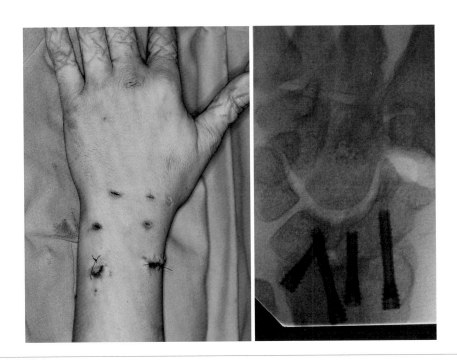

图 17.21　关节镜下关节融合术的技术细节超出了本书的范围，但是众所周知，它可以在关节镜下完成，这个操作首先是我的香港好友何百昌描述的。该技术已经得到了改进，可以快速高效地操作，技术的关键是在无水的关节镜下操作（del Piñal 等，2012）。

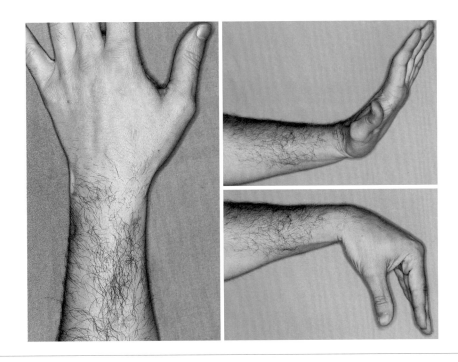

图 17.22　根据我的经验，与开放性手术相比，在关节镜下行关节融合术后患者功能恢复的效果会更好，瘢痕少、疼痛少。

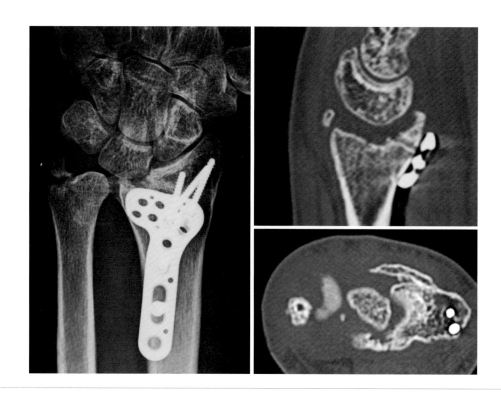

图 17.23 值得一提的是，显微手术可作为最后手段，当桡骨关节软骨发生不可逆的损伤时可以避免桡舟月关节融合。我必须承认我很少使用它，因为我精通关节镜技术。但是，仍然有一些情况下桡骨是无法修复的。其最好的适应证就是病变涉及月骨面，因为有双重好处：移植可以同时恢复桡骨和乙状切迹。

这是一名 26 岁男子在自行车事故中发生桡骨远端骨折 4 个月，已行掌侧钢板和外固定支架手术。

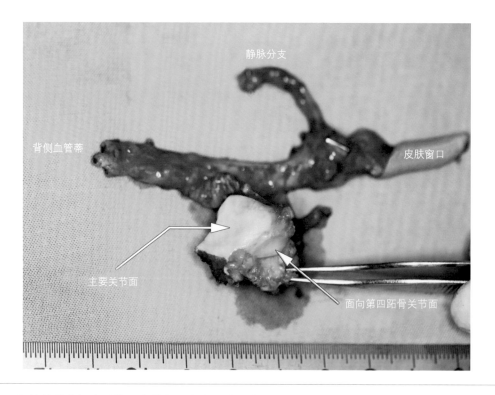

图 17.24 第三跖骨的基底部有可靠血液供应，来自足背动脉的一个分支跗外侧动脉。它有一个主要关节面可以用来修复月骨面或者舟骨面，此外，第四跖骨关节面可以用来重建乙状切迹。

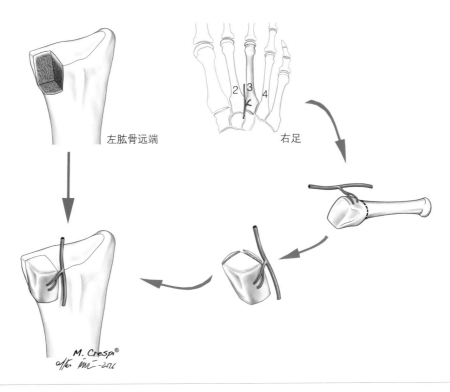

左肱骨远端 右足

图 17.25 实际在典型的桡骨尺背侧缺损中，移植对侧第三跖骨基底部的关节面既可恢复月骨面，又恢复了乙状切迹。

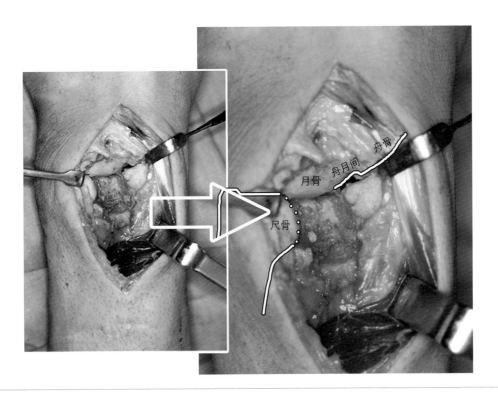

图 17.26 移植前的术中图像显示了为了容纳移植物必须做的三维缺损区。

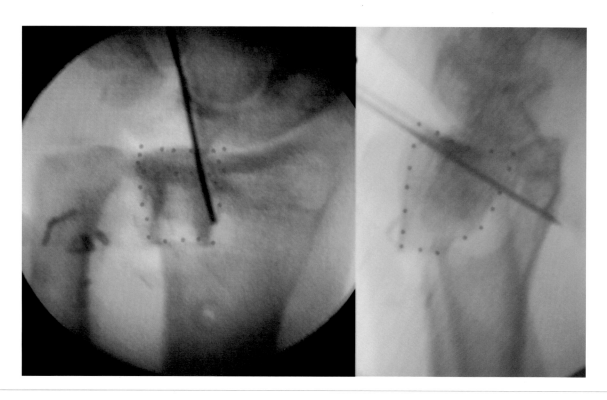

图 17.27 移植物植入后的 X 线透视图。通常情况下，足背动脉与桡动脉端侧吻合，伴随静脉与局部回流静脉吻合。

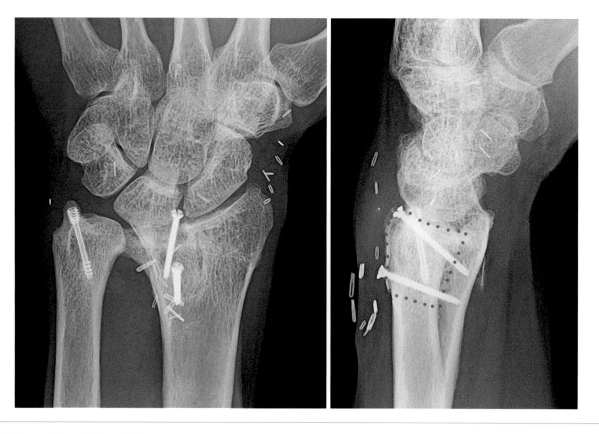

图 17.28 术后 2 年的 X 线片。

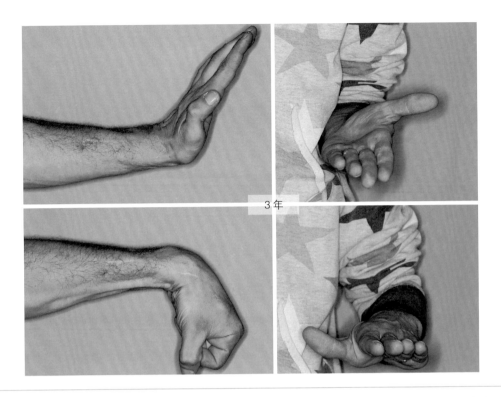

图 17.29　3 年后的临床随访结果。术后 7 年电话随访，患者活动没有任何限制，并且能完成所有活动，包括做泥瓦匠和山地自行车运动。

第 18 章

关节内畸形：干骺端骨折块嵌顿

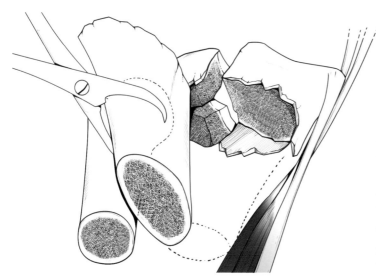

图 18.1　Orbay 曾描述过所谓的 "延长 FCR 入路" 用于治疗关节内粉碎性骨折，其基本原理是利用腕骨作为模具来复位关节内碎骨片，这是在直视下进行操作。我完全同意他的方法：不要侵犯背侧间室。不过，在这一点上，我相信读者也同意可以在关节镜下进行关节复位。然而，正如俗话所说，"创造一个世界需要各种各样的东西"，我觉得 Orbay 的方法在某些情况下是有优势的，比如当骨折块被深深嵌顿在干骺端内时。因此，尽管本章所讨论的是一个畸形愈合的嵌顿骨块，但我想对急诊情况下的嵌顿骨块做一个论述。

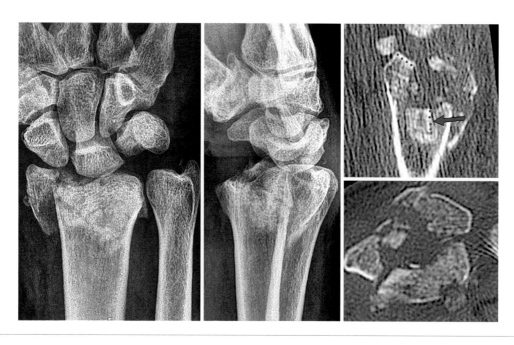

图 18.2　10 年前，一位 26 岁的卡车司机发生了这样的严重的骨折。圆点标识的是月骨面，箭头所指的是游离的骨软骨碎片。

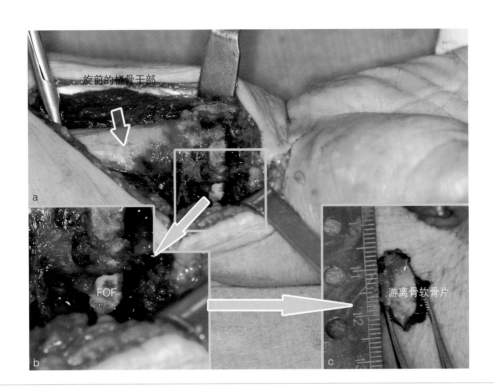

图 18.3 采用 Orbay 方法。桡骨旋前 (a), 暴露出被嵌顿在干骺端背侧的月骨窝处骨块 (b)。嵌顿的骨块被解脱出来 (c)。然后, 应用 Orbay 技术, 使用月骨作为模具来复位 FOF, 旋前桡骨干并应用钢板固定。此外, 在关节骨折块固定前, 我进行了关节镜下检查确认骨折块复位。

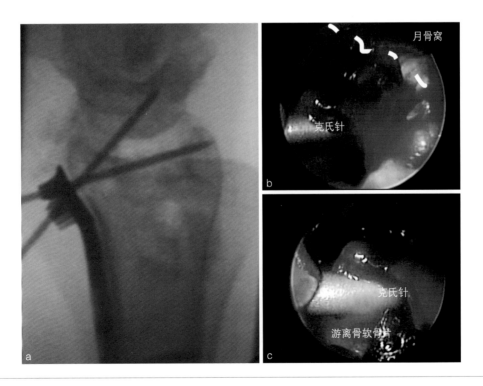

图 18.4 强调关节镜检查的重要性。a. X 线片显示了关节复位良好。但是, 在置入钢板时 FOF 已凹陷入干骺端内; b. 白色虚线标记显示月骨窝平面; c. FOF 位于用作临时固定的克氏针下方。

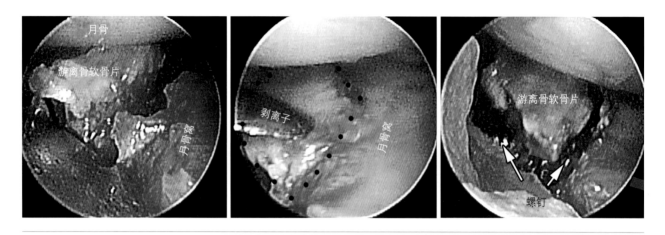

图 18.5　按照第 3 章和第 8 章中的方法进行复位；过度复位 FOF，置入一排锁定螺钉，用骨膜剥离器将 FOF 向下推动直到其与关节面齐平。

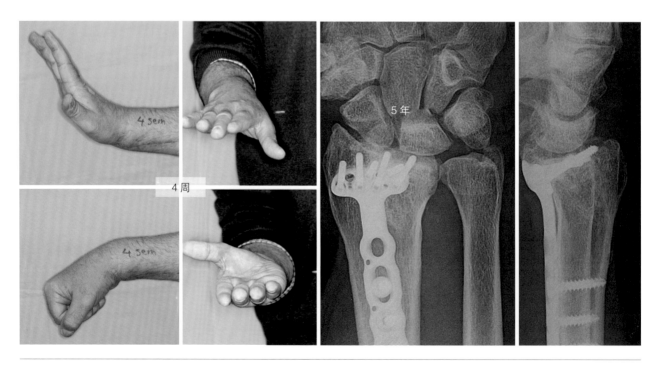

图 18.6　立即进行全幅度的关节活动训练，图中显示了术后 4 周的临床结果。术后 5 年复查了 X 线片，功能恢复的结果见图。我觉得把一个急性病例和畸形愈合病例相提并论并不妥当，但我认为急性病例和畸形愈合病例是有相关性的。外科医师在诊疗中应遵循 Orbay 方法，尤其是在遇到特殊病例的时候。

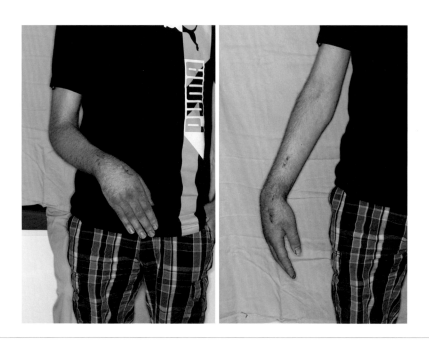

图 18.7 这位 22 岁的机械师在 8 周前参加的一次高速摩托车比赛中发生事故导致桡骨远端骨折。他之前是通过桡掌侧和背侧正中联合入路进行固定的，采用的是克氏针、掌侧骨钉和外固定支架固定。2 周前拆除了外固定支架，尽管如此，他的腕关节活动范围很小。他的外科医师把他转诊到疼痛门诊，并建议他在 6 个月内最好行腕关节融合。这促使他寻找另一种治疗方法，图中显示了他腕部最大的旋后和背伸活动度。

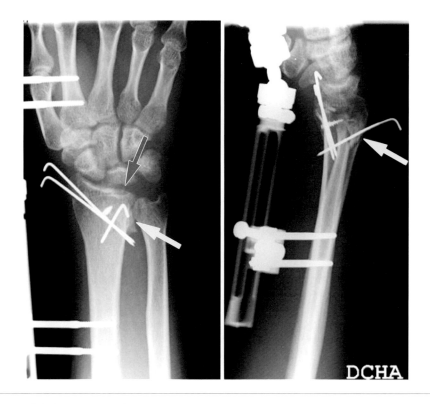

图 18.8 这个截图是患者拍摄的唯一 X 线片。X 线片上可以看出月骨面（红色箭头）错位，以及一个可疑（可能是骨软骨）骨片嵌入在干骺端内（黄色箭头）。CT 可进一步确认这一点。

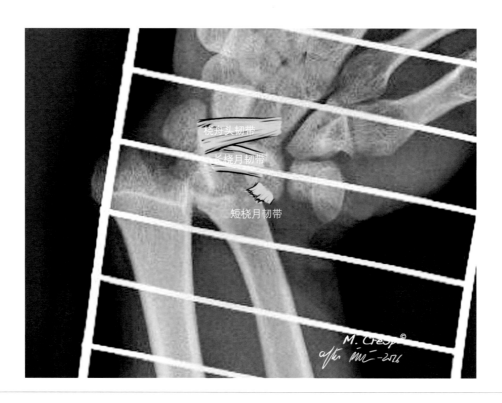

图 18.9 在接下来的诊疗中，除了 CT 片外，他还带来了第一张 X 线片。我发现最初的 X 线片非常有价值。因为它可以指导我推测畸形愈合前的初始损伤，并从那里复位骨折块。这最初的损伤是桡腕关节脱位，而桡骨茎突复位后并不需要应用锚钉修复掌侧韧带。

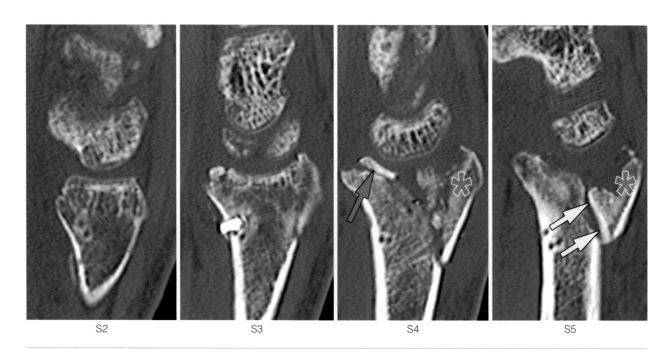

图 18.10 在矢状面重建片中，茎突复位满意（S2 和 S3），但是月骨窝没有复位到位。前方的骨片来自背侧（S4 中红色箭头）。在 S5 中，月骨面的后半部分被嵌顿在背侧骨皮质（星号）和骨松质之间，塌陷大约超过 3 cm。

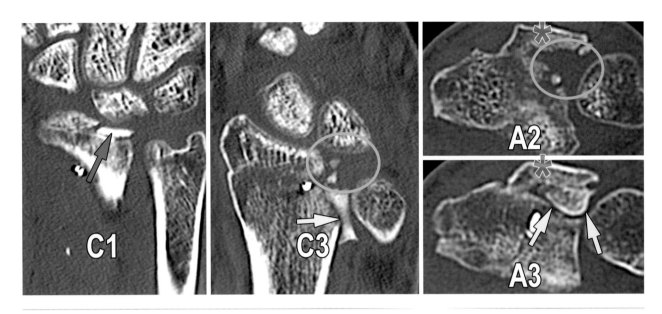

图 18.11　这种情况在冠状位图像中得到证实。尺骨后侧骨块还包含了乙状切迹的大部分（绿色圆圈显示了缺损的骨块）。星号显示背侧骨皮质块；红色箭头显示尺掌侧骨块；黄色箭头显示尺背侧骨块。

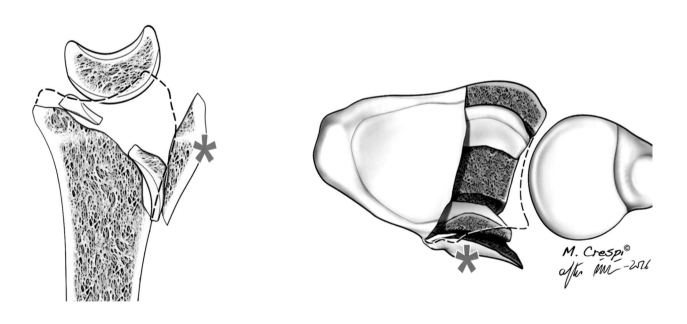

图 18.12　我凭想象来描绘畸形，Max Crespi 将其完美地呈现在这些图中。值得注意的是，月骨面的前半部分需要截骨和复位。然而，真正的难题是如何处理尺背侧骨折块，因为该骨折块已经愈合并嵌顿在干骺端。尽管我反复重申我通常不赞成背侧入路，但是在这种特殊情况下是适合的。星号显示了背侧皮质骨块。

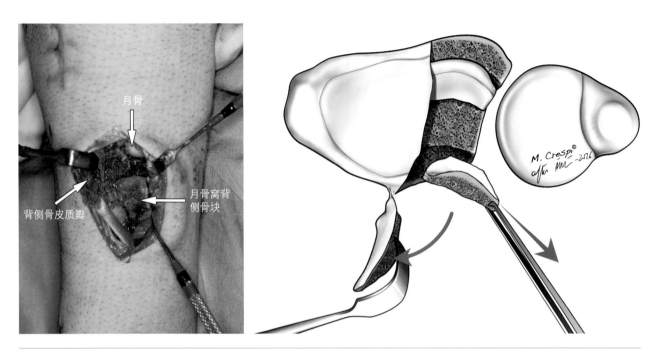

图 18.13　另一方面，之前术者已经应用了背侧入路，所以我并不是不情愿再次应用背侧入路。将背侧皮质小心反折形成骨瓣，移除骨松质及骨痂，后侧骨折块就能够被游离出来。

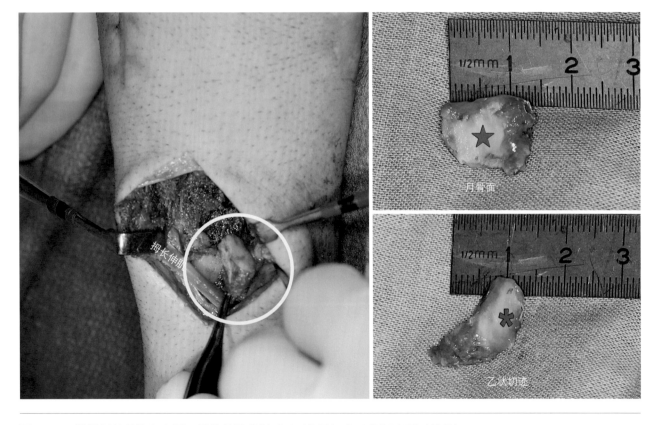

图 18.14　被嵌顿的骨块包含了一部分月骨背侧面（五角星）和乙状切迹面（星号）。

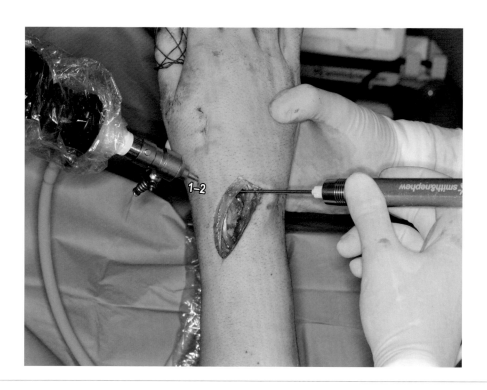

图 18.15　手部牵引，虽然我偏好使用 3–4 入路，但对这个病例，我用 1–2 入路以便更好暴露，实际上这个入路视野更好，离重建区域也远，刨刀清除里面的瘢痕组织后建立一个工作区域。

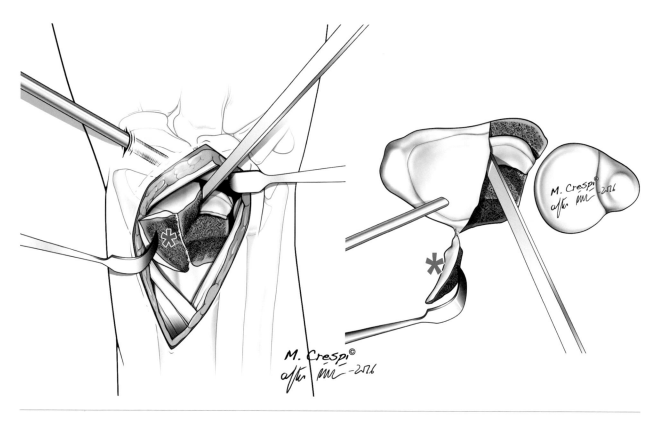

图 18.16　在关节镜引导下，对前方月骨关节面进行截骨，复位骨块（背侧鸟瞰图），星号显示的是翻转的背侧皮质骨块。

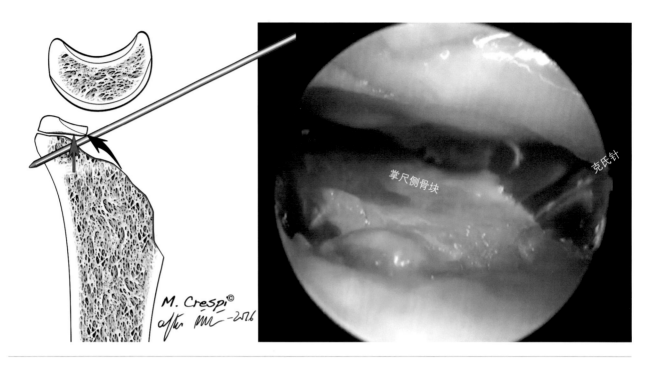

图 18.17 用 1 mm 的导针临时固定尺掌侧骨折块，导针穿过桡骨掌侧骨皮质。

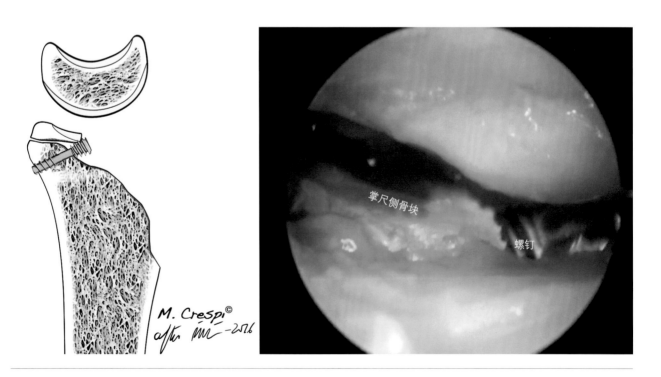

图 18.18 通过导针拧入一枚 2.0 mm 无头螺钉，牢固固定到掌侧皮质，从而起到支撑架的作用。

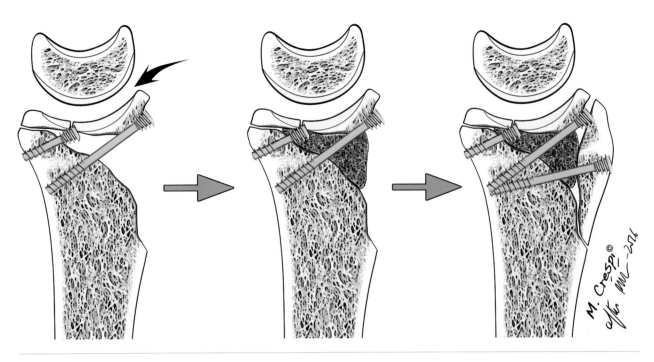

图 18.19　当掌侧骨折块稳定后，复位尺背侧大骨折块并通过另外两枚空心螺钉支撑。将骨松质（来自尺骨鹰嘴）植入骨缺损处，背侧骨皮质覆盖后用螺钉固定，从而可以起到加压并固定的作用。

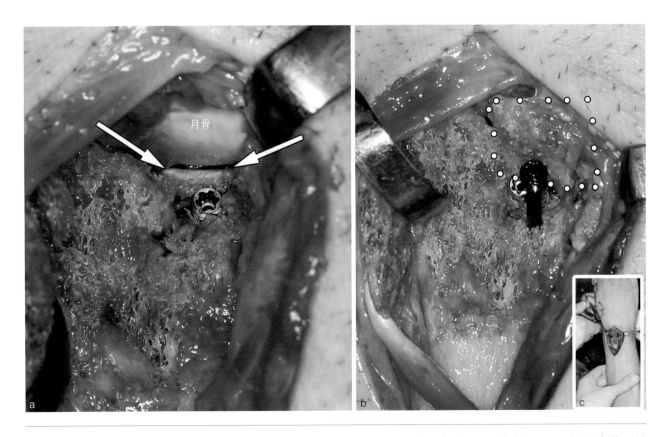

图 18.20　术中照片。a. 拧入第一枚螺钉以稳定尺掌侧骨折块；b、c. 尺背侧骨折块（用圆点勾勒）的下面已复位，并用两枚螺钉（一枚直径 2.0 mm 和另一枚直径 2.5 mm）支撑到位。螺钉在桡骨掌侧皮质牢固固定从而可起到支撑架的作用。然后，复位背侧骨皮质（在拉钩下方），并用另一枚螺钉固定到位。

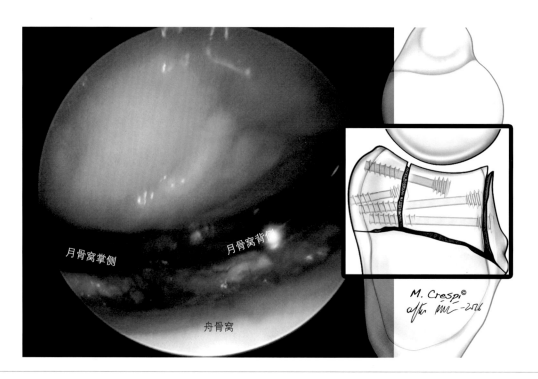

图 18.21　1-2 入路的关节镜图像和内植物的鸟瞰示意图。

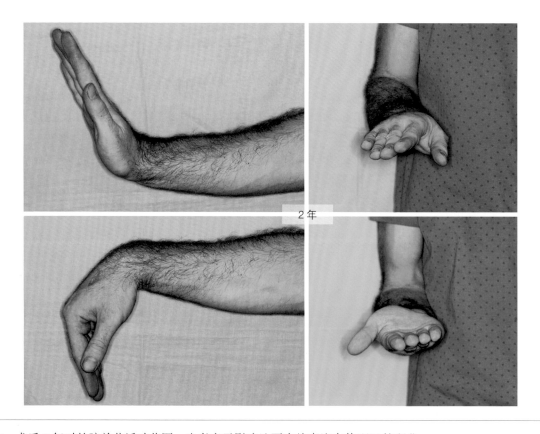

图 18.22　术后 2 年时的腕关节活动范围。患者毫无影响地再次从事汽车修理工的职业。

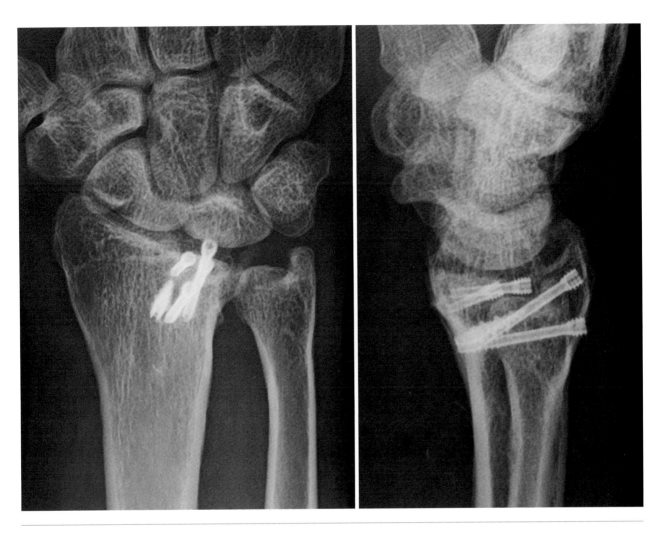

图 18.23　术后 2 年的 X 线片。值得关注的是，关节间隙维持得非常好。

第19章

关节内畸形：复杂病例

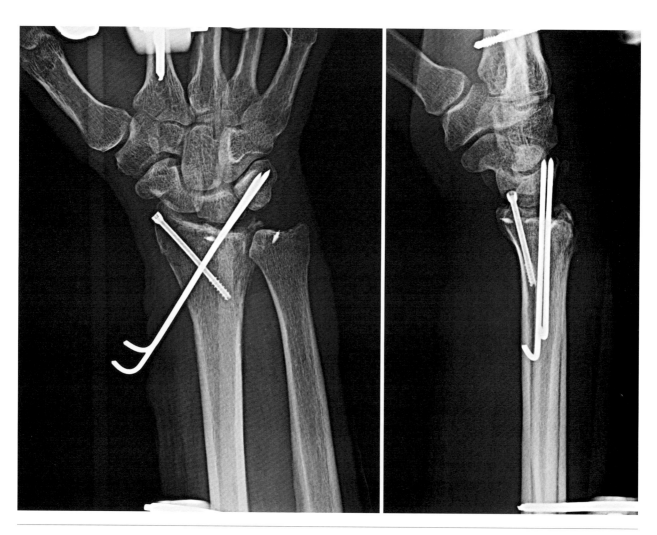

图 19.1　这是一名 54 岁男性患者术后 7 周的 X 线片。该患者 7 周前从马上摔下导致桡腕关节及桡尺远侧关节错位。桡骨茎突骨折采用闭合复位经皮螺钉内固定，应用掌侧 Henry 入路置入多个可吸收骨锚钉以重建掌侧韧带。同时应用一个较大的尺背侧入路来重建三角纤维软骨。

另外，还实施了开放性手术及外固定支架固定治疗同侧肘关节脱位。由于严重的撞击导致关节的一部分"消失"，他被告知需要在 3 个月内进行腕关节融合治疗，并计划行 Sauve-Kapandji 手术来改善旋前和旋后功能。

在检查的时候，腕关节的活动被外固定支架阻碍，不能旋前和旋后活动，部分原因是他 1 周前肘部才拆除了外固定支架。

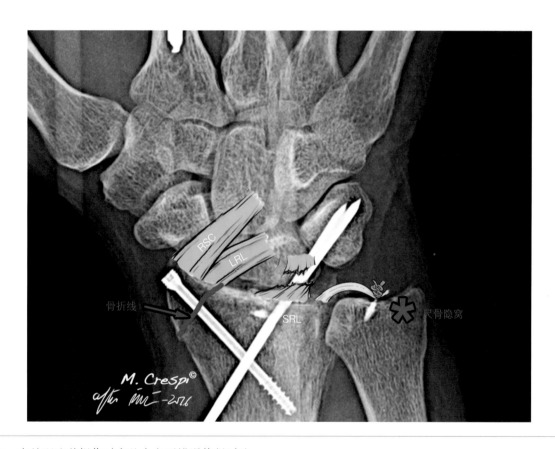

图 19.2　在处理这种损伤时有几个主要错误值得讨论。

(1) 在闭合性损伤中，骨折块永远不会"消失"，它们就在那里，通常被嵌顿在干骺端某个地方。

(2) 当桡骨茎突骨折块较大时，采用掌侧入路来重建掌侧韧带是多余的。我们已经讨论过很多次，当桡骨茎突骨折块足够大时，不会发生尺骨移位的趋势，因为骨折块中存在桡舟头韧带（RSC）及长桡月韧带（LRL）的起点（参见第 10 章和第 18 章）。

(3) 用骨锚钉来稳定桡尺远侧关节可能是有争议的，但是锚钉放置的部位是不正确的：应该是在尺骨窝处。如果锚钉放置在尺骨头中央（正如他原来手术中所示），那么三角纤维软骨必然是松弛的。

　　根据我的经验，大部分的问题并不是孤立存在的。如果重建外科医师只满足于研究处理比较明显的问题，而忽略了其他潜在的有争论和可疑的地方，那么很可能会出现一个坏的结果。而后者可能成为疼痛和不满意的主要根源。谨慎的重建外科医师术前应该考虑每一个可能的存在问题；科研并不总是这些从事"偶尔"手术的外科医师的强项。这些外科医师发表的手术报道大多数是无价值的、不准确的或者有明显偏见的。因此，大体而言，我并不关注他们报道的信息。SRL，短桡月韧带。

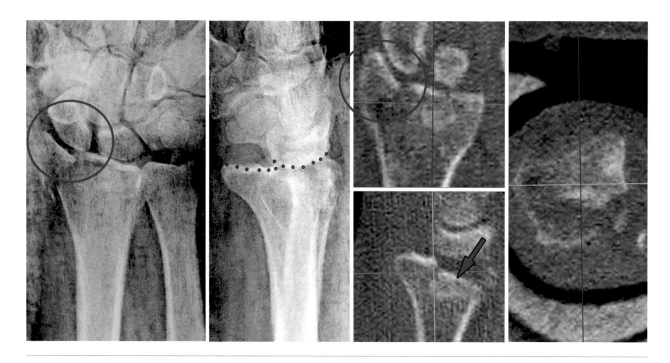

图 19.3　相反，我发现原始的 X 线片虽然不完美，但是它提供了非常有用的信息。在这个病例中，X 线片上明显显示了桡腕关节错位和一个较大的桡骨茎突骨折块。尽管肘部的 CT 扫描图像质量较差（没有进行腕部扫描），但是可以从中发现"消失"的骨折块凹陷在干骺端内（箭头所指）。

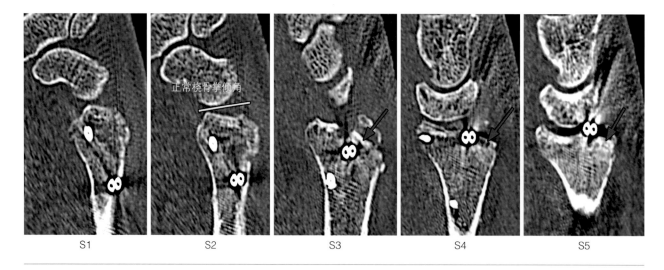

图 19.4　术前矢状位 CT 扫描图像中，观察到重要信息：游离的骨软骨骨折块（箭头）嵌入干骺端。另外，在 S2 图像中从桡骨关节面过多的背侧成角可以发现桡骨茎突骨折块畸形愈合。

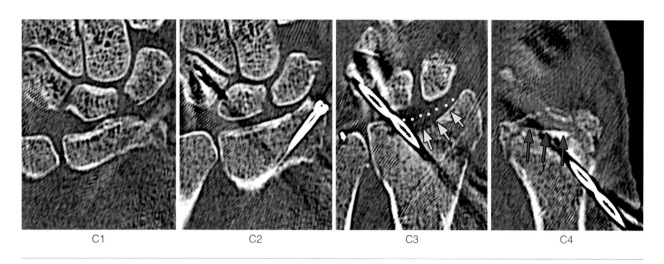

图 19.5 在冠状位 CT 扫描图片中，畸形愈合的桡骨茎突骨折块（大约一半的舟骨面）也明显显示出来。C2 和 C3（用圆点标记）图像中桡骨远端关节面不同的角度可以证明桡骨茎突骨折块（黄色箭头）存在背侧塌陷。在 C4 图像中也能明显显示凹陷"消失"的骨折块。

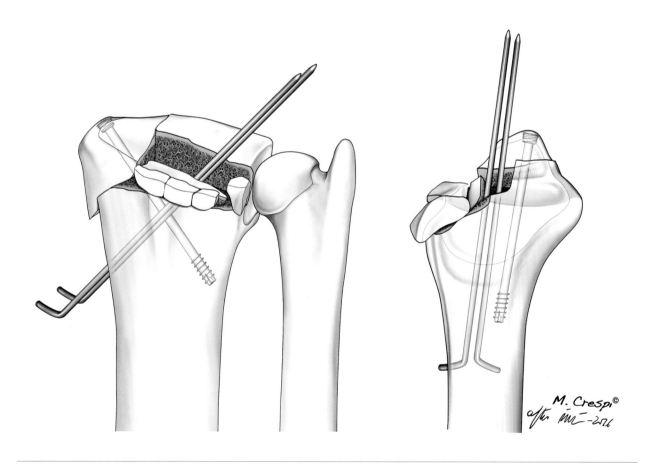

图 19.6 总而言之，我想到这幅由 Max Crespi 绘制的示意图。必须矫正桡骨茎突骨折块（背侧塌陷），并重新复位背侧半的舟骨及月骨面骨折块（对应"消失"的骨折块）。我和患者讨论过之前外科医师采用的入路可能会产生不良后果。另一方面，2 个月的时间还很短，并且后期会有较好的预期恢复效果，他毫不犹豫地接受了我的建议。

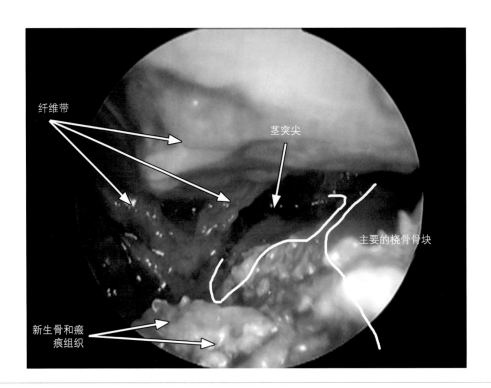

纤维带

茎突尖

主要的桡骨骨块

新生骨和瘢痕组织

图 19.7　在所有的陈旧性病例中，关键是在初次关节镜检查要有耐心。建立一个用于手术操作的关节腔内空间之前，是需要时间（可能感觉很长）去设计入路和清除瘢痕组织的。在不造成软骨进一步破坏的情况下，需要非常小心地去除增生骨质和瘢痕组织。该图像是关节镜通过 6R 入路获得，并显示了这例患者腕关节内最初的糟糕状况。

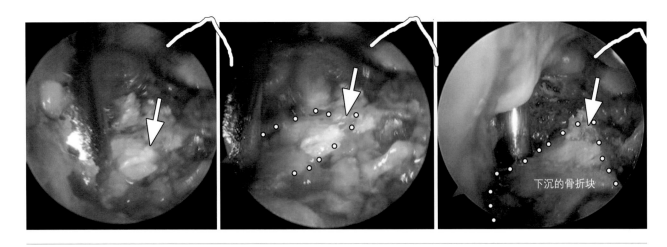

下沉的骨折块

图 19.8　在去除瘢痕组织后，下沉的骨折块显露出来（箭头），然后，正确地使用剥离器和刨削器把整个骨折块都暴露出来（已勾勒出桡骨茎突）。

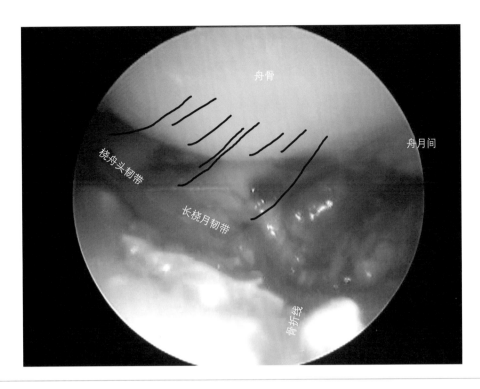

图 19.9　截骨手术前备好掌侧钢板。关节镜下的图像有点模糊，但足以看到桡舟头韧带和桡月长韧带附着在桡骨茎突骨折块上。正如我们之前所讨论过的，当桡腕韧带存在时，不会发生尺骨移位的风险。在这种情况下，不仅骨锚钉没有必要，而且还会造成瘢痕增生。因此，在使用钢板时，都把它们移除了。

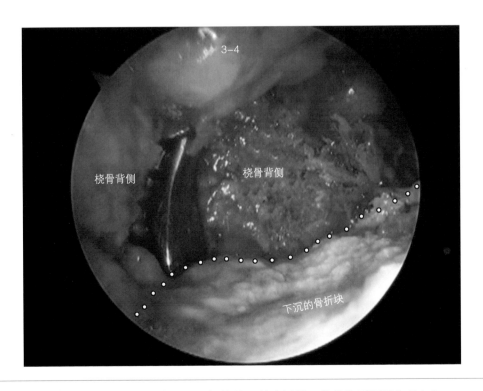

图 19.10　应用一个超薄的剥离器确定凹陷嵌插的骨折软骨，并应用骨刀将其从干骺端分离出来。

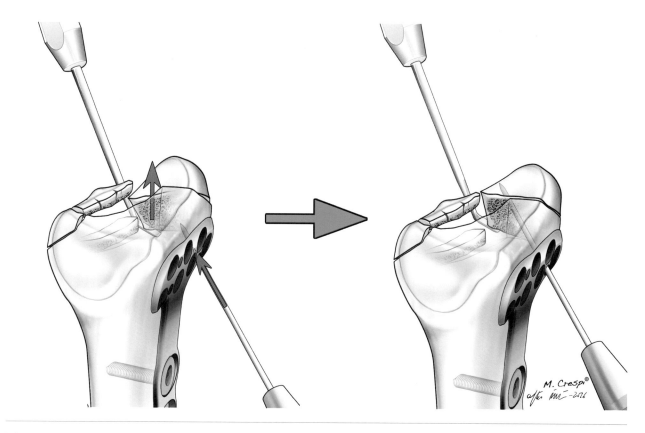

图 19.11　利用骨刀（起铁锹的作用）将错位的舟骨面骨折块撬起。通过钢板的辅助孔道使用克氏针临时将它固定。

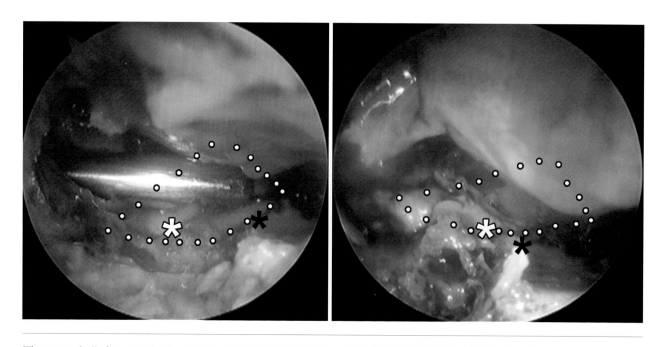

图 19.12　复位舟骨面骨折块（圆点）前后的关节镜下图像。星号指示的是复位前后的同一个部位。

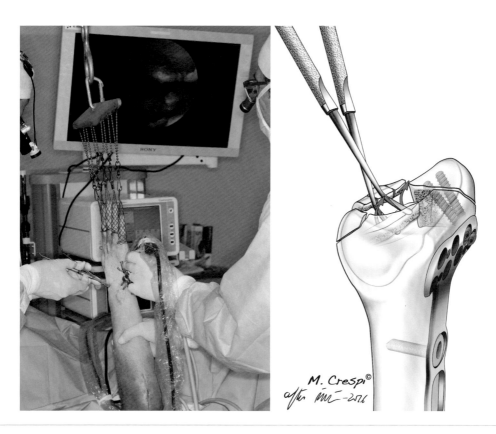

图 19.13　一旦下沉的骨折块复位后，由于在干骺端失去了支撑，会可能再次塌陷（在第 8 章中已经讨论过）。可以应用两个骨膜剥离器撬起并稳定住骨折块。

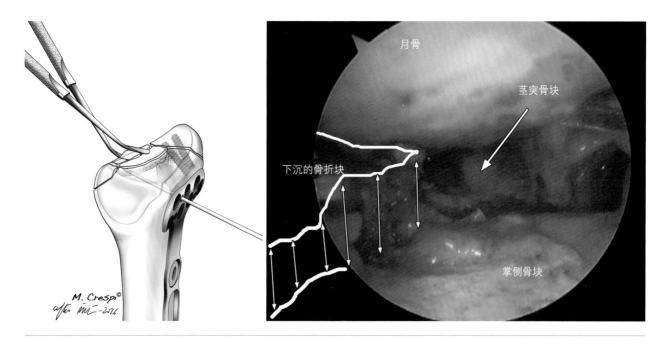

图 19.14　过度复位那块下沉的骨折块，另一术者将一根克氏针通过钢板辅助孔打入。在关节镜图像中，可以看到那过度复位的骨折块（在远端，桡骨茎突骨折块明显复位了）。

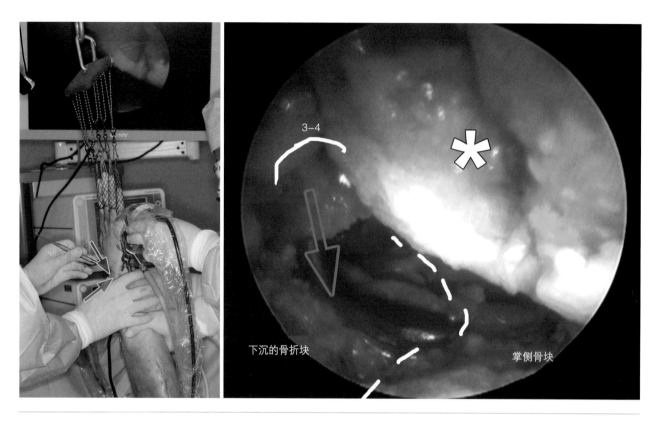

图 19.15　相应的图片可以看出，术者用拇指向前推移那块"下沉"的骨折块，同时用小而平的骨膜剥离器向下按压那块骨块，另一位术者置入锁定螺钉。顺便说一下，可以看到月骨上的主要软骨缺损（星号）。尽管外观令人担忧，但这些软骨缺损在骨折畸形愈合中很常见，并且影响很小（下沉骨块用虚线勾勒出）。

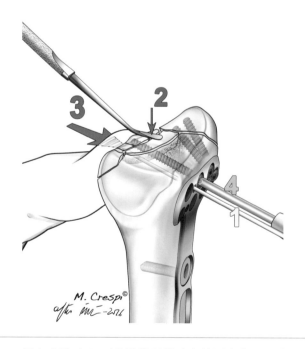

图 19.16　总结一下复位过程：一根克氏针（1）不能提供足够稳定的固定作用，然而这恰好是一个优势，因为这有利于术者调整过度复位骨块的位置，用工具向下按压（2），用拇指向前推（3）。同时，另一术者钻孔并在钢板上拧入锁定螺钉（4）。主刀医生需要一直保持这个姿势直到骨块被稳定固定。如果你不想忍受手抽筋的痛苦，另一位外科医生就不应该磨磨蹭蹭。

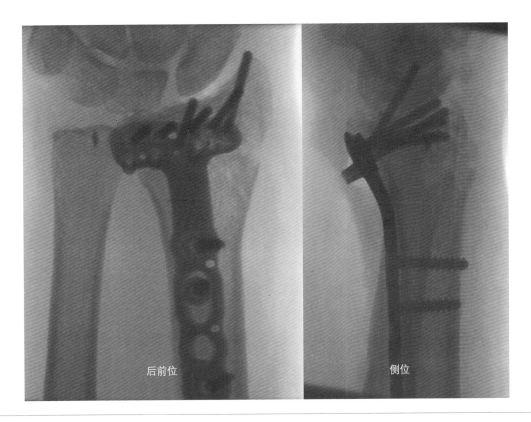

图 19.17 由于骨折块固定不稳定，需在关节镜下控制复位骨折块，手牵引下拧入远排锁定螺钉。

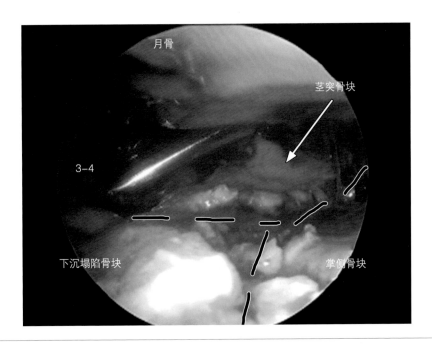

图 19.18 所有锁定螺钉拧入后的最终关节镜下图像。可以看到所有骨折块已经平整。TFC 无须做任何处理。因为在桡骨复位固定后，DRUJ 就稳定了。

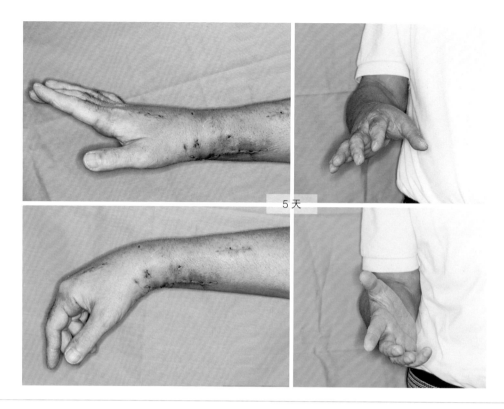

5天

图 19.19　48 小时后开始完全幅度的关节活动锻炼，我们尤其鼓励患者做旋前和旋后活动，毕竟这已经被阻碍了 7 周。

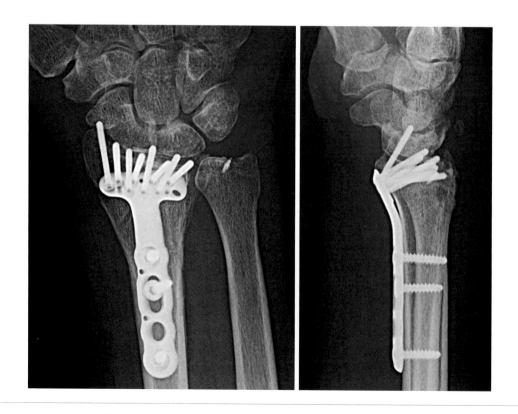

图 19.20　在术后 1 周时的 X 线片中，可以看到月骨在位并在其月骨窝中，没有尺骨移位的征象。

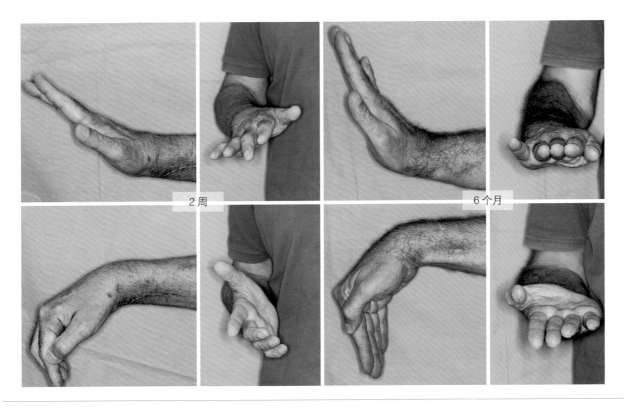

图 19.21　这类患者恢复的速度通常比急性骨折患者要慢，但是通常到 4~6 周后可获得满意的疗效。

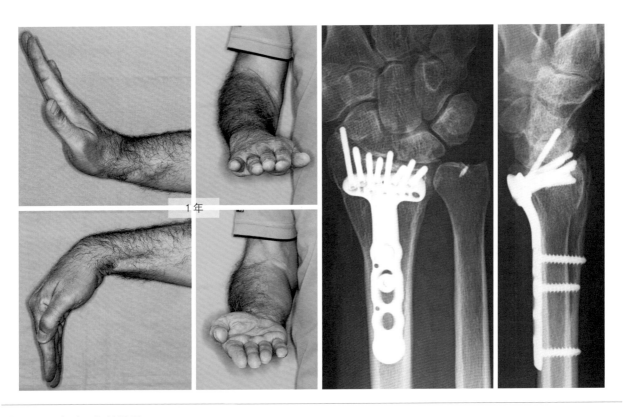

图 19.22　术后 1 年的结果。

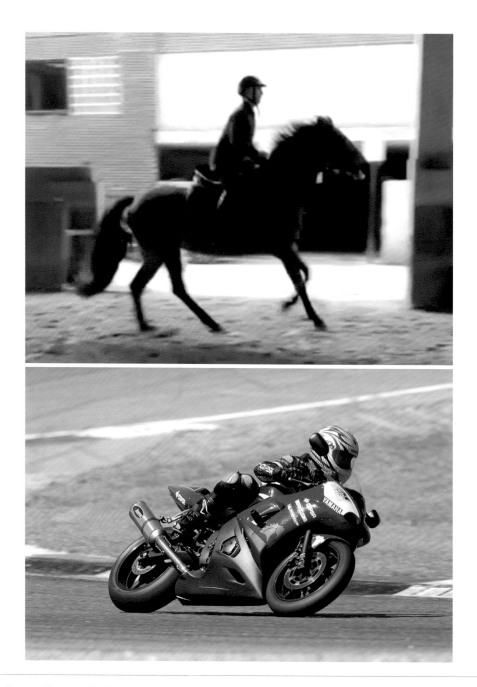

图 19.23 术后 2 年，患者可以再次骑马，以及他的另一匹"马"。

第**20**章

关节内和关节外骨折畸形愈合

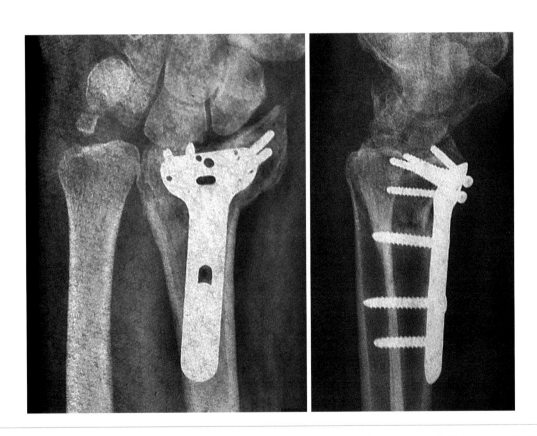

图 20.1 一例 36 岁男性患者的 X 线片，该患者 4 个月前从自行车上坠落摔伤，职业是一名保安，术后进行了大量的康复治疗。

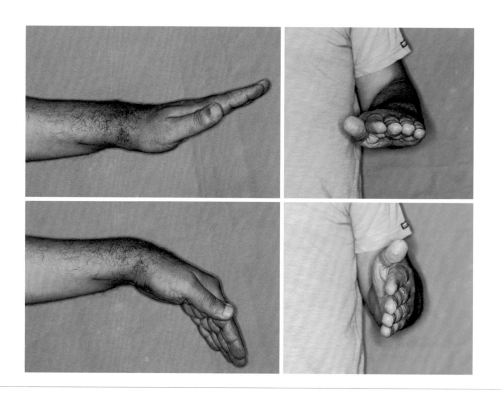

图 20.2　尽管进行了大量的康复训练，患者还是感到疼痛，腕关节活动范围很小。

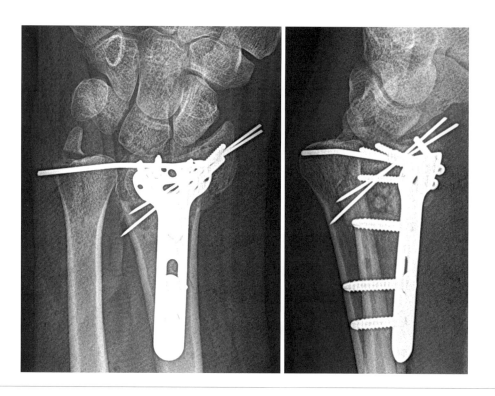

图 20.3　这张术后即刻的 X 线片具有很好的提示作用，因为看上去骨折根本没有复位。固定下尺桡关节的克氏针弯曲也表明这是在应力状态下的维持复位。

　　请注意：这表明了一个事实，只有桡骨骨折解剖复位，下尺桡关节才能保持稳定。否则，再脱位和克氏针弯曲就是必然现象。

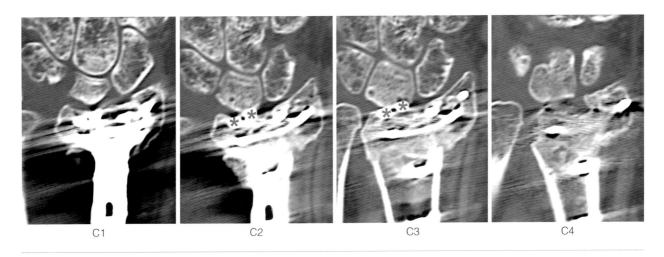

图 20.4　固定的两枚螺钉（星号）穿透了尺侧的前方大骨块，并且也损伤到了月骨。

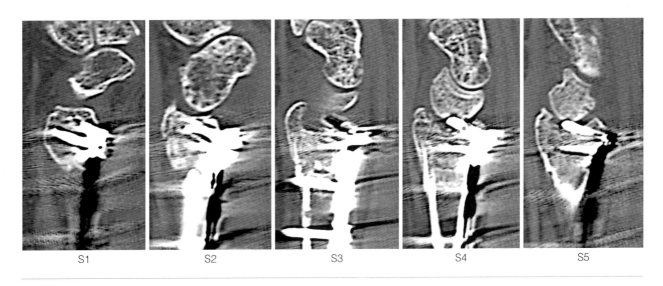

图 20.5　这在矢状位 CT 片中得到了证实。注意 S4 中螺钉（圆点）穿透软骨下骨而造成月骨非常大的缺损。

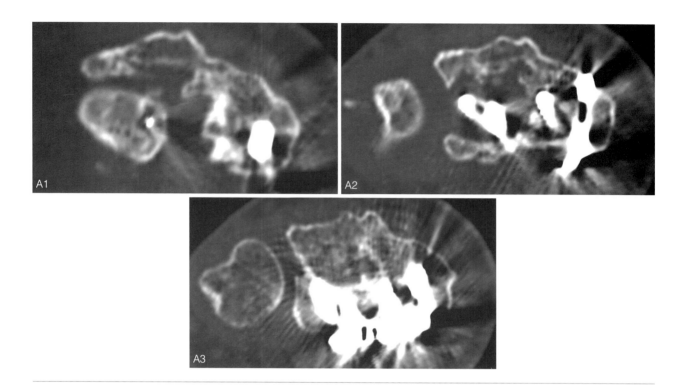

图 20.6　从 CT 的轴位片上可以看到明显的骨折错位，尽管这个病例看上去很糟糕，似乎无法修复，但是值得我们去斟酌考量。

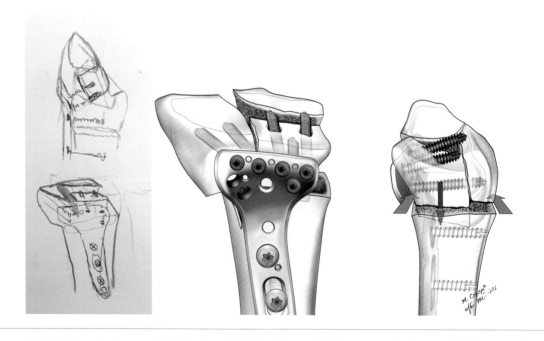

图 20.7　对于这些复杂的病例，我仔细分析了原来畸形的特性、之前手术医生的处理方法以及操作失败的原因。因此，逆向思考可能是解决问题的关键。根据术前的影像学表现，我绘制出了畸形愈合的"草图"，而 Max Crespi 更是将这种畸形愈合惟妙惟肖地绘制出来。

　　请注意：我是名外科医师而不是设计师，几乎没有任何绘画技巧。

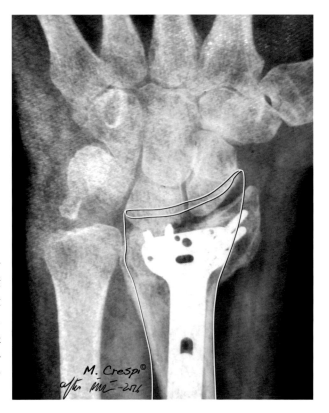

图 20.8　我认为，尽管关节内的螺钉和强化的康复训练是造成关节软骨损伤的主要原因，但是造成畸形的原因主要还是关节外的骨折畸形愈合。桡骨远端的短缩和桡侧移位是非常明显的，而关节内骨折的畸形愈合处理相对而言比较简单。手术方式取决于关节软骨的质量，我已经在 X 线片上勾勒出桡骨（黄色）的理想位置。

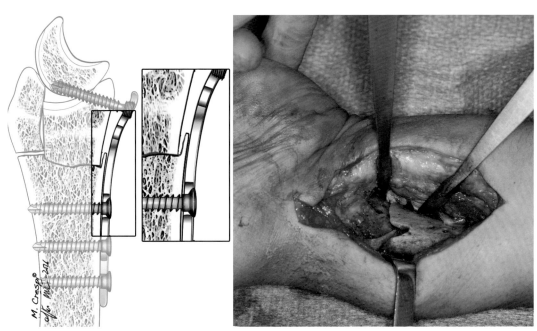

图 20.9　为患者设计的两种手术方案如下。

（1）桡腕关节已经无法修复。对于这种情况，可以选择重建桡骨乙状切迹和关节镜下的桡舟月融合术（参见图 17.17~ 图 17.22）。

（2）关节软骨可以修复（理想情况），这样下尺桡关节和桡腕关节都可以重建。

　　作为方案 1 和 2 的共同步骤，我们首先移除了钢板并重新恢复了桡骨高度。尽管骨折有压缩，然而幸运的是，掌侧皮质是完整的。只要恢复掌侧皮质的位置，那么桡骨的高度也就恢复了。然后，用一个薄的骨凿（8 mm 厚刀片）完好无损地松解两个骨块的掌侧皮质。

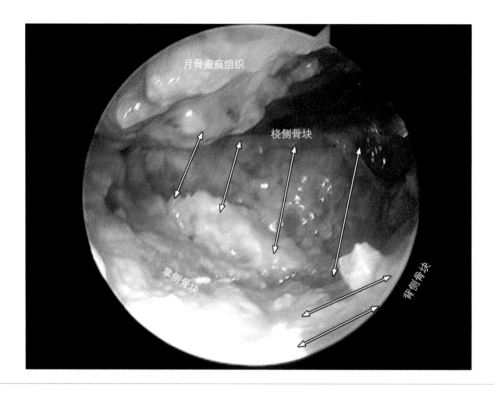

图 20.10　关节镜下评估重建手术的效果，我们确实做到了（箭头表明了前方尺侧骨块的塌陷程度）！

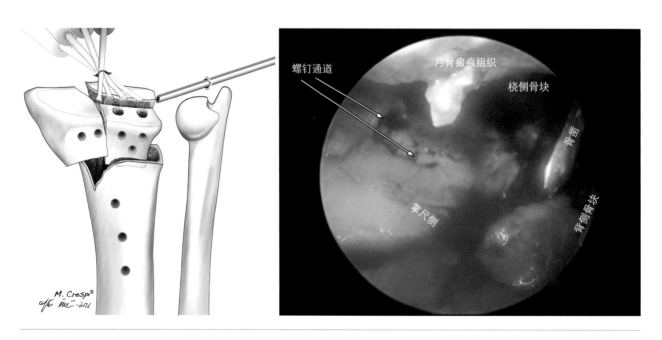

图 20.11　断开前方尺侧骨块，并与桡侧骨块和后方的骨块松解开。骨凿从 3-4 入路插入，同时镜头从 6R 入路插入。

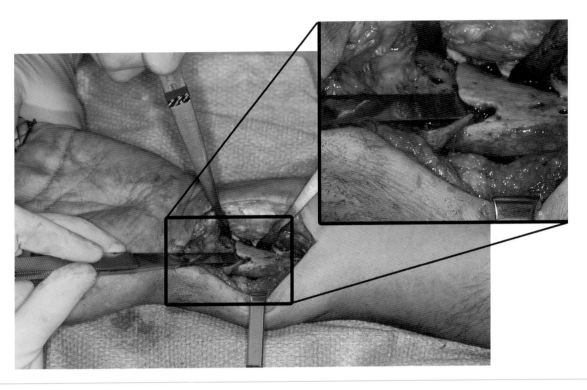

图 20.12　使用骨凿轻柔地撬拨开掌侧皮质的骨痂，然后用撑开器分离碎骨块。在坚硬的背侧骨痂和瘢痕的骨膜上进行多次平行截骨，直至桡骨的高度恢复。

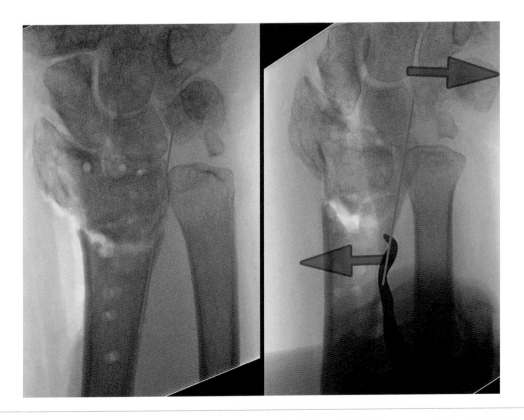

图 20.13　注意桡骨的高度已经恢复。然而，远端骨折仍向桡侧移位，无法利用 Hohmann 拉钩来恢复下尺桡关节的对位（参见图 2.17）。注意月骨相对于 Ross 线来说仍然桡偏。

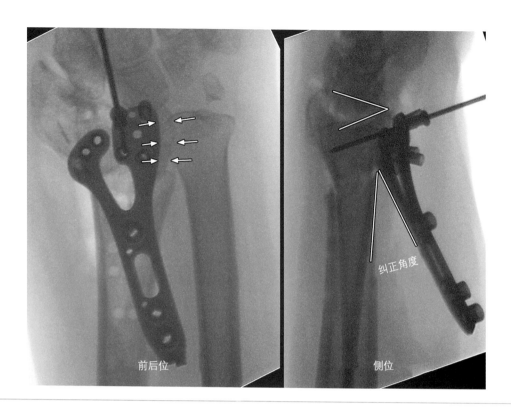

图 20.14　因此可以采用间接复位法：将钢板对准远端干骺端骨折块的掌侧尺侧缘放置。随后调整好合适的钢板放置角度，自软骨下骨平面置入克氏针固定。

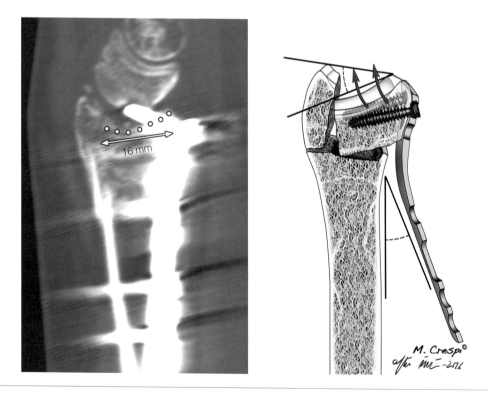

图 20.15　钢板远端置入两枚短（临时的）螺钉来作为杠杆，从而将前方的尺侧骨块与背侧骨块间接复位。术前通过CT可以计算出这些螺钉的长度（16 mm）。

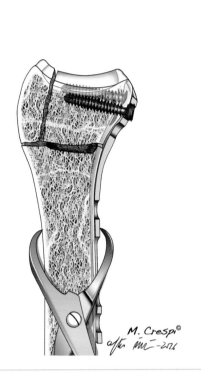

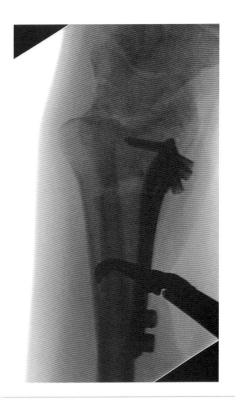

图 20.16 利用骨夹钳来进行骨折复位。

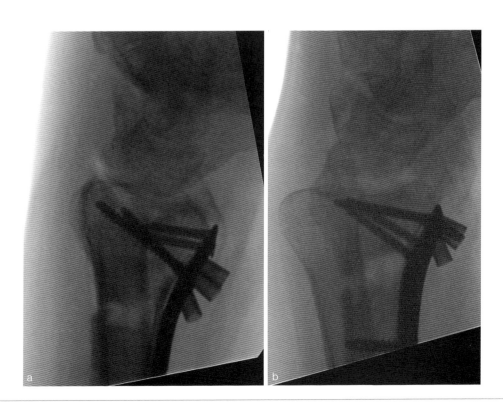

图 20.17 关节镜下再次检查复位满意后，置入钢板尺侧部分剩余的螺钉。重新测深后更换之前的短（临时）螺钉。这样，坚固的内侧柱钢板就形成了。请注意：下排的螺钉是非锁定钉（a），这是利用钢板和螺钉的拉力将背侧的骨块复位；当钢板加压复位完成后（b），随后这些普通钉再更换为锁定钉。

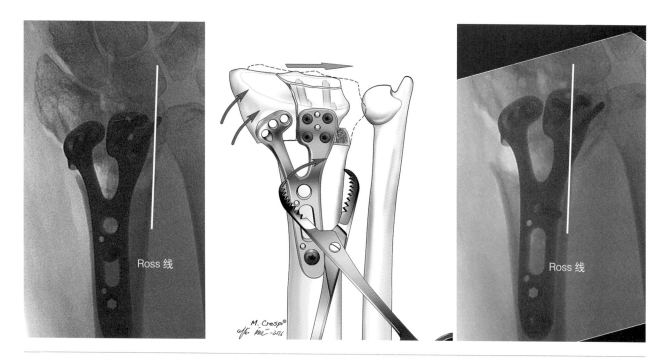

图 20.18　对于这种桡骨远端的桡侧移位矫正效果不满意时，以近端的螺钉为支点旋转内侧柱的钢板来纠正移位。注意，当前月骨的位置相对于 Ross 线就恢复正常了。

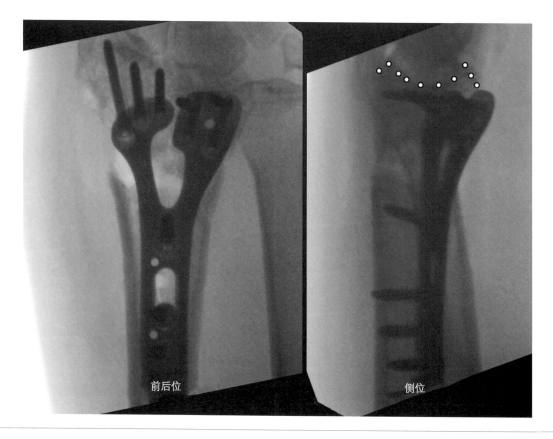

图 20.19　最后，清除桡侧骨块与尺侧部分之间的碎骨片后，置入桡骨茎突螺钉。因为腕关节掌侧不稳定畸形已经被纠正了，所以没有必要再使用克氏针来复位月骨。

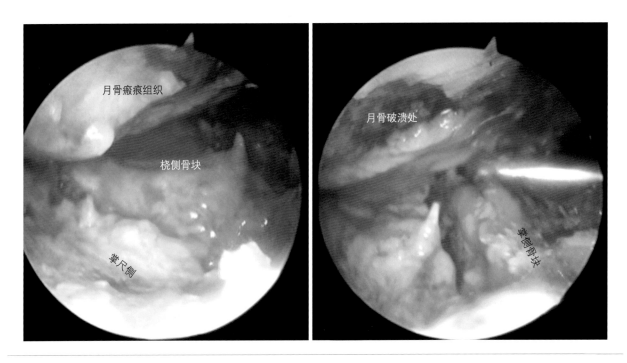

图 20.20 关节镜下可见骨折复位满意。

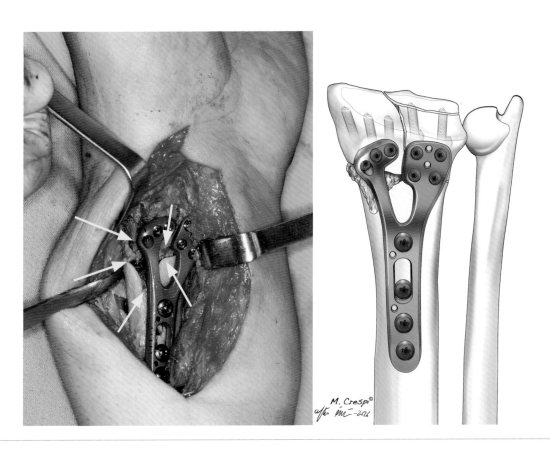

图 20.21 取尺骨鹰嘴骨松质填充桡骨干骺端的骨缺损（黄色箭头）。

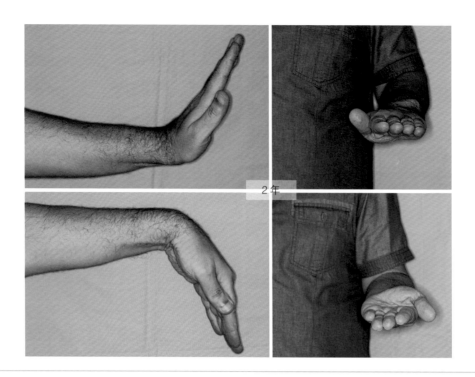

图 20.22　患者术后 48 小时就恢复了旋后功能。术后 2 年，腕关节没有任何功能障碍。患者日常生活完全恢复，已经可以参加合气道比赛。

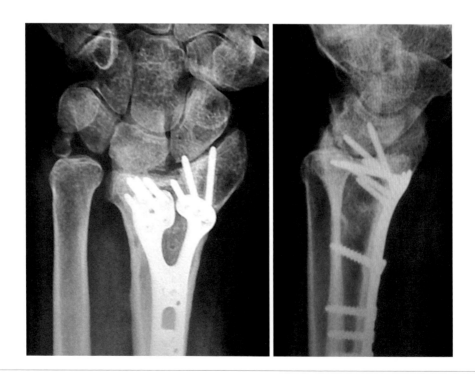

图 20.23　2 年后的 X 线片的确显示主要关节有破坏。对于悲观主义者来说，这可能意味着我们只提供了一个暂时的解决办法，患者早晚还是得进行桡舟月融合术。然而我认为，如果我们将桡舟月融合这样的挽救性手术推迟到 10 年以后进行，这就已经非常成功了。桡舟月融合手术并不是万能的，如 Marion Muhldorfer-Fodor 等（2012）所言，桡舟月融合手术通常是一种短期的手术方案，可能在几年内就需要进行全腕关节的融合。对于乐观的人来说（比如我这样），我们认为这已经帮患者恢复了之后的正常生活。

第 21 章

关节内骨折畸形愈合：一例棘手的病例

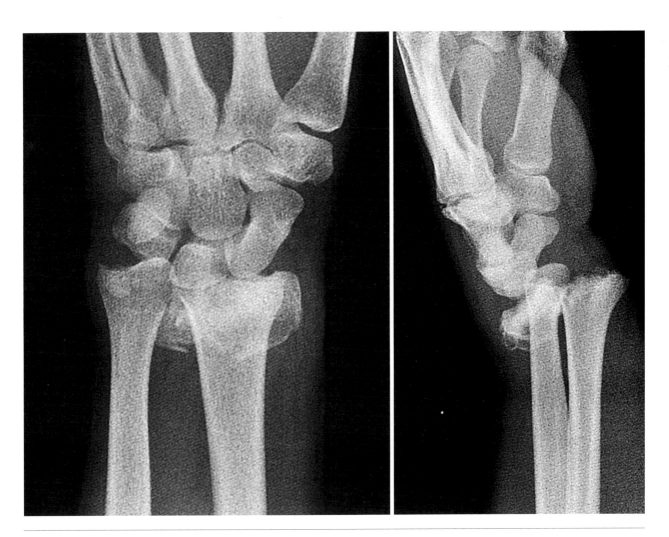

图 21.1　已经接近本书的最后一章了，请允许我提个轻松的问题：你是否知道一个复杂的病例和一个棘手的复杂病例这两者之间的差别？复杂的病例是指其他人的病例；棘手的复杂病例指的是你手术的病例！

　　大多数的手外科医师都意识到图像增强器是不可靠的，术后的 X 线片可能会显示出透视检查中未发现的关节面塌陷。这些责任往往都会归咎到手术医师。然而，如果钢板本身就不能像预期的那样充分维持骨折复位呢？如果钢板并非像制造商所认为的那样好呢？

　　下面是一例棘手的复杂病例，我希望通过一些讨论提出可能的解决方案。

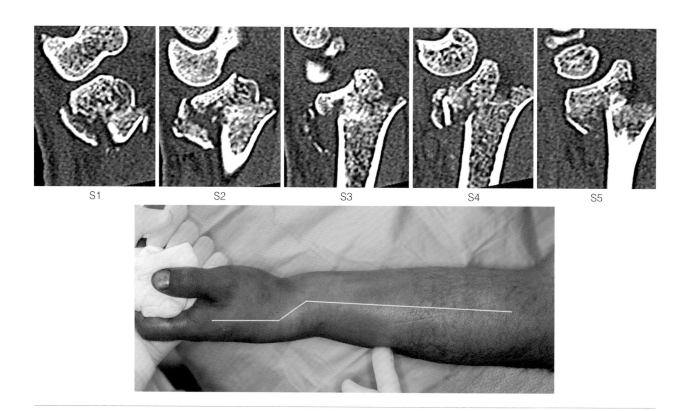

图 21.2　一例 24 岁的桡骨远端骨折且伴有移位患者，复位后骨折不稳定（这不是一个好的开始！）。骨折复位远远没有达到正常解剖位置，桡骨远端的骨折有向原畸形处移位的趋势，这在 S4 和 S5 的术前 X 线片上都有体现。

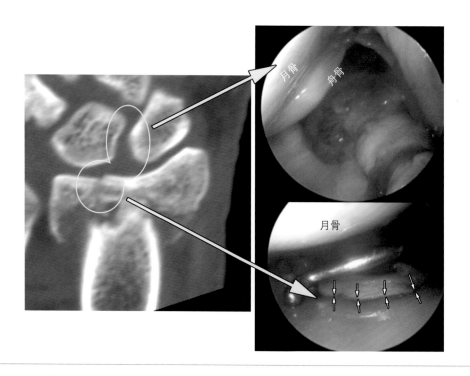

图 21.3　按照本书介绍的方法对患者进行了手术，术后也没有出现任何并发症。是否并发舟月分离在关节镜的检查中也得到了答案："婴儿臀"征提示了这是正常的。关节镜下可见有一个很小的关节面塌陷，这需要轻微地旋转以达到解剖复位（镜头从 6R 入路插入，探针从 3-4 入路插入）。

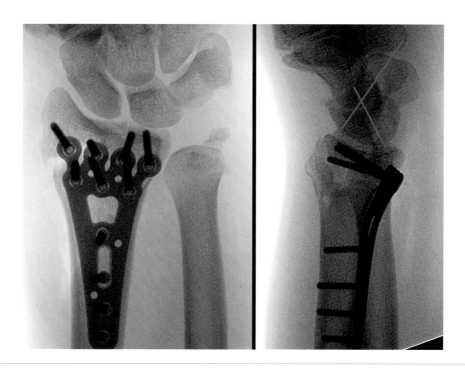

图 21.4　内固定后的最终透视图像。注意舟月间隙在前后位片上是略微增大的，舟月角在侧位片上是正常的（然而，正常的舟月角可能随后会进展成真正的舟月分离，因此只有关节镜的检查结果可以明确诊断）。

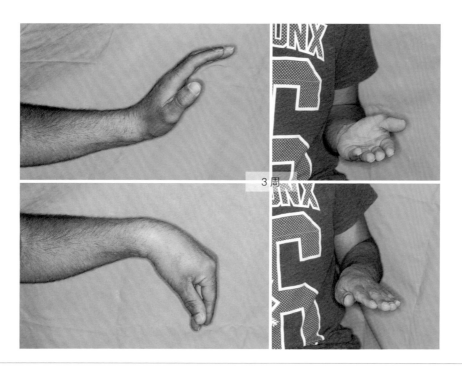

图 21.5　术后 3 周的功能恢复情况。

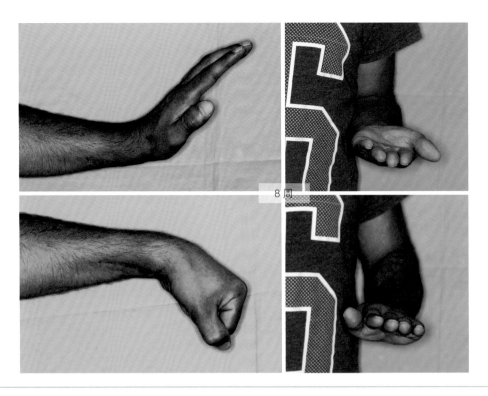

图 21.6　尽管患者从术后第 3 周就开始进行正规的康复锻炼，但与之前的随访结果相比，8 周后的功能恢复基本没有任何改善。患者一直诉有轻微的疼痛，那次随访便预约了 X 线检查（注意：患者穿的是同样的 T 恤衫，但不是同一天）。

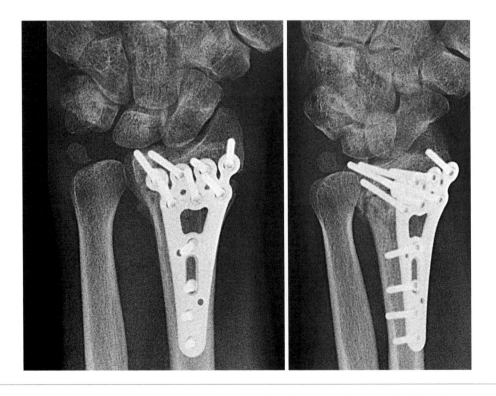

图 21.7　尽管 X 线片拍摄的质量不好，但还是可以清晰地看到舟骨窝处的骨块已经塌陷。接下来可以采取两种处理方案：要么忽视问题，告知患者"再过几年症状就会改善"，从而帮助患者"解决"麻烦；要么承认问题并想办法修复。

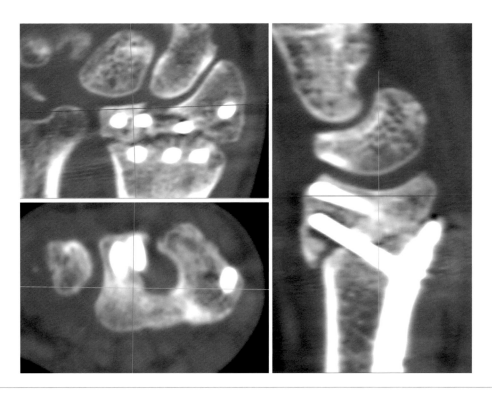

图 21.8　CT 平扫清楚地显示了钢板内固定失败，相对于关节镜下的标准复位，舟骨窝现在塌陷了 4 mm（参见图 22.3）。

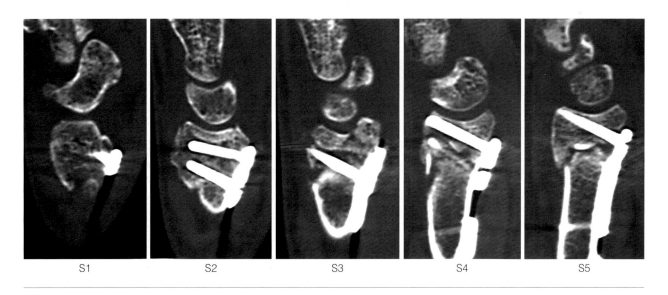

图 21.9　矢状面的扫描图可以立体地反映骨折形态。S3 上可以见到对位异常，然而在其他层面上看都是正常的。注意，在 S4 和 S5 上，软骨下骨面置入的尺侧螺钉太过靠近桡侧骨块的近端。

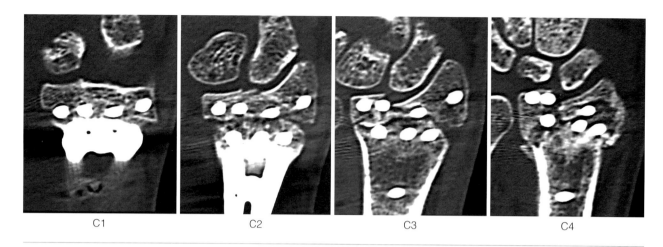

C1　　　　　　C2　　　　　　C3　　　　　　C4

图 21.10　冠状层面的扫描图可以看到桡骨的高度已经恢复，月骨窝的骨块也得到了良好的复位。然而，舟骨窝的骨块塌陷得非常明显。骨块似乎滑过远排的第 3 枚螺钉，同时其余的螺钉无法维持骨块的复位。注意桡侧螺钉钉尖周围射线不显影。

　　总的来说，钢板的设计是用来支撑应力，允许早期活动。因此，这一例主要是钢板的设计应用出现问题，钢板的机械固定并没有失败。

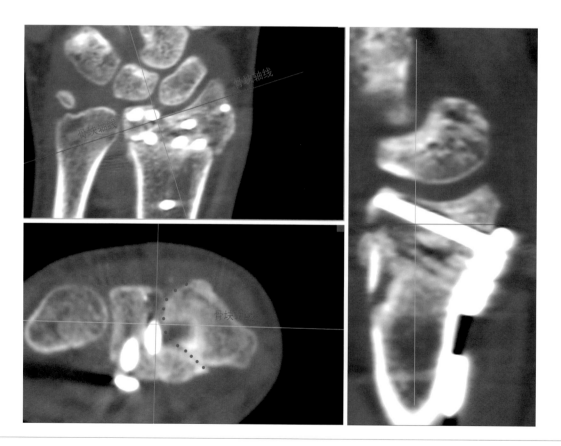

图 21.11　使用 OsiriX 软件，在额面图上倾斜轴线就可以得到真正的"骨块视角"图（参见图 1.14）。该视角图可以更好地反映骨折畸形状况（实际上比原始的骨折畸形更糟）。

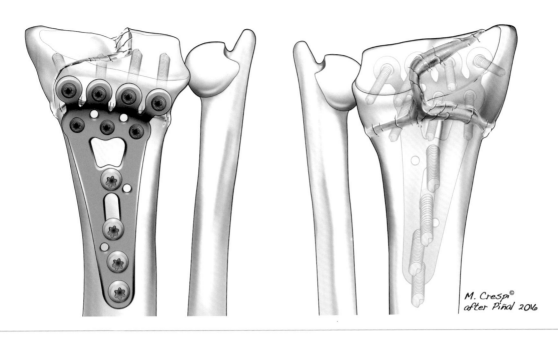

图 21.12 仔细研究 CT 片，脑海中就可以构造出具体的畸形状况：事实上，桡侧中央的螺钉并没有有效地维持舟骨窝的骨块复位。

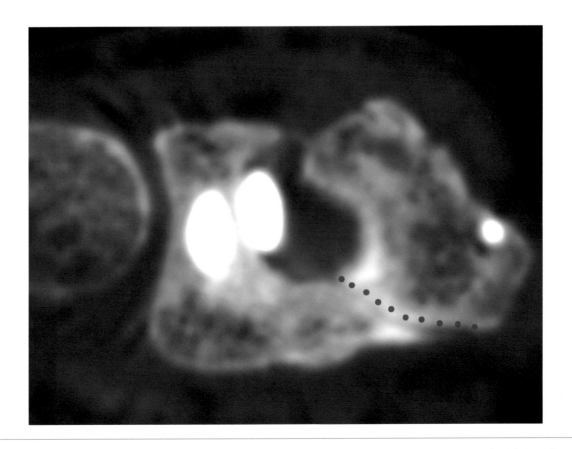

图 21.13 利用关节镜辅助进行截骨矫形，这需要解决几个问题。最大的问题在于这是我自己之前手术的患者！第二个重要的问题就是手术入路；干骺端的前方是需要保护的（从轴位片上可以看到，红点划线的部分），因此干骺端的截骨还需要额外的背侧入路。

关节内截骨术   干骺端截骨

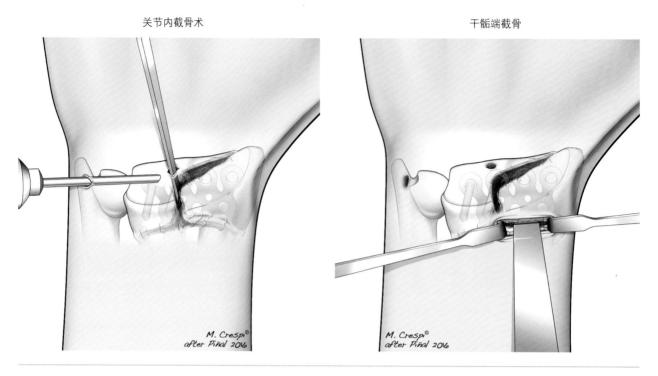

图 21.14　手术设计从 6R 入路和 3-4 入路（或者是 1-2 入路）来截断骨块，并于背侧第 2 间室基底做横切口来进行干骺端背侧截骨。根据 CT 矢状面所见的碎骨块位置，该切口应设计在关节线近端 2 cm。

6R 入路视野   3-4 入路视野

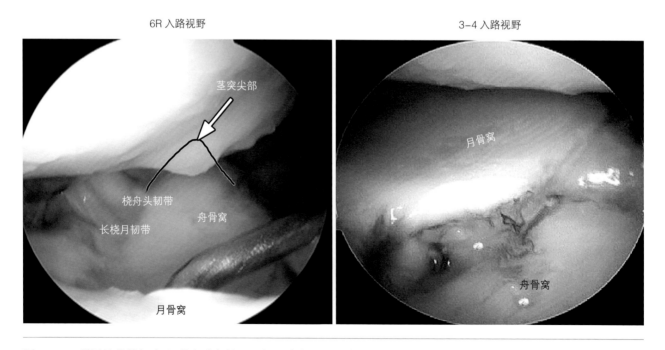

图 21.15　利用关节镜探查以明确手术是否可行，确定畸形愈合的骨块。

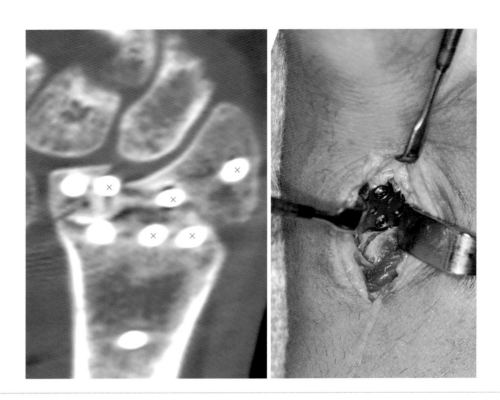

图 21.16　移除这 5 枚完全没有发挥作用的螺钉（标记为 ×）。然而，为了维持月骨窝骨块的复位，最尺侧的两枚螺钉仍保留不变。考虑到骨折并没有完全愈合，所以没有移除钢板。因此，只需重新打开原手术切口的远端部分。

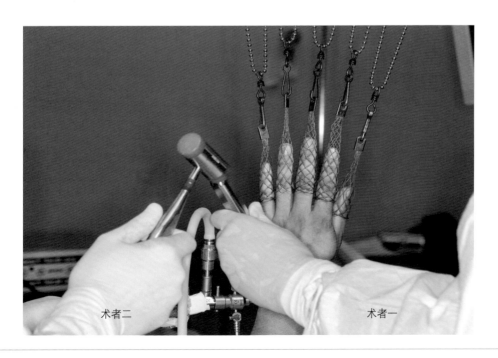

图 21.17　首先，自 6R 入路插入骨凿打断内侧的骨折线。然后，骨凿从 3-4 入路插入，凿刻出塌陷骨块的前方骨折线和最后方的骨折线。

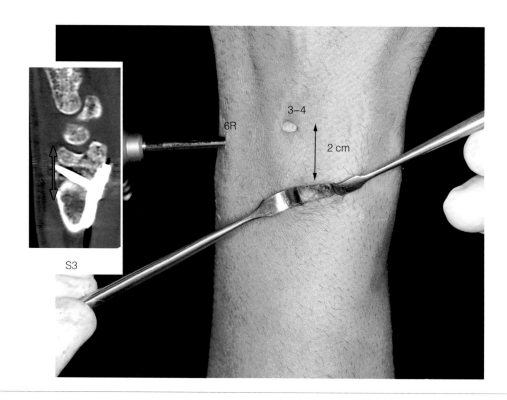

图 21.18　根据术前骨折近端位置的测估，手术切口应位于 3-4 入路近端 2 cm 处。

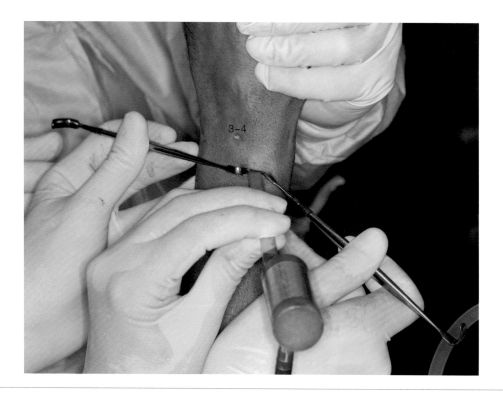

图 21.19　使用 6 mm 扁平骨凿切断干骺端背侧骨痂来进行干骺端的横向截骨。

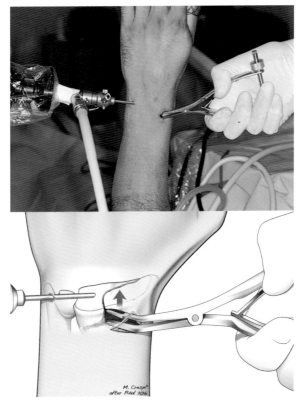

图 21.20　使用微型撑开器来撬起塌陷的骨块进行复位。为了避免舟骨窝骨块碎裂，最重要的是操作时动作务必轻柔。一旦在撑开骨块过程中遇到阻力，我们就需要重新进行关节内和关节外的截骨。

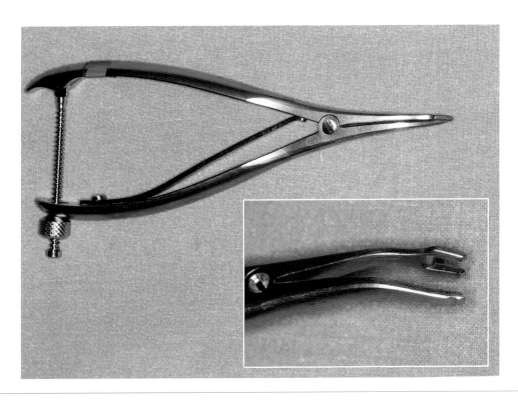

图 21.21　我认为微型撑开器在手外科手术中非常实用。好几种撑开器都可以在市场上买到；用那些带有锁紧螺母的撑开器来对抗组织张力是非常好的选择。较宽的撑开器片可以使压力分布在更大的面积上，这也降低了骨块二次碎裂的风险。我在此强调，撑开动作务必轻柔。

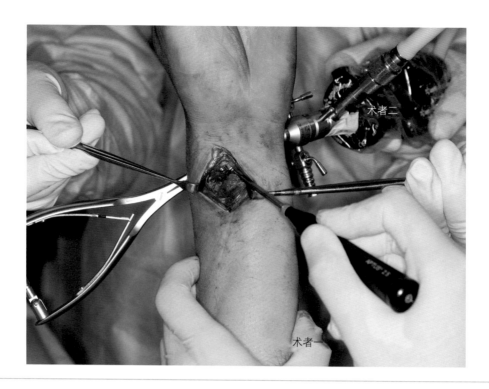

图 21.22　使用微型撑开器复位舟骨窝骨块的同时，自软骨下骨平面置入远端锁钉固定。请注意，另一名外科医师始终在关节镜下操作以明确复位状态。由于干骺端骨质有缺损，因此重新插入近端锁钉是没有意义的。

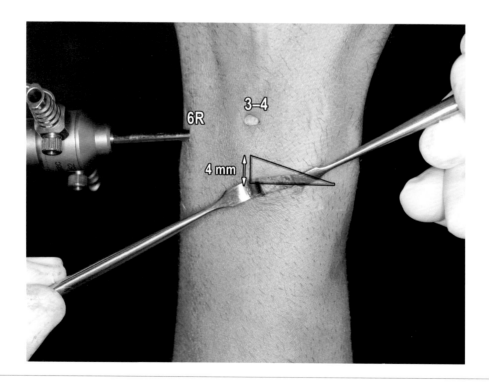

图 21.23　三角形区域代表截骨复位后产生的骨缺损。取尺骨鹰嘴骨松质来填充该处的缺损。

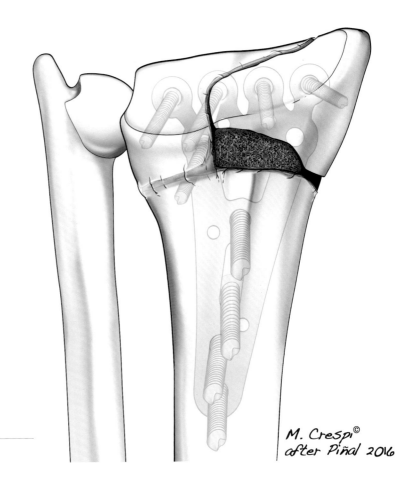

图 21.24 最终矫形术后的示意图。

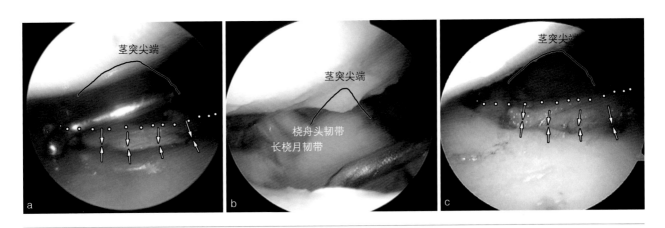

图 21.25 这分别是第一次手术复位（a）、8 周后骨块移位（b）和截骨矫形术后即刻（c）的镜下视角。关节镜镜头自 6R 入路插入，同时桡骨茎突尖端在三个视角下都进行了标记（黑线部分）。请注意，矢状嵴用圆点表示，骨折处用白色会合箭头标记。

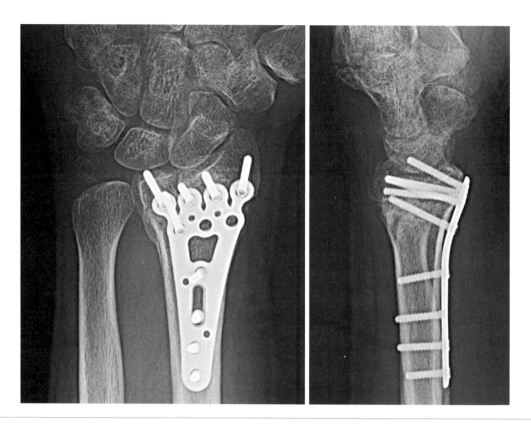

图 21.26　虽然术中探针探测复位很稳定，但是术后还是使用石膏固定了 6 周。在这之后，患者进行了 X 线检查（第一次术后摄片），（我无法相信）同样的复位丢失再次发生了，即使术后进行了石膏固定！

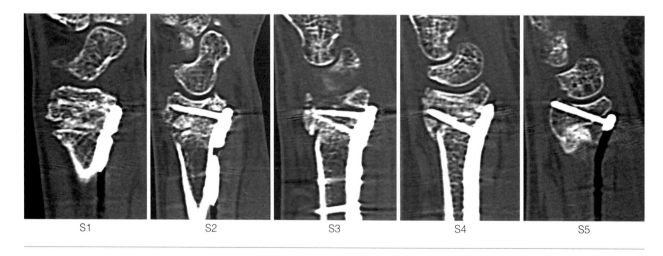

S1　　　　　　　S2　　　　　　　S3　　　　　　　S4　　　　　　　S5

图 21.27　患者进行了新的 CT 检查，遗憾的是我们的推测被证实了：截骨的骨块再次塌陷了。

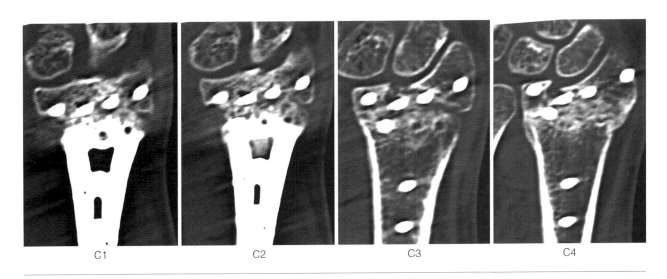

C1   C2   C3   C4

图 21.28　在冠状位的扫描图 C3 和 C4 中，骨折塌陷显示得更加清晰。我向患者提出进行新的翻修手术，患者欣然接受了（我之前就已经告知他不要继续从事他的那份工作，因而我不确定患者的宽宏大量，到底是因为他感到内疚没听我的话，还是他只是一个非常善良的患者）。我提出同时取出钢板，然而他拒绝了这一点（他身体其他部位的另一块钢板没有任何临床症状）。

第二次截骨前　　　　　　　　　　　　　　　　第二次截骨后

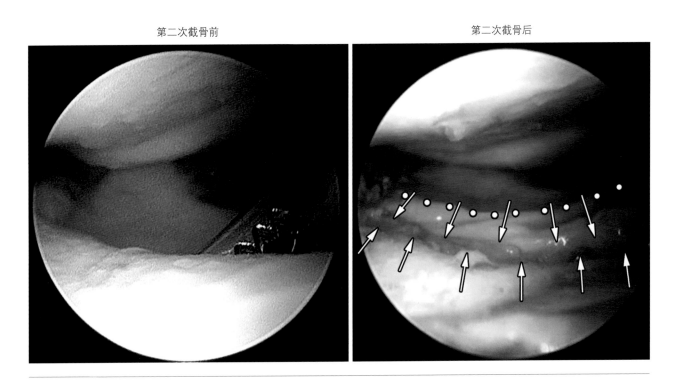

图 21.29　我此处不再详细地赘述这个手术过程……就和之前的手术所见如出一辙，关节镜下可以见到和图 21.15 同样的问题。我取下牵引装置，将患肢放置在手术台上。我通过小切口取出了钢板上桡侧的螺钉。我再次将患肢于牵引台上，同时按照之前所描述的手术方法重新进行截骨。此次手术最后也和之前的手术达到了类似的效果。

　　要点：滑膜刀（3 mm 宽）可以推测出台阶（4 mm）面的大小。如右图，矢状嵴用圆点表示，矫形处用白色会合箭头标记。

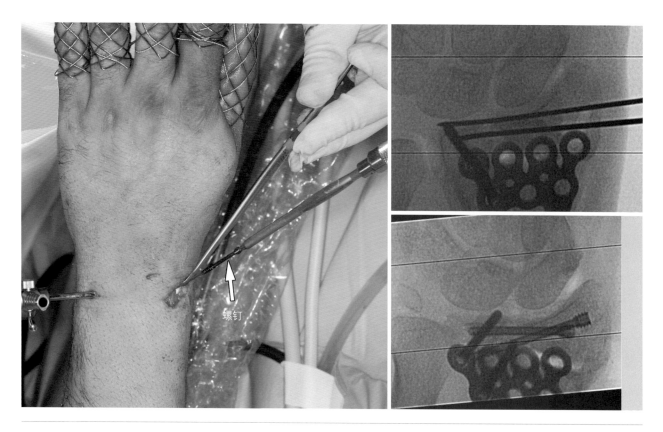

图 21.30　自原背侧手术切口进入，利用微型撑开器复位塌陷骨块后，我使用 2.5 mm 的空心自锁螺钉来维持骨块复位。我故意将螺钉锁定在远端皮质（小心不要损伤乙状切迹），以起到支撑架的作用（类似于第 18 章中所讨论的）。

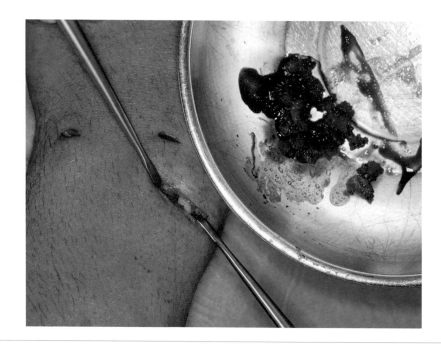

图 21.31　截骨术后的骨缺损用肱骨髁上的骨松质来填充。需要注意的是，髁上可以提供大量的骨松质（比鹰嘴多）供移植用，但是供区疼痛会更明显，并且往往会造成暂时性的肘关节僵硬。当其他部位骨移植的供区已经被使用过，就如这个患者，我就会使用髁上供区取骨来进行手术。

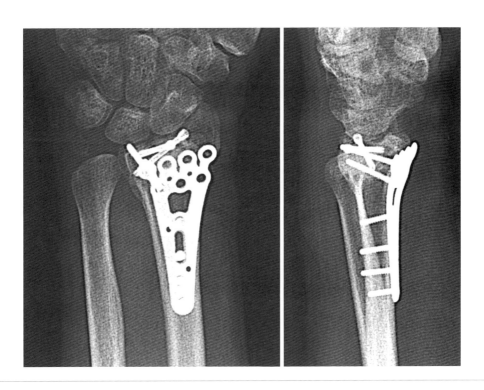

图 21.32　术后使用掌侧石膏夹板固定，48 小时后更换为管状石膏固定。更换时需要在透视下严密监测。

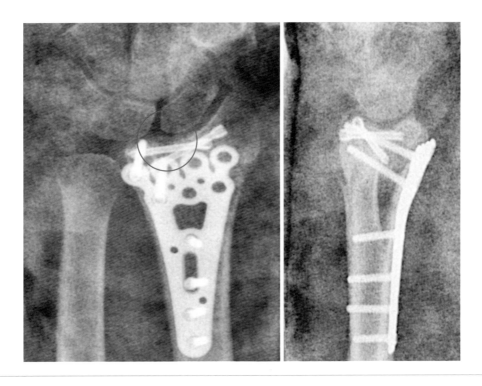

图 21.33　3 周后的 X 线检查结果令人惊诧，因为在这张质量非常差的 X 线片上，畸形（圆圈）似乎又出现了。消除我疑虑的最好的办法是再做一次 CT 检查。

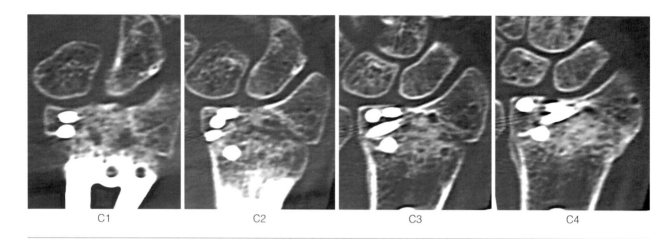

C1 C2 C3 C4

图 21.34 所幸的是，CT 显示复位状况维持良好。

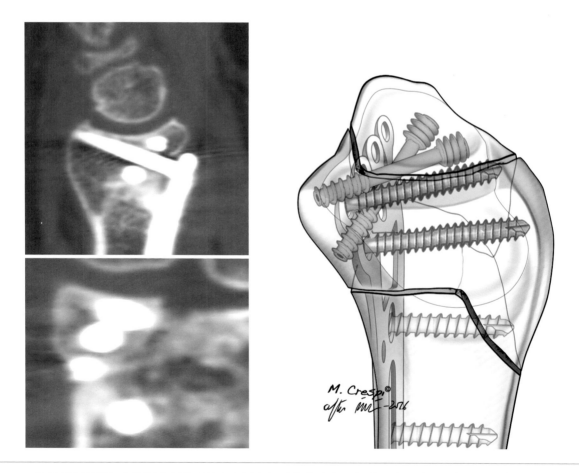

图 21.35 尽管尺侧的螺钉和钢板之间的"锁定"固定似乎非常稳定，但是，我不敢让患者进行早期的功能锻炼，而是继续按照原计划固定 7 周，7 周后再次进行 CT 检查。

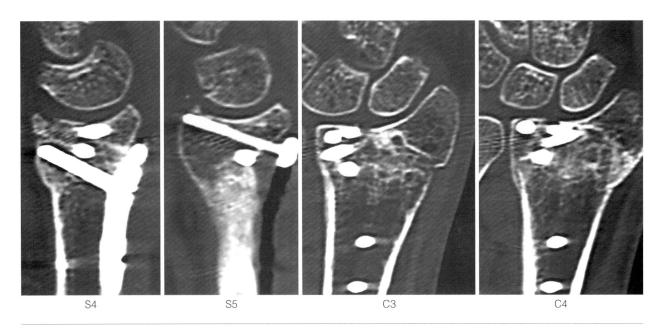

S4　　　　　　　　S5　　　　　　　　C3　　　　　　　　C4

图 21.36　图为 1 个多月后骨折复位的维持情况 (最后一次手术后 7 周)。然后拆除石膏固定，更换为夹板再固定 2 周，夹板仅可在沐浴时拆除。

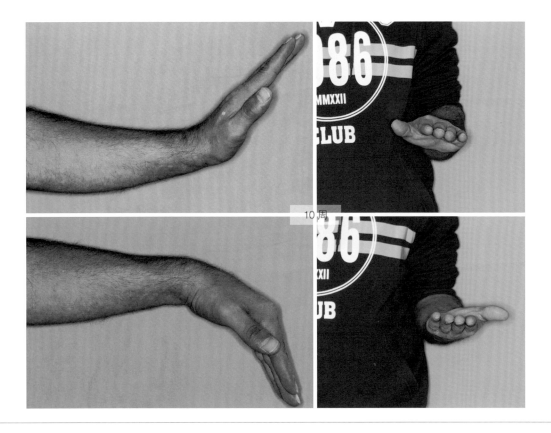

10 周

图 21.37　术后 7 周开始进行功能锻炼 (在 CT 检查确认无移位并且截骨术后疼痛症状完全消失后)。接下来的 3 周后，患者的功能恢复情况如图所示。

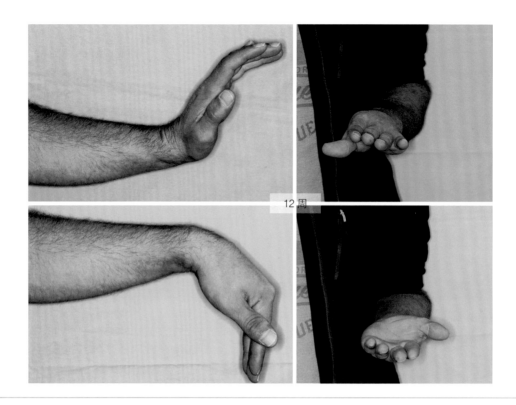

12 周

图 21.38　患者仅仅通过自主的功能锻炼，2 周后腕关节活动范围得到了显著改善。这些年来，我了解到的患者大多不愿行二次手术。然而，当术后出现了问题，他们往往会理解并愿意接受二次手术。根据我的经验，只要最后的结果是好的，这些患者最终也是非常满意的。

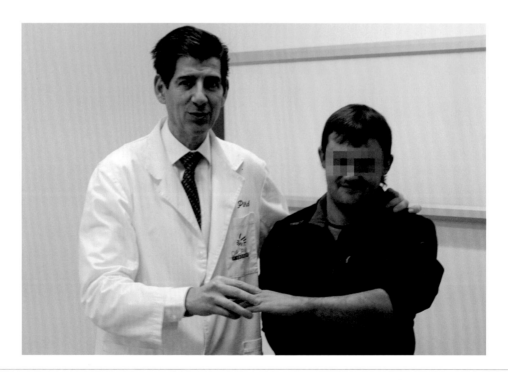

图 21.39　历经曲折之后，患者重现笑颜。虽然恢复解剖结构的过程一波三折，但是却达到了良好的效果。换言之，"应该让最坏的结果成为你最好的朋友"。

第22章

钢板并非万能

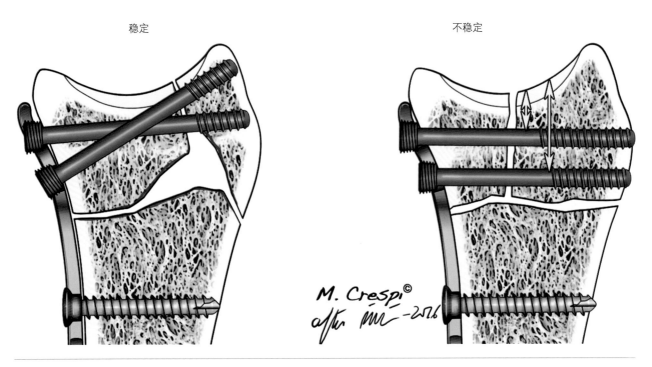

稳定   不稳定

图 22.1　掌侧锁定钢板不是万能的，同样存在许多复位失败的情况。我所接触到的复位失败以及类似情况都已在第1章里面讨论过，此处不再赘述。然而，我们仍需在本书结尾再次强调：掌侧锁定钢板是通过螺钉为软骨下骨提供支撑来复位骨块的。

当两排远端锁钉没有在软骨下骨面行交叉固定时，钢板不能起到稳定的支撑作用（右图）。即使你不是工程师也能理解，如果是粉碎性的骨折，复位后造成的二次骨量丢失的可能性将远大于前文中所述的简单骨折。

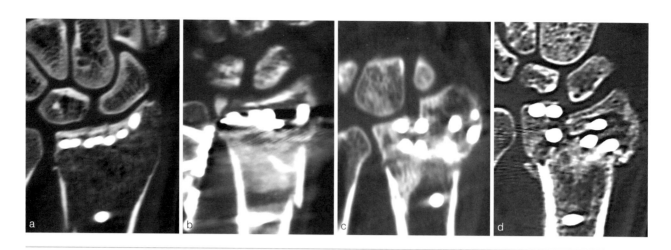

图 22.2　我们认为，钢板的功能大同小异，外观相似的锁定板也不例外。在这个病例中，你可以有所体会。

　　例如：两排交叉螺钉固定可以对左半部分的关节面提供支撑作用（a），钢板可为关节面尺侧部分提供良好支撑（b），但由于螺钉设计离舟状骨窝处的软骨下骨平面太远，容易造成该骨块出现塌陷（c）。钢板的螺钉不仅远离舟状骨窝处的软骨下骨，而且第二排螺钉无法为软骨下骨提供任何支撑。与前文中所讨论的一样，该病例的钢板固定并没有对骨块复位起到足够的支撑作用（d）。

　　综上所述，一旦术后影像学检查出现内植物失效，往往会归结于骨折复位不良，但是关节镜检查却表明该内植物系统难如厂家所说的那样提供可靠的支撑。

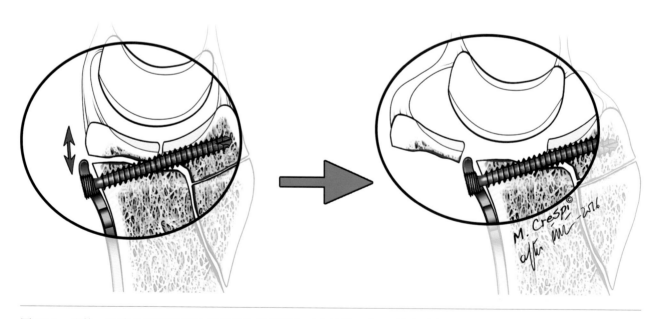

图 22.3　此外，边缘骨折可能无法用现有的钢板固定（参见第 9 章）。恢复掌倾角度往往需要其他品牌的钢板固定，比如 Trimed ™或 Geminus ™中的 Orbay 钩板。我更倾向于采用单独的掌尺侧入路来处理这种情况。

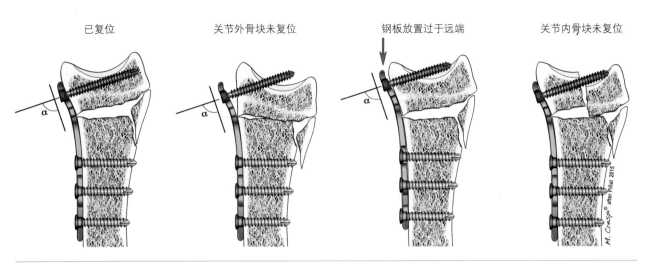

已复位　　　　　　关节外骨块未复位　　　　　钢板放置过于远端　　　　关节内骨块未复位

图 22.4　另外，钢板的螺钉都有预设的方向，即使钢板的放置位置仅有一点偏差，错误都会被放大很多。这些都是常犯的错误。

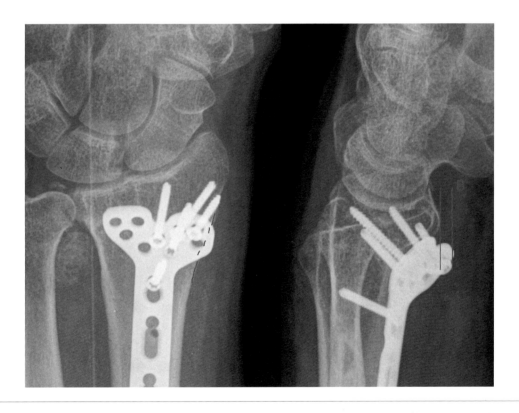

图 22.5　最后，继发于钢板术后的屈肌腱刺激症状需值得注意。腕关节对内容物引起体积增大的可容性很小，钢板过大、复位丢失、腕部活动过多以及三者同时存在都会增加屈肌腱激惹的问题，比如这个病例。

　　这是一位有名的企业高管在滑雪时造成腕关节骨折。当天予以骨折切开复位钢板内固定治疗。2 年后，在给我们讲述病情时，他的拇指已经进行了两次手术。他主诉腕关节过伸时拇指疼痛不适，活动拇指指间关节时会出现腕关节疼痛及屈肌腱刺激症状。术中发现拇长屈肌腱有 80% 的撕裂损伤，考虑这可能是钢板放置过于桡侧及偏远端所导致的。取下钢板，修复拇长屈肌腱，患者功能恢复良好。

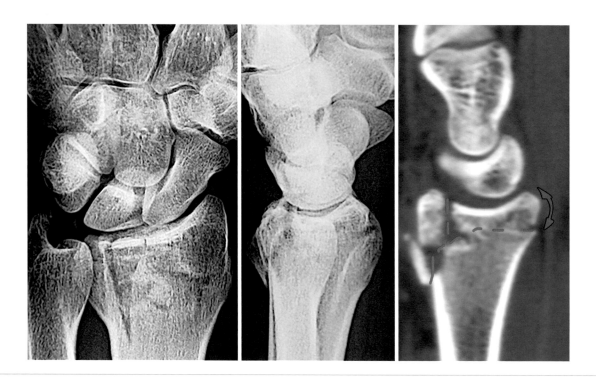

图 22.6　我们应该努力使用损伤性小但牢固的方法进行骨折固定。应用关节镜复位关节面，利用空心钉、外固定架或克氏针来保证复位。通过这些技术，最大限度减少内植物的植入，从而减少肌腱激惹的风险。

接下来的病例就应考虑其他方法固定而不是传统的掌侧钢板。这是一例 30 岁尺背侧粉碎性边缘骨折的患者 (红色箭头)。

三脚架原理

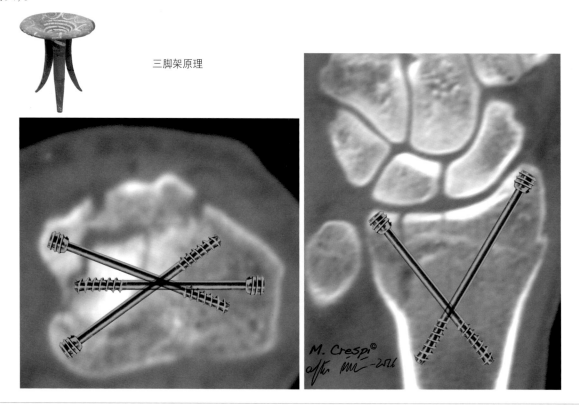

图 22.7　对于粉碎程度较轻的病例，三角状的螺钉排列可以为关节面提供足够的支撑 (图片由维基共享资源提供)。

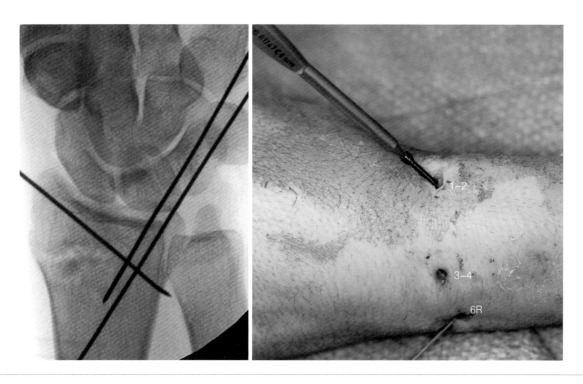

图 22.8 通过小切口置入 3 枚导针来临时复位骨折，桡骨茎突及尺背侧克氏针很容易通过软组织保护器置入。尺掌侧克氏针仍需正常入路置入。

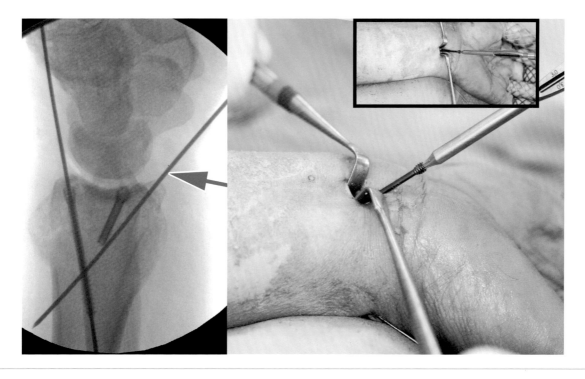

图 22.9 尺掌侧的克氏针置入需利用微小切口，牵拉屈肌腱使术者更容易暴露桡骨远端掌侧缘。软组织保护器在该切口处置入，透视下插入导针及空心螺钉（红色箭头）。

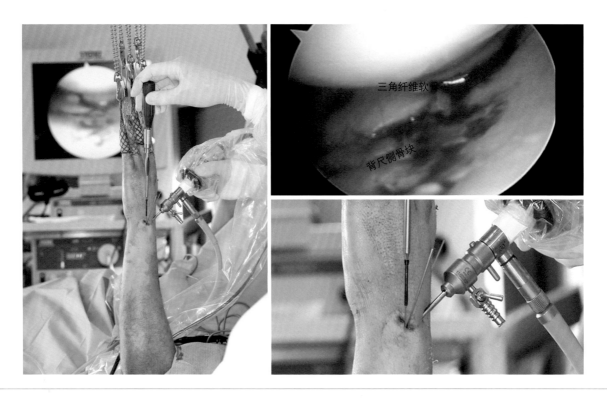

图 22.10 背尺侧骨块需要复位。关节镜下复位骨折块，复位满意后，置入背侧螺钉。

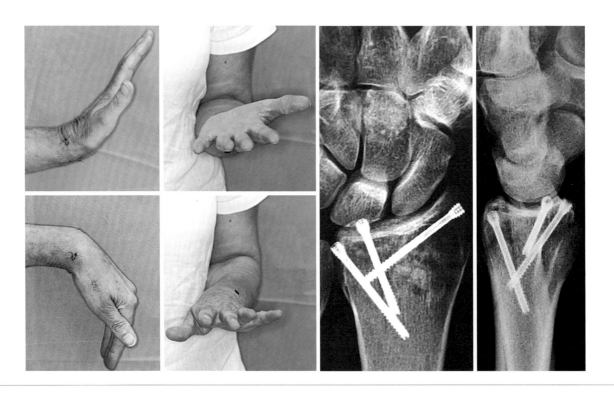

图 22.11 内固定术后即开始功能锻炼，令人惊讶的是，患者术后疼痛症状微乎其微［与螺钉治疗指骨骨折的经验相似（del Piñal，2015）］。该项技术重要的一点是，需对尺背侧骨块扩大钻孔，以防止螺钉挤压背侧骨块，导致医源性掌倾角丢失。

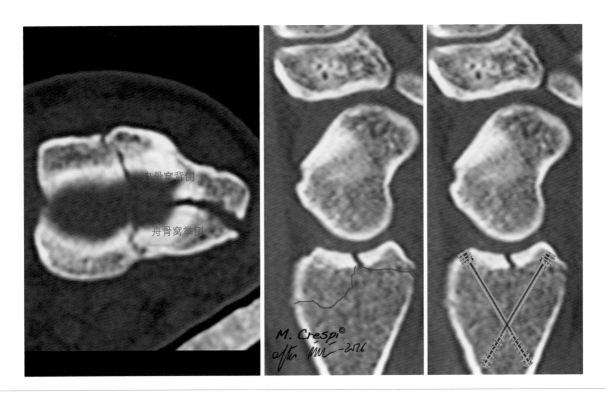

图 22.12　对于特殊的病例，这可能需要新的手术技术来进行固定。21 岁职业车手，自行车坠落致茎突两部分骨折。典型的茎突骨折首选两枚螺钉固定桡骨茎突（参见第 10 章），然而该例患者这样的处理是不够的，需联合掌背侧微创入路，即分别从第二背侧室间隙及桡侧腕屈肌腱入路进入。这样做的目的在于提供向心性的挤压作用来支撑桡骨远端关节面。

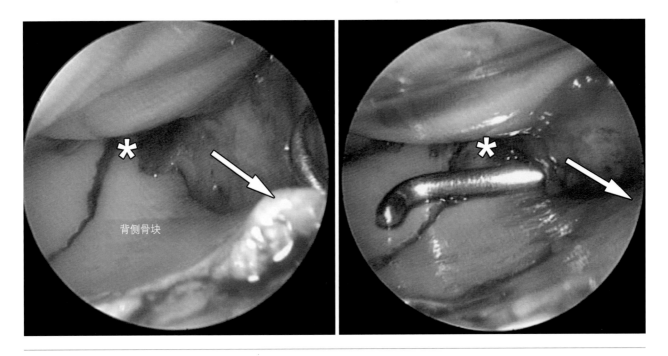

图 22.13　尽管影像学图像看上去很正常，但舟骨窝处后方骨折块呈桡侧塌陷（星号），尺侧抬高（箭头）。骨折复位后用两枚如前图所描绘的空心螺钉（2.5 mm 直径自锁螺钉）固定。就这样，通过相反方向的挤压作用来复位骨块。

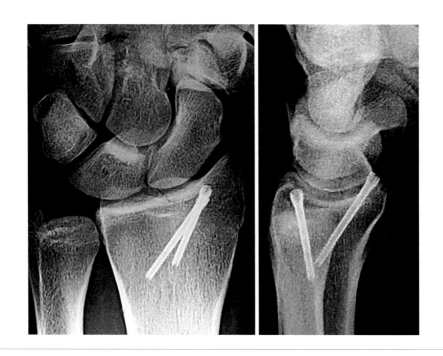

图 22.14 图为影像学表现，注意远端的螺钉应穿透最坚固的软骨下骨。

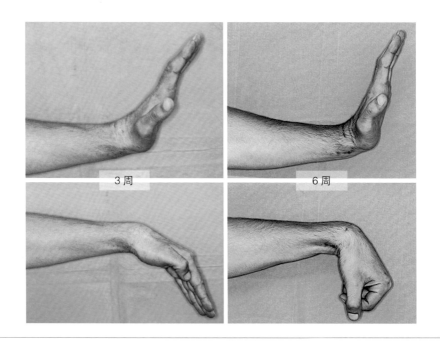

3 周

6 周

图 22.15 大多固定方法都是允许术后即刻活动的。就如和空心钉治疗指骨骨折一样，这些患者术后恢复得很好。

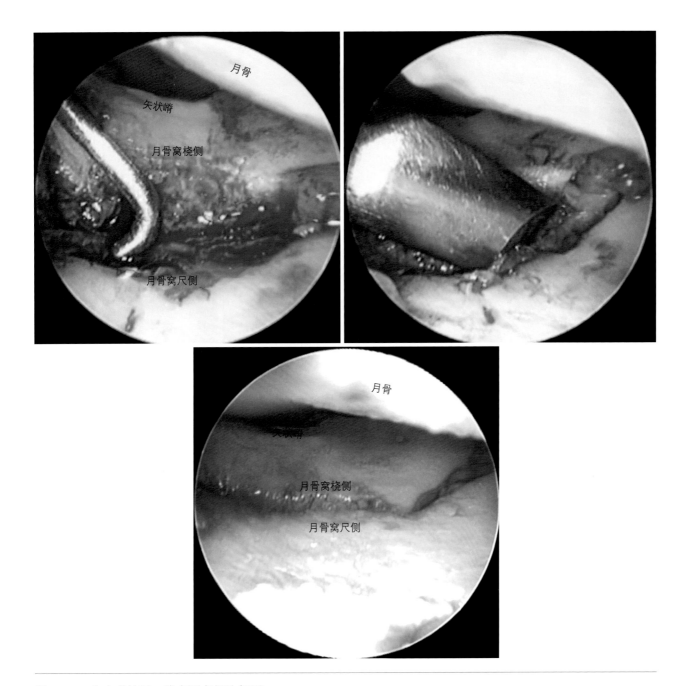

图 22.16 在本书结尾，我有两点想法如下。

首先，需要继续优化固定方式。毫无疑问，恢复骨折的解剖复位，保护软组织和降低并发症是骨科手术的主要目标。关节镜是强有力的工具用来进行骨折复位，同时创伤也极小。尽管证据等级为 I 级的文章已经指出，关节面塌陷 2 mm 是允许的，但这一观点不应轻易被接受。至少这是粗糙的手术，毕竟我们应该追求完美，减少后遗症。

其次，想想你自己的手腕：设想如果是我们自己的手腕骨折，你认为塌陷多少能接受？为什么和对患者的要求不一样？

在这里，我们已经介绍了关节镜治疗桡骨远端骨折，这将是未来发展的方向。最重要的是，常规的共识在手术中都是行得通的。

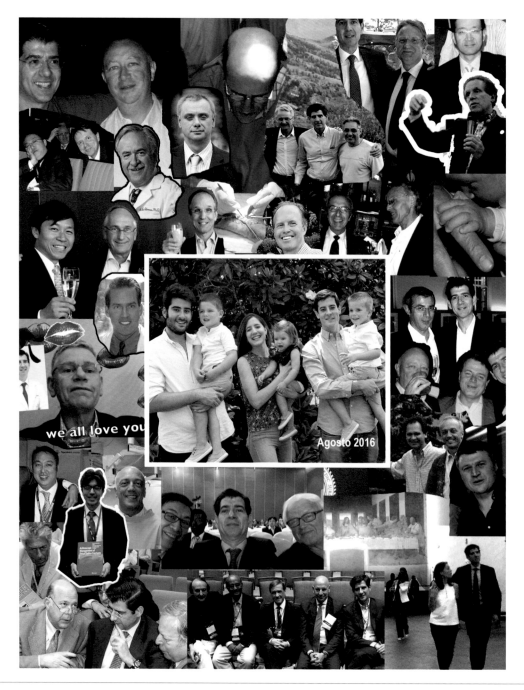

图 22.17 　最后，应该向使我获益良多同时也是灵感来源的朋友们致敬。从左到右、从上到下依次为：Cristophe Mathoulin (Paris)，Marc Garcia–Elias (Barcelona)，Karl Prommersberger (Bad–Neustadt)，Min Jong Park (Seoul)，Carlos Heras–Palou (Derby)，Jan Haugsvedt (Oslo)，Toshi Nakamura (Tokyo)，Lee Osterman (Philadelphia)，Luis Cerezal (Santander)，Jan　和 David Slutsky (Torrance)，Jesse Jupiter (Boston)，P. C. Ho (Hong–Kong, China)，Diego Fernández (Bern)，Guillaume Herzberg (Lyon)，Scott Wolfe (New York)，Massimo Ceruso (Florence)，Hermann Krimmer (Ravensburg)，我的第四个孩子抓着我的手指（第二次生命的开始），Andrea Atzei (Treviso)，Greg Bain (Adelaide)，Mark Henry (Houston)，我的 6 个孩子 (Miguel, Paquito, Lucía, Elisa, Guillermo 和 Juan)，Cristophe 和 Max Haerle (Markgronigen)，Toshi Nakamura (Tokyo)，Takuro Wada (Sapporo) 和我的第一本书，Riccardo Luchetti (Italy)，Fu–Chan Wei (Taipei, China)，Ian Taylor (Melbourne)，Jorge Orbay (Miami)　和 Riccardo，Christian Dumontier (Martinica)，Piero Raimondi (Milano)，Luis Scheker (Louisville)，Alain Gilbert (Paris)，Milan Stevanovic (Los Angeles)，Raja Sabapathy (Coimbatore)，Neil Jones (Irvine)，Scott Levin (Philadelphia)，以及与 Estíbaliz 一起在米兰以莱昂纳多的"最后的晚餐"作为背景。

参考文献

Arimitsu S, Moritomo H, Kitamura T, et al. The stabilizing effect of the distal interosseous membrane on the distal radioulnar joint in an ulnar shortening procedure: a biomechanical study. J Bone Joint Surg Am 2011;93(21):2022–2030

Bain GI, Zotti GT, Eng K. Arthrosopic ulnar styloidectomy for ulnar styloid impaction syndrome. In: del Piñal F, Mathoulin C, Nakamura T, eds. Arthroscopic Management of Ulnar Pain. Berlin: Springer Verlag; 2012:183–190

Capo JT, Kinchelow T, Orillaza NS, Rossy W. Accuracy of fluoroscopy in closed reduction and percutaneous fixation of simulated Bennett's fracture. J Hand Surg Am 2009;34(4):637–641

del Piñal F. Dry arthroscopy and its applications. Hand Clin 2011;27(3):335–345

del Piñal F. Treatment of explosion-type distal radius fractures. In: del Piñal F, Mathoulin C, Luchetti C, eds. Arthroscopic Management of Distal Radius Fractures. Berlin: Springer Verlag; 2010:41–65

del Piñal F. Technical tips for (dry) arthroscopic reduction and internal fixation of distal radius fractures. J Hand Surg Am 2011;36(10):1694–1705

del Piñal F, Cagigal L, García-Bernal FJ, Studer A, Regalado J, Thams C. Arthroscopically guided osteotomy for management of intra-articular distal radius malunions. J Hand Surg Am 2010;35(3):392–397

del Piñal F, García-Bernal FJ, Delgado J, Sanmartín M, Regalado J, Cerezal L. Correction of malunited intra-articular distal radius fractures with an inside-out osteotomy technique. J Hand Surg Am 2006;31(6):1029–1034

del Piñal F, García-Bernal FJ, Pisani D, Regalado J, Ayala H, Studer A. Dry arthroscopy of the wrist: surgical technique. J Hand Surg Am 2007;32(1):119–123

del Piñal F, Klausmeyer M, Moraleda E, et al. Vascularized graft from the metatarsal base for reconstructing major osteochondral distal radius defects. J Hand Surg Am 2013;38(10):1883–1895

del Piñal F, Klausmeyer M, Moraleda E, de Piero GH, Rúas JS. Arthroscopic reduction of comminuted intra-articular distal radius fractures with diaphyseal-metaphyseal comminution. J Hand Surg Am 2014;39(5):835–843

del Piñal F, Klausmeyer M, Thams C, Moraleda E, Galindo C. Arthroscopic resection arthroplasty for malunited intraarticular distal radius fractures. J Hand Surg Am 2012;37(12):2447–2455

del Piñal F, Klausmeyer M, Thams C, Moraleda E, Galindo C. Early experience with (dry) arthroscopic 4-corner arthrodesis: from a 4-hour operation to a tourniquet time. J Hand Surg Am 2012;37(11):2389–2399

del Piñal F, Moraleda E, Rúas JS, de Piero GH, Cerezal L. Minimally invasive fixation of fractures of the phalanges and metacarpals with intramedullary cannulated headless compression screws. J Hand Surg Am 2015;40(4):692–700

del Piñal F, Moraleda E, Rúas JS, Rodriguez-Vega A, Studer A. Effectiveness of an arthroscopic technique to correct supination losses of 90° or more. J Hand Surg Am 2018;S0363-5023(17):31103-31106

Dumontier C, Meyer zu Reckendorf G, Sautet A, Lenoble E, Saffar P, Allieu Y. Radiocarpal dislocations: classification and proposal for treatment. A review of twenty-seven cases. J Bone Joint Surg Am 2001;83-A(2):212–218

Harness NG, Jupiter JB, Orbay JL, Raskin KB, Fernandez DL. Loss of fixation of the volar lunate facet fragment in fractures of the distal part of the radius. J Bone Joint Surg Am 2004;86-A(9):1900–1908

Henry M. Perilunate dislocations and fracture dislocations/radiocarpal dislocations and fracture dislocations. In: del Piñal F, Mathoulin C, Luchetti C, eds. Arthroscopic Management of Distal Radius Fractures. Berlin: Springer Verlag; 2010:127–149

Iida A, Omokawa S, Moritomo H, et al. Effect of wrist position on distal radioulnar joint stability: a biomechanical study. J Orthop Res 2014;32(10):1247–1251

Jupiter JB, Fernandez DL, Toh CL, Fellman T, Ring D. Operative treatment of volar intra-articular fractures of the distal end of the radius. J Bone Joint Surg Am 1996;78(12):1817–1828

Jupiter JB, Fernandez DL, Whipple TL, Richards RR. Intra-articular fractures of the distal radius: contemporary perspectives. Instr Course Lect 1998;47:191–202

Kim JP, Lee JS, Park MJ. Arthroscopic reduction and percutaneous fixation of perilunate dislocations and fracture-dislocations. Arthroscopy 2012;28(2):196–203

Limthongthang R, Bachoura A, Jacoby SM, Osterman AL. Distal radius volar locking plate design and associated vulnerability of the flexor pollicis longus. J Hand Surg Am 2014;39(5):852–860

Mühldorfer-Fodor M, Ha HP, Hohendorff B, Löw S, Prommersberger KJ, van Schoonhoven J. Results after radioscapholunate arthrodesis with or without resection of the distal scaphoid pole. J Hand Surg Am 2012;37(11):2233–2239

Noda K, Goto A, Murase T, Sugamoto K, Yoshikawa H, Moritomo H. Interosseous membrane of the forearm: an anatomical study of ligament attachment locations. J Hand Surg Am 2009;34(3):415–422

Orbay JL, Badia A, Indriago IR, et al. The extended flexor carpi radialis approach: a new perspective for the distal radius fracture. Tech Hand Up Extrem Surg 2001;5(4):204–211

Orbay JL, Fernandez DL. Volar fixed-angle plate fixation for unstable distal radius fractures in the elderly patient. J Hand Surg Am 2004;29(1):96–102

Pogue DJ, Viegas SF, Patterson RM, et al. Effects of distal radius fracture malunion on wrist joint mechanics. J Hand Surg Am 1990;15(5):721–727

Rapley JH, Kearny JP, Schrayer A, Viegas SF. Ulnar translation, a commonly overlooked, unrecognized deformity of distal radius fractures: techniques to correct the malalignment. Tech Hand Up Extrem Surg 2008;12(3):166–169

Ross M, Di Mascio L, Peters S, Cockfield A, Taylor F, Couzens G. Defining residual radial translation of distal radius fractures: a potential cause of distal radioulnar joint instability. J Wrist Surg 2014;3(1):22–29

Trehan SK, Orbay JL, Wolfe SW. Coronal shift of distal radius fractures: influence of the distal interosseous membrane on distal radioulnar joint instability. J Hand Surg Am 2015;40(1):159–162

Wada T, Tatebe M, Ozasa Y, et al. Clinical outcomes of corrective osteotomy for distal radial malunion: a review of opening and closing-wedge techniques. J Bone Joint Surg Am 2011;93(17):1619–1626

Wolfe SW, Easterling KJ, Yoo HH. Arthroscopic-assisted reduction of distal radius fractures. Arthroscopy 1995;11(6):706–714

专业术语英汉对照

articular view　关节面视角

bone graft　骨移植

cannulated screw　空心螺钉

carpometacarpal joint　腕掌关节

comminuted articular fracture　累及关节面的粉碎性骨折

dynamic compression plate（DCP）　动力加压钢板

dorsal radiocarpal（DRC）　背侧桡腕

distal radius fracture（DRF）　桡骨远端骨折

distal radioulnar joint（DRUJ）　远尺桡关节

distal radius triquetrum（DRT）　背侧桡三角韧带

deep dorsal ligament（DDL）　背侧深层韧带

deep palmar ligament（DPL）　掌侧深层韧带

extensor carpi ulnaris（ECU）　尺侧腕伸肌腱

extensor pollicis longus（EPL）　拇长伸肌腱

free osteochondral fragment（FOF）　游离骨软骨碎片

flexor digitorum profundus（FDP）　指深屈肌腱

flexor pollicis longus（FPL）　拇长屈肌腱

flexor carpi radius（FCR）　桡侧腕屈肌腱

K-wire　克氏针

locking screw　锁定螺钉

long radiolunate ligament（LRL）　长桡月韧带

lateral view　侧位

lunate fossa　月骨窝

osteoarthritis　骨性关节炎

plate　钢板

palmar radioulnar（PRU）　尺桡关节掌侧

posterior anterior（P–A）view　后前位

pronator quadratus（PQ）　旋前方肌

pronation　旋前

reduction　复位

range of motion　关节活动度

radioscaphcapitate（RSC）　桡舟头韧带

scaphocapitate（SC）　舟头韧带

radioscaphlunate（RSL）　桡舟月韧带

scaphoid lunate（S–L）gap　舟月间隙

scapholunate interosseous membrane（SLIOM）　舟月骨间
　　韧带膜部

superficial dorsal ligament（SDL）　背侧浅层韧带

scapholunate ligament（SLL）　舟月韧带

scapholunate dissociation（SLD）　舟月分离

step-off　关节面阶梯

short radiolunate（SRL）　短桡月韧带

triangular fibrocartilage complex（TFCC）　三角纤维软骨
　　复合体

triquecapitate（TC）　三角头韧带

triquehamate（TH）　三角钩韧带

ulnocapitate（UC）　尺头韧带

ulnolunate（UL）　尺月韧带

ulnotriquetral（UT）　尺三角韧带

ulnar styloid　尺骨茎突

volar radiocarpal（VRC）　掌侧桡腕韧带

volar tilt angle　掌倾角